儿童肌骨超声诊断

Pediatric Musculoskeletal Ultrasonography

中文翻译版

主　编　〔英〕亚西尔·米达尼（Yasser El Miedany）

主　译　吕　珂　宋红梅　姜玉新

副主译　陈　涛　傅先水　马明圣

科学出版社

北　京

图字：01-2021-4023

内 容 简 介

儿童关节具有与年龄相关的特性，如非骨化软骨的存在及多普勒检测到的生理性滋养血管的增多，这些均与成人关节存在显著差异。本书涵盖儿科肌骨超声检查的各方面内容。第一部分主要讨论儿童肌骨超声检查的基本原理，分5章介绍成人和儿童在超声解剖方面的差异。儿科肌骨超声解剖及相关临床信息可帮助医师轻松获取和解释病变区域的超声图像，并指导治疗和避免漏误诊。第二部分为正常超声解剖，涵盖了上肢、肘关节与前臂、腕部与手部、髋部与大腿、膝关节与腿部，以及踝与足、脊柱、神经等各个解剖部位。第三部分讨论了超声在儿童炎症性肌肉骨骼疾病中的应用，如幼年型特发性关节炎和幼年性脊柱关节炎。第四部分涵盖肌骨超声在儿科临床的应用。第五部分讨论了超声在儿童运动损伤中的应用。第六部分总结了儿童肌骨超声的进展。

本书适合超声科医师、儿童骨科医师和风湿科医师，以及相关专业研究人员阅读参考。

图书在版编目 (CIP) 数据

儿童肌骨超声诊断 /（英）亚西尔·米达尼（Yasser El Miedany）主编；吕珂，宋红梅，姜玉新主译 . —北京：科学出版社，2022.11

书名原文：Pediatric Musculoskeletal Ultrasonography

ISBN 978-7-03-073454-9

Ⅰ . ①儿… Ⅱ . ①亚… ②吕… ③宋… ④姜… Ⅲ . ①小儿疾病－肌肉骨骼系统－超声波诊断 Ⅳ . ① R726.804

中国版本图书馆 CIP 数据核字（2022）第 190945 号

责任编辑：郭　威／责任校对：张　娟
责任印制：赵　博／封面设计：龙　岩

Translation from the English language edition：
Pediatric Musculoskeletal Ultrasonography
edited by Yasser El Miedany
Copyright © Springer Nature Switzerland AG, 2020
This edition has been translated and published under licence from Springer Nature Switzerland AG.
The registered company is Springer International Publishing AG.
All Rights Reserved.

科 学 出 版 社 出版
北京东黄城根北街 16 号
邮政编码：100717
http://www.sciencep.com
三河市春园印刷有限公司 印刷
科学出版社发行 各地新华书店经销
*
2022 年 11 月第 一 版 开本：889×1194 1/16
2022 年 11 月第一次印刷 印张：13 3/4
字数：507 000
定价：199.00 元
（如有印装质量问题，我社负责调换）

哪里有对医学艺术的爱，哪里就有对人类的爱。

——希波克拉底

每个人都有支持、鼓励、激励他们实现人生抱负的灵魂伴侣，
谨以此书献给我和所有人生命中那些特别的人。

主 译 吕 珂 宋红梅 姜玉新

副主译 陈 涛 傅先水 马明圣

译 者（按姓氏笔画排序）

马明圣 北京协和医院儿科

王长燕 北京协和医院儿科

王丹丹 北京积水潭医院超声科

牛梓涵 北京协和医院超声医学科

边 臻 北京积水潭医院小儿骨科

吕 珂 北京协和医院超声医学科

吕学敏 北京积水潭医院小儿骨科

宋红梅 北京协和医院儿科

孝梦甦 北京协和医院超声医学科

李京璘 北京协和医院超声医学科

张 璟 北京协和医院超声医学科

张淑敏 北京积水潭医院超声科

陈 涛 北京积水潭医院超声科

陈天娇 北京协和医院超声医学科

陈雪琪 北京协和医院超声医学科

邵禹铭 北京协和医院超声医学科

武玺宁 北京协和医院超声医学科

苟丽娟 北京协和医院儿科

欧阳云淑 北京协和医院超声医学科

孟 华 北京协和医院超声医学科

赵一冰 北京积水潭医院超声科

姜玉新 北京协和医院超声医学科

莎仁高娃 北京协和医院健康医学部

桂　阳　北京协和医院超声医学科

徐钟慧　北京协和医院超声医学科

郭　稳　北京积水潭医院超声科

陶葸茜　北京协和医院超声医学科

傅先水　中国人民解放军总医院第四医学中心超声科

谭　莉　北京协和医院超声医学科

颜晓一　北京协和医院超声医学科

译者前言

　　近年来，肌骨超声迅速发展，得到了广泛的临床应用，但儿童应用尚未推广。儿童肌骨超声较成人具有一定的差异性和特殊性，特别是在儿童成长过程的不断变化，导致其检查的规范性及诊断标准的建立具有一定难度。

　　儿童风湿病的诊治是北京协和医院儿科的特色之一，患儿的疾病诊断与监测需要安全、简便且易于为患儿及其家长接受的肌骨影像评估方法，因此，临床的需求促使超声医学科与儿科紧密合作，合力在该领域展开学习与实践，同时也让医师深刻体会到该领域学习资源的相对匮乏。

　　《儿童肌骨超声诊断》由Yasser El Miedany教授主编，29位国际知名儿童肌骨超声专家编著，为我们提供了系统的学习资料，也是目前该领域国际首部相关书籍，内容涵盖了儿童肌骨从超声基础、正常超声解剖、超声病理表现，到超声在儿童炎症性肌肉骨骼疾病的应用、运动医学、新进展等，逻辑清晰，图文并茂，实用性强，非常适合超声科及儿科医师阅读参考。因此，我们团队热切希望能将本书介绍给国内的同道，以推进儿童肌骨超声的临床应用。

　　本书的翻译由北京协和医院超声医学科及儿科、北京积水潭医院超声科及小儿骨科、中国人民解放军总医院第四医学中心超声科的同道们共同完成。翻译过程中，为力求最大限度地展现原文，译者们反复斟酌与修改，形成了最终呈现给大家的版本。感谢参与本书工作的每一位译者的辛苦付出！相信在认真阅读本书后，您一定会有所收获，这也会让我们倍感欣慰。

　　由于时间有限，译文难免会存在疏漏，个别章节内容还有不足，欢迎各位同仁提出宝贵意见和建议，以使本书不断完善。同时，更希望大家能够在未来的实践中进一步收集临床依据，建立适用于我国患儿的肌骨检查规范，造福广大患儿。

北京协和医院超声医学科

吕　珂

2022年9月

肌骨超声在风湿病临床实践中的应用在过去的十年中迅速发展，这是技术发展的成果，也是其在大多炎症性肌肉骨骼疾病中应用的良机。超声波被称为"风湿病医生的听诊器"，用于诊断、预测、监测疾病活动及治疗效果。与X线、磁共振成像等其他影像学检查相比，超声具有显著优势，即耐受性好，无放射性，可一次扫描关节和软组织及其动态的功能，这些影像与临床直接相关。尽管在标准化方面尚存在一些问题，但随着设备价格的下降和实践机会的增多，超声在风湿病学中的应用将进一步增多。

成人肌骨超声无论在科学研究还是在临床实践中均已成为一种成熟的评估手段。与成人肌骨超声检查相比，其在儿科的应用仍然比较有限。这很令人惊讶，因为超声在评估儿童肌骨方面具有巨大的潜力和优势。儿童对超声的耐受性较好，因此，它可作为儿童肌骨疾病的一种一线检查手段。无论在急诊还是门诊，临床医师/超声医师都可随时使用超声，在无电离辐射和不使用镇静药的条件下对肌肉骨骼系统进行动态评估。磁共振检查要求医师选择一个病灶检查区域，而超声可以在一次检查中对多个关节或病变进行评估，还可便捷地将异常结构与对侧进行比较。超声的全景图像可扩大视野，用于评估较大的病变。此外，由于肌骨超声有助于发现幼年型特发性关节炎的亚临床滑膜炎，因此其已开始在疾病监测中占据一席之地。

儿童关节具有与年龄相关的特性，如非骨化软骨的存在及多普勒检测到的生理性滋养血管的增多，这些均与成人关节存在显著差异。《儿童肌骨超声诊断》涵盖儿科肌骨超声检查的各方面内容。第一部分主要讨论儿童肌骨超声检查的基本原理，介绍了超声解剖及成人与儿童之间的差异。儿科肌骨超声解剖及相关临床信息可帮助医师轻松获取和解释病变区域的超声图像，指导治疗，避免漏误诊。第二部分涵盖了肩部与手臂、肘关节与前臂、腕部与手部、髋部与大腿、膝关节与腿部，以及踝关节与足部等各个解剖部位，均包括正常超声解剖及相关疾病的检查。第三部分讨论了超声检查在青少年炎症性关节疾病中的应用，如炎性关节病和脊柱关节病。第四部分是应同行的要求专门设立，涵盖了肌骨超声检查的操作标准，超声扫查报告和超声引导下儿科肌骨介入治疗。第五部分讨论了超声在儿童运动损伤中的应用。第六部分总结了儿童肌骨超声的进展。

本书的主旨是提供一个实用和易读的指南。一方面，它介绍了"如何做"的方法，另一方面，它提供了各种肌肉骨骼组织相关病理超声表现的依据和前沿知识。病例和插图都经过精心挑选，可为读者在临床实践中提供明确指导。本书分为20章，主要探讨超声在儿童肌肉骨骼应用中的价值，将会填补该领域的空白。本书全面展现了目前超声在不同儿童肌骨疾病的病理评估、诊断和治疗中的作用，因此可成为很好的入门工具书和参考资料。

本书是数十位肌骨超声领域的国际领军学者合作努力的结果，他们在编写包括大量科学和临床数据在内的章节方面做出了突出贡献，以展现不同风湿病超声表现的最前沿知识。特别感谢安吉洛·拉韦利教授，他为这本书撰写了序言，也感谢帮助这本书出版的所有人。

就我个人而言，很荣幸能够编写本书，热切期望能给读者带来帮助，也希望您认为本书是非常有价值的学习资源。

Yasser El Miedany

亚西尔·米达尼

于英国伦敦

（译者：孝梦甦）

一本精美、物超所值的儿童肌骨超声教科书

在过去的二十年里，幼年型特发性关节炎的治疗在诸多方面取得了重要进展，包括治疗模式向早期积极干预的转变、特效新药的普及，以及治疗手段的创新等。这些进展极大地提高了疾病缓解率，降低了患者的疾病活动度，使医学界实现该类疾病静止状态的治疗目标成为可能。此外，早期识别可能对高度侵蚀性关节损伤的患者具有重要意义，这样可以对此类患者在疾病早期就予以积极治疗。基于以上问题，现需一种能精确定义和监测滑膜炎症进展的敏感方法。在目前可用的诊断工具中，超声检查当仁不让。

与其他影像学检查相比，超声具有下列优势，包括无创、快速、低成本、同时扫查多个关节、对比有无症状的区域、可动态观察、可重复性及儿童和家长接受度高等。此外，患者不受电离辐射，也不需要镇静。可以说超声是唯一一种可与常规临床患者评估相结合的成像技术。最近对幼年型特发性关节炎患儿的研究表明，超声检查可以比临床评估更准确地显示关节炎和附着点炎，能够发现亚临床滑膜炎，也有助于疾病分型，并选择合适的患者来接受能改善病情的抗风湿药物（disease-modifying antirheumatic drug，DMARD）或生物制剂治疗。此外，超声还能够评估关节软骨完整性和发现早期骨侵蚀。超声检查能够精确定位炎症区域，因此其可以引导关节、腱鞘或其他关节周围结构的皮质类固醇注射。

由于超声检查与操作者技术相关，且受仪器特性影响，对某些肌肉骨骼区域（如中轴骨）的评估受限，因此使用超声检查也存在一定的问题。此外，经过培训后，超声检查仍需不断练习。超声应用于儿童时遇到的特定问题与生长中骨骼的特点有关，如与年龄相关的关节软骨厚度变化和不完全骨化。因此，全面了解不同年龄的超声解剖变化对于区分生理现象和病理改变是至关重要的。为了解决上述困难，应获得不同年龄、不同生长阶段及青春期儿童的参考数据。在患有慢性关节炎的年幼儿童中，由于骨骼生长和成熟障碍，上述困难尤为突出。也有学者认为，将出现多普勒信号视为滑膜炎的征象可能存在过度诊断，因为生理情况下关节部位也可能会有血流的增加。欧洲抗风湿病联盟（EULAR）和风湿病结局评估组织（OMERACT）也正在推动多项旨在提高儿童超声评估可靠性、标准化的倡议。

近年来，不管是在临床还是在科研工作中，对儿童肌骨超声的关注越来越多。因此，迫切需要优质教学资料来帮助超声医师了解肌骨超声背景知识，提升专业技能。Yasser El Miedany 编写的《儿童肌骨超声诊断》完全符合这些要求，是该领域的一部巨著。本书的各个章节均由国际知名儿童肌骨超声专家撰写，囊括了儿童和青少年超声检查的各个部分，为读者将超声应用于临床实际工作提供了所需的全部理论和实践知识。第一部分阐述了肌骨超声的基础知识，从最详细的技术层面到儿童和成人之间的超声解剖学比较，再到组织病理学和临床实际应用。第二部分详细介绍了各个解剖部位的超声表现，包括关节、婴儿和新生儿的脊椎及神经。第三部分描述了幼年型特发性关节炎和幼年性脊柱关节病患者炎症关节与关节周围

结构的特征。最后三部分阐述了超声的标准临床应用和其在运动医学中的作用，以及该领域的最新进展。所有章节都提供了大量精美的插图，为临床超声评估提供了有价值的参考。最后，我要祝贺亚西尔·米达尼完成了如此重要、及时的编写工作。我相信该书会收获巨大的成功，会成为医师及其他对儿童肌骨超声感兴趣并希望在临床及科研中探索这一技术的健康从业者的重要参考书。

Angelo Ravelli

热那亚大学

意大利热那亚

风湿病学科

Gaslini 儿童医院

意大利热那亚

欧洲抗风湿病联盟风湿病中心 2018—2013

瑞士苏黎世

（译者：邵禹铭）

目　录

刷二维码可浏览本书参考文献

第一部分

儿童肌骨超声基础

第1章

儿童肌骨超声检查：物理特性和技术

一、引言

肌骨超声（MSUS）相比其他影像学方法有若干优势，是一种特别适用于儿科的影像学检查方法。在过去的几十年里，探头的发展和MSUS图像质量的提高，更利于获得不同发育年龄的关节表现的新知识、新见解。了解物理学机制并应用合适的技术评估儿童和青少年的肌肉骨骼情况，是正确使用MSUS和解释声像图的基础。本章将介绍MSUS应用中的基本物理概念、技术和主要缺陷。

二、超声波及其原理属性

超声（US）是指频率为1～20MHz的机械波（声波）。这种波由施加电流到传感器上的压电晶体产生，用于发射声波和接收反射的回声。

与所有机械波一样，声波的特征包括频率（每秒一个完整波的周期数，单位：赫兹），波长（相邻两个波峰之间的距离，单位：米）和强度（峰值的振幅，单位：瓦特/厘米^2、帕斯卡或分贝）。频率越高，波长越短。

声波的速度取决于它们所穿过物质的密度：密度越高，声波的速度就越快。

超声在不同组织层中被处理的方式不同。它们可以被部分吸收、部分透射，在不同组织的交界面被反射，这取决于不同组织的密度，即声阻抗。密度低的组织比密度高的组织需要更多的能量来传播声波。当超声波穿过不同声阻抗的组织时，产生不同程度的波的反射、吸收和折射，这是回声产生的基础（图1.1）。

声波在穿越介质时逐渐减弱（吸收）。声波减弱的程度取决于组织密度，并与超声频率成正比，即频率越高，声波被吸收地越多，声波的穿透性越小。

超声波经过两种不同声阻抗组织的界面时产生反射；反射的程度取决于介质表面的结构（光滑或粗

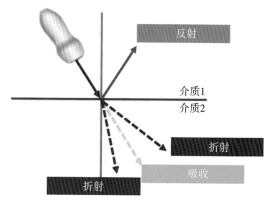

图1.1　超声波穿过两种介质交界面（介质1和介质2）的物理机制

糙，平直或弯曲）及超声束入射时与介质表面形成的夹角。另外，散射会引起超声波的偏转，从而产生伪像。

三、焦点

在传感器中，多个晶体产生多个单向波，然后汇聚成一束，声束在近场（Fresnel区）聚集并在远场（Fraunhofer区）发散；焦点为近场和远场的过渡点，起到透镜的作用（图1.2）。

在现代传感器中，可以使用多透镜（或焦点）在多个不同深度的感兴趣区得到优化的清晰图像。

四、分辨率

分辨率是指能分辨两个相邻结构之间的最小距离。横向分辨率表示在同一深度的相邻结构的分辨率，主要取决于声束的宽度；纵向和轴向分辨率是在超声波束传播方向上的分辨率，主要取决于声波的频率。频率越高，深度越小，分辨率越好（图1.3）。

射的超声波在晶体中产生电信号，其能量随着反射波的能量增强而放大。更多的反射波会以更多的能量影响晶体，使信号更亮（回声更强）；反射较弱，回声较弱；没有反射就不会检测到声波，显示为无回声。

反射结构的空间位置是由超声波发射和接收之间的时间间隔来定义的：结构越深，超声束需要往返于其间的距离就越长，所用时间就越长。超声图像由处理后的超声信号表现，这取决于它们的能量和途经不同结构间的时间间隔。

六、超声参数

增益是指放大器对接收超声信号（回声）的总体放大，依赖于输出增益、被测物体的大小和面积。

深部结构的反射回声，要比表面结构的反射回声途经更多的组织，因此被吸收得更多。为补偿这种效应造成的信号损失，可通过时间放大增益补偿（TGC）将信号进行成比例放大，因此在超声检查过程中需要不断进行调整和优化。值得注意的是，最新的设备可能已具备自动TGC功能。

图像更新的速度定义了余辉或帧速率。更高的帧速率得到快速的单个图像序列，减少了运动伪像，但通常也同时降低了分辨率。长余辉图像可以通过一系列的单个图像进行最终成像，增加组织密度信息和分辨率，但是图像显示得较慢。

在超声检查期间，超声信号可以经过预处理，调整晶体的信号质量和灵敏度。不同超声制造商会有自己的特点，在图像采集后可能会有后处理，通过调节对比度、灰度增益等方法，对冻结图像进行后处理。

七、彩色多普勒和能量多普勒

MSUS通过彩色多普勒和（或）能量多普勒检查滑膜、肌腱或肌肉的炎性充血。值得注意的是，检查儿童需要一定的知识和经验，因为要注意不能混淆肌肉、骨骼内部和周围的生理性与病理性的血管充血。

多普勒效应是一种物理现象，指运动物体产生的波的频率与物体自身运动的速度有关。多普勒技术比较并测量两个频率之间的差异。获得的信息可以在灰阶图像规定的框形区域内用点对点的色斑表示。依据制造商不同，彩色/能量多普勒取样框的大小可以是预定义的，也可以由操作者决定。取样框应始终包含感兴趣区到皮肤表面。由于风湿病主要是检测增厚滑膜的低速血流，应调整多普勒参数以评估低速血流，应用低壁滤波器（WF）和700Hz至1MHz的脉冲重复频率（PRF）。调整增益应逐步增加到取样框中出现多普勒伪像（也称为"噪声"），然后逐渐减少增益至伪像刚刚消失。根据制造商的不同和检查者的喜好，血管内流动的血流可以在不同的尺度上用色彩显示出来。能量多普勒通常只显

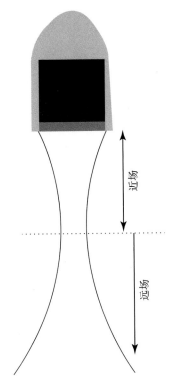

图1.2　超声波束形状，近端聚集，远端发散。焦点是这两部分之间的过渡点，焦点部位的分辨率最高

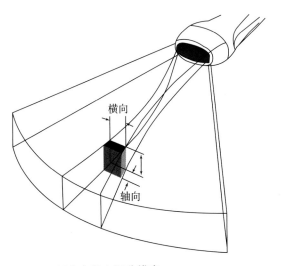

图1.3　超声束的空间分辨率

五、超声设备及性能

超声设备包括以下部分：①传感器，负责发射和接收超声波；②处理超声信号的系统（由硬件和软件组成）；③电缆，用于连接传感器和显示屏；④键盘；⑤存储系统；⑥文档工具。

传感器的晶体负责发射超声束，代表传感器"灵敏性"的部分。超声耦合剂（或替代品）使传感器与皮肤良好接触，消除空气干扰使超声波更好地传播到组织，获取清晰图像。超声波部分被吸收，部分在两种介质的交界面产生反射。这时晶体又是超声波的接收器：被反

示血液的流动，而彩色多普勒可以显示血流方向是背离探头还是朝向探头。

八、探头

探头的特性对于体积小且相对浅表部位的检查非常重要，如儿科的肌骨检查。

现在的探头通常可使用一系列的频率（多频率探头），因此可以兼具较高的穿透力和分辨率，对儿童浅表结构和深部结构进行研究。最新一代的超声设备的频率可达20MHz，可以精细地显示距离探头几毫米内的亚毫米结构。检查更深的肌肉、骨骼结构，最好选用6～13MHz的多频探头。

目前，不同大小的线性探头均可用于肌肉、骨骼检查，包括大型（＞40mm）、中型（＜40mm）和小型探头（曲棍球探头）。探头频率的选择主要取决于待检查的肌骨区域或结构。对于体积小、表浅且与皮肤接触面较小的结构，用曲棍球探头特别适合；相反，对于深一些的结构，高频大型探头的成像效果最好，因为它们能在较深的地方保持超声波束形状，发散较小，而在较浅的深度，它们往往有较大的近场波束宽度和较差的横向分辨率。

九、如何手持探头

肌骨系统检查时应尽可能保持探头的稳定性，且避免加压。检查者可以将检查手的中指、环指和小指直接放在患者皮肤上或一个稳定的表面上，同时用拇指和示指握住探头来保持探头的稳定性。这样，检查者就可以很容易地沿探头短轴方向以最小角度旋转探头。

十、探头定位

患者的体位应既方便检查者，又方便患者。超声波束的角度必须完全垂直于被检查的组织结构，避免伪像以获取正确的图像。建议做纵向和横向扫查，必要时进行斜向扫查和非常规扫查，以详细评估肌肉骨骼结构。相应章节会介绍不同肌骨部位推荐的探头标准检查位置。

十一、超声软件

近年来，多种软件不断改进超声图像，各制造商的软件特点不同，其潜在价值仍需要在儿童应用中广泛探索。

在复合模式中，数字波束形成器在实时采集速率期间以多个转向角度操纵超声波束，可减少图像失真（如斑点、杂波、噪声、角度产生的伪像），更清晰地勾画组织界面，并能在背景中更好地识别病变，尤其是由镜面反射回声形成的结构，如肌腱和肌肉。将光束导向功能应用于B型超声，获得了平行四边形视野，而不是矩形视野。斜视线沿深度轴运行，从表面到深度的斜行，可以更好地显示各向异性结构，如肌腱或韧带。

探头尺寸通常限制在4cm以下，因此即使在检查相对较小的儿童肌肉骨骼结构时，全景成像也可以有所帮助。全景成像技术使用特定的图像配准分析跟踪探头运动，并在长距离和曲面的实时扫描过程中重建大的复合图像。例如，它可以显示大量的液体和检查区域的概况。

近年来，三维技术已经用于超声。专用的三维容积探头通过机械驱动沿Z轴倾斜扫描头来扫描整个组织容积；经容积扫描采集后，显示器可按纵向、横向和冠状面显示重建切面，它可以定向，通过移动任何空间轴进行详细分析。这项技术可能有助于更好地理解儿童关节的生理表现和血管情况；但是，三维探头通常更大，比传统探头更难握持，而且在儿童关节方面的经验很少。

另一种新技术是首次由Krouskop等在1987使用的弹性超声。它可以获得关于软组织硬度和弹性的信息，尤其适用于结节或肌肉病变。它类似一种基于简单原理的电子触诊，用超声探头检查时组织受压会产生变形，硬组织形变较小，软组织形变较大，这些可以通过再处理得到的数据进行检测和量化。该软件可显示一幅弹性图像，在图像中，通常根据病变硬度来着色，从具有较大形变能力的组织结构（即软结节）的红/绿色到形变小或无形变（即硬和非弹性结节）的蓝色。该技术最初主要用于弥漫性肝脏病变和甲状腺结节的检查，研究已证明，该技术对可疑的肌腱、肌肉、滑膜改变和其他软组织的检查也非常有用。

十二、伪像

超声检查者应该意识到几种可能出现的伪像，了解这些伪像有助于解释检查结果，相反则可能导致误诊。伪像可能是物理现象或错误的扫描技术导致的。

事实上，有些伪像降低了扫描的诊断能力（混响、镜像效应、部分容积、倍增、空腔伪像），另一些则对鉴别诊断很有帮助（后方回声增强、声影、彗星尾、振铃伪像）。以适当的方式进行扫描并对超声设备设置得当，可以避免某些伪像；而另一些伪像由无法改变的物理特征引起，是不可避免的。尽管如此，我们必须了解伪像，以避免诊断错误。

以下为主要的超声伪像特征。

后方回声增强：液体后方的组织回声强度增加。当液体量小或扩散面积较大时，可能无法检测到（图1.4）。

声影：在气体（声束高吸收）、骨表面（声束高衰减）或钙化后方回声减弱或消失。

侧方声影：当超声束以切线入射不同声阻抗的两种组织时就会发生这种现象。阻抗差越大，伪像就越明显（图1.5）。

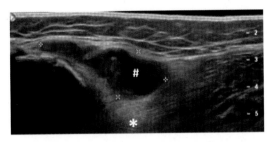

图 1.4　10岁女孩，患有青少年特发性关节炎，伴有增生性和分泌性滑囊炎，在积液（#）后方可见回声增强（*）

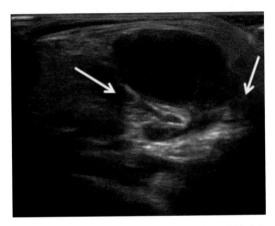

图 1.5　5岁男孩，Baker囊肿两侧的侧方声影（箭头）

雨效应：由增益曲线引起的混响伪像。这是一个重要的征象，发生在软组织覆盖液体时，表现为与探头平行的中低回声带，从软组织中产生，并顺着液体向下移动。

混响伪像：由于其外观，该伪像也被称为"振铃伪像"和"彗星尾伪像"。这是由于超声波束在相邻的两个界面之间多次来回反射所引起的。由此，在下一次脉冲传输达探头前，多次来回反射的回声产生了多次组织重复。

混响伪像常见于软组织与气体/骨/金属界面。

镜像伪像：当声束遇到高反射的界面时产生图像的复制，从而引起反射和混响现象（图1.6）。

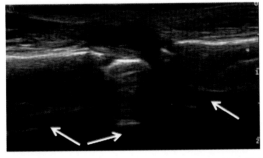

图 1.6　9岁男孩，掌骨远端及第三指骨近端可见镜面伪像

部分容积伪像：当声束比被扫描的结构更宽或结构本身只是被部分分割，而被不同声阻抗的组织包围时所产生的伪像。例如，如果声束对液体的截面比声束本身窄，则会出现部分容积伪像。

重复和三重伪像：发生在超声束跨越两个不同的声阻抗组织时。当被检查的结构小于1cm时，就会出现图像的复制或三重伪像；当被检查的结构较大时，就会出现图像的变形、放大或中断（图1.7）。

空腱伪像：在纵向和轴向扫描中，当超声束不垂直于肌腱时发生。肌腱整体或局部呈低回声，无正常纤维回声或完全呈无回声（异向性），这是由声束倾斜入射纤维结构引起的。可轻微调整声束入射角度，使其垂直入射肌腱就可避免该伪像（图1.8）。

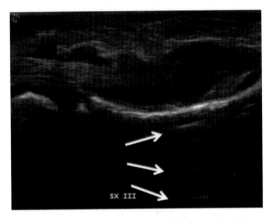

图 1.7　9岁男孩，患有指屈肌腱滑膜炎，在右手第三近端指骨后方可见重复和三重伪像（箭头）

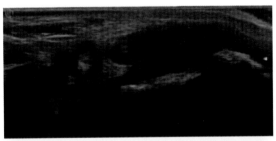

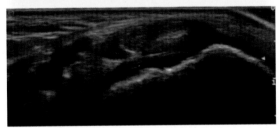

图 1.8　空腱伪像

（译者：孝梦甦）

第2章

儿童风湿病规范化肌骨超声（与年龄相关的正常超声结果）

缩略语

JIA	幼年型特发性关节炎
MCP Ⅱ	第2掌指关节
MSUS	肌骨超声
OMERACT	风湿病结局评估组织

一、引言

影像学（imaging）是医学中发展最快的领域之一。在过去的30年里，该领域快速发展的先进新技术提供了大量更好识别和监测风湿病的方法，为临床实践提供了重要帮助。

在各种成像方式中，肌骨超声（MSUS）已被证明是一种可用于评估炎性疾病活动性的实用、可靠、友好的工具，特别适用于儿童。与临床检查相比，MSUS在检测儿童滑膜炎和腱鞘炎方面具有更高的敏感性。然而，这种成像模式缺乏成熟的验证程序，这是其广泛应用于临床之前存在的主要问题之一；另外一个问题是儿童骨骼生长的独特结构与成人不同。因此，为成人制定的简单标准应该谨慎地使用在儿童中。

风湿病结局评估组织（Outcome Measures in Rheumatology, OMERACT）超声工作组是一个国际专家协作小组，旨在调查MSUS在风湿学中的适用性，并开发其临床试验的度量特性。在MSUS所验证的不同层面中，儿科是主要领域之一。为了提高MSUS在幼年型特发性关节炎（JIA）诊断和治疗中的有效性，作者成立了一个新的子任务小组。该任务小组制订了一个分阶段的目标：首先，通过德尔菲方法，对健康儿童和JIA患者的超声表现进行定义，并进一步验证；其次，通过收集在一些关节上显示生理性血管形成的超声表现的图像，建立不同年龄组、精准扫描方法的共识。

在这里，我们简要描述健康儿童的主要关节组成，以及一套系统的儿童关节检查方法（即患者体位、探头放置和关节定位），这些检查方法适用于不同的超声扫查者和超声仪器。

二、关节组成

儿科风湿病的MSUS检查往往主要集中于外周骨骼，特别是滑膜关节。滑膜关节由多种组织组成，如关节骨表面、关节囊、滑膜和透明软骨。然而，从超声图像上可以看出，儿童的骨骼结构与成人有显著差异；由于年龄和成熟阶段的不同，他们的骨骼还没有完全骨化。在出生时，主要骨化中心存在于大部分长骨（骨干），而大多数的短骨中都不存在。在最初的几年中，长骨的骨骺端会出现明显的次级骨化中心。由于JIA患儿可能存在关节炎症和充血相关的异常超声表现，因此了解健康儿童关节年龄相关超声特征对于避免误诊至关重要。

健康儿童关节的超声表现通过专家共识成功定义，并在OMERACT美国组开展的两项研究的实践活动中得到验证。定义如表2.1所示。

表2.1 灰阶超声和多普勒超声对健康儿童双侧关节各成分的定义

序号	结构	超声定义
1	透明软骨	呈边界清晰的无回声结构（内有/无明亮的回声/小点），不可被压缩。软骨表面可以（但不一定）呈高回声线
2	骨骺次级骨化中心	随着发育成熟，骨骺次级骨化中心逐渐出现，呈软骨内的高回声结构，表面光滑或不规则
3	关节囊	正常的关节囊呈高回声结构，可以（但不一定）在骨、软骨和其他关节内组织的表面见到
4	正常滑膜	正常情况下纤薄的滑膜超声无法显示
5	关节骨的骨化部分	呈高回声线，在生长板及两个或更多的骨化中心交界处呈高回声线的中断
6	生理性血管	关节结构中出现的多普勒信号，见于生长发育过程中的任何年龄，脂肪垫和未骨化的关节结构中（即生长板、骨骺的透明软骨和短骨软骨）
7	骺板	其为未骨化的结构，呈无回声，根据其解剖位置可位于关节内或关节外
8	脂肪垫	为关节内结构，呈不均匀回声（类似于皮下组织），内可显示血管分布

考虑到骨骼生长所具有的独特性，这些定义也在不断完善，特别是与关节多普勒信号相关的表述。由于在儿科MSUS中，缺乏经验的超声医师可能不能明确或误诊关节周围或关节内的多普勒信号，因此似乎很有必要将生理性血管的定义纳入儿科关节组成。对儿童关节的多普勒信号的解释是研究组最具挑战性的问题。由于定义生理性血管分布的复杂性，对于多普勒检测到的正常关节血管分布，我们尚无法进行完整定义，这里仅提供了几种单条解释（表2.2）。

表2.2　关于生理性血管定义的最终描述

序号	定义描述
1	生理性血管可被检测为任何年龄的关节结构中的多普勒信号
2	在儿童的脂肪垫和未骨化的关节结构（即骨骺软骨和短骨软骨）内可检测到生理性关节内血管分布
3	生理性血管分布及其关节内解剖位置的检测取决于关节和年龄（尤其是年龄很小的儿童）
4	骨化程度与年龄和关节有关。骨化中心可反映不同成熟状态的骨骼发育

尽管骨化不是关节的一个结构组成部分，但在这些定义的扩展过程中儿童的骨化过程是需要考虑的一个方面。骨化是一个与年龄和关节有关的过程。详细了解儿童时期骨骺和骺软骨的超声变化是必要的。此外，骨标志对于儿童正确的图像采集很重要，即使经检测为未骨化的透明软骨（图2.1）。

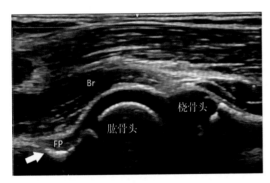

图2.1　肘关节，关节前隐窝
Br.肱肌；FP.前脂肪垫；箭头示前冠状隐窝

三、标准化肌骨超声

1.总评

高分辨率的超声设备对儿科MSUS检查至关重要。探头的选择取决于检查的类型。高频探头能提供更好的分辨率，但这些探头的穿透深度比低频探头低。在儿童中，高频（7.5～18MHz）线性探头通常适用于浅表或位置稍深的关节。然而对于肥胖患者，低频探头可能更有助于检查。接触面的大小（传感器与皮肤接触的表面积）也是儿科患者检查技术的一个重要因素。曲棍球探头（更小的接触面）可以使小关节更好地成像，特别是对年龄很小的儿童，可减少伪像出现的概率。

彩色多普勒/能量多普勒的实际应用是检测关节和软组织灌注量，通常反映异常血管和活跃的炎症。然而，对于多普勒信号应该谨慎判断，因为在生长的骨骼中存在生理性的营养血管。

最后，图像存储是MSUS的另一个重要方面。一般来说，应该仔细记录每一次检查，特别是关于骨骼生长中与年龄相关变化的描述。所有显示的结构都应该以标准化的方式记录，以确保这些结果再次呈现的效果最佳。在标准化超声扫查中，图像必须记录探头的位置。在纵向扫查中，被检查关节的近端应位于屏幕的左侧，而远端应位于屏幕的右侧。横向扫查时，内侧/尺侧/胫骨结构通常显示于屏幕左侧，而外侧/桡侧/腓骨结构显示于屏幕右侧。

2.超声检查技术

在过去的几年中，有大量关注儿科肌骨超声的研究发表，这些文章描述了研究中使用的患者体位和超声检查技术。为了克服操作者依赖性过强和缺少标准化扫查方案的问题，OMERACT超声工作组最近发表了一套系统的超声扫查方法，适用于幼年型特发性关节炎最常受累的4个关节，即腕关节、第二掌指关节（second metacarpophalangeal joint，MCP Ⅱ）、膝关节和踝关节。此外，本章作者出版了一本参考书，介绍了患者体位、探头放置位置和各年龄段患者各关节的超声表现等内容。

本章作者根据幼年型特发性关节炎的临床表现和文献中发表的最常见的肌骨超声操作描述，总结了对儿科患者（尤其是幼年型特发性关节炎患者）关节的最为重要的扫查方法（表2.3）。

表2.3　评估儿童关节隐窝的标准扫查

关节名称	扫查方法
肩关节	*盂肱关节后隐窝*[a] 患儿坐在家长腿上，手放在对侧肩膀，由家长握住（图2.2） 探头置于盂肱关节后方，肩胛冈的外缘以下 纵切扫查应显示以下解剖学标志： 1.冈下肌肌腱（浅层） 2.肱骨头、肩关节后唇和骨质盂（深方）

续表

关节名称	扫查方法
肘关节	*前关节隐窝* 前臂上举，掌心朝上，肘关节应处于伸展状态 肘关节放置于检查床或桌子上 探头放置在肱桡关节的前侧 纵切扫查应显示以下解剖学标志： 1.冠状突窝和肱骨小头（近端） 2.桡骨头（远端） *后关节隐窝* 患儿取仰卧位，手放在对侧肩上，由家长握住（图2.3） 探头放置在鹰嘴处，肱三头肌肌腱和肌肉上方 纵切扫查应显示以下解剖学标志： 1.肱三头肌肌腱和肌肉（浅层） 2.鹰嘴窝和鹰嘴后隐窝（深方）
腕关节	*外侧/中线/内侧^b的背侧关节隐窝* 掌心朝下，腕关节应平放于正中位 探头纵向放置在手腕的矢状中线上，探头的头侧边缘位于桡骨骨骺的远端 纵切扫查应显示以下解剖学标志： 1.桡骨干的远端和桡骨的骨骺软骨（近端） 2.桡腕关节和腕中关节的背侧隐窝 3.按所成像区域的不同，显示某个伸肌腱间室［如外侧（桡侧）的拇长伸肌肌腱、中线的指伸肌肌腱和内侧（尺侧）的尺侧腕伸肌肌腱］
掌指关节	*背侧/侧方^c/掌侧的关节隐窝* 手掌朝下方、侧方或上方，手指应平放在正中位上 探头纵向放置在手指的矢状中线上，在掌指关节处（背侧/侧方/掌侧） 纵切扫查（各扫查路径）应显示以下解剖学标志： 1.掌骨头（近端） 2.近节指骨基底（远端）
指间关节	*背侧/侧方/掌侧的关节隐窝* 手掌朝下方、侧方或上方，手指应平放在中立位上 探头纵向放置在手指的矢状面中线上，在指间关节处（背侧/侧方/掌侧） 纵切扫查（各扫查路径）应显示以下解剖学标志： 1.近节指骨头（近端） 2.中节指骨基底（远端）
髋关节	*前部关节隐窝* 患儿取仰卧位 探头在股骨颈上的斜纵切平面上扫查 纵切扫查应显示以下解剖学标志： 1.股骨头 2.股骨颈上的凹陷骨面
膝关节	*髌上囊前侧* 膝关节应在检查床上屈曲约30° 探头放置在腿的矢状中线，探头的尾侧边缘正好位于髌骨上缘 纵切扫查应显示以下解剖学标志： 1.髌骨的上缘 2.股骨的远端部分 *髌骨外侧隐窝* 膝关节应伸直，髌骨位于股骨髁上的中心位置 探头置于腿部矢状中线的髌骨上，然后旋转90°进行横切扫查 横切扫查应显示以下解剖学标志： 1.髌骨的上缘 2.股骨髁 *后方隐窝* 检查膝关节后侧时，应让患者取俯卧位，膝关节完全伸直，显示半膜肌-腓肠肌滑囊与膝关节交通处

续表

关节名称	扫查方法
	探头横向置于腘窝上方，然后旋转90°，对膝关节后内侧进行纵切扫查 纵切扫查应显示以下解剖学标志： 1.半膜肌肌腱和腓肠肌肌腱内侧头之间的交叉（浅层） 2.股骨内侧髁（深方）
踝关节	内侧/中线/外侧背侧关节隐窝^d 踝关节应背伸约120°，足底放在检查床上 探头置于踝关节矢状中线，探头的远端位于距骨圆顶上 纵切扫查应显示以下解剖学标志： 1.胫骨远端（近端） 2.距骨（远端）
距下关节^e	外侧关节隐窝 足底放在检查床的表面，踝关节轻微弯曲，前足掌略微内翻，便于侧方检查 探头沿腓骨远端放置在冠状面位置，然后将探头向远处和前部移动至外踝 斜行-横切扫查应显示以下解剖学标志： 1.腓骨远端（近端） 2.跟骨（远端）（图2.4） 后方关节隐窝 患儿取俯卧位，足伸出床外 将探头置于跟腱上方 纵切扫查应显示以下解剖学标志： 1.距骨后下关节面（远端） 2.跟骨后上关节面（近端）（图2.5）

关节名称 栏目对应的 a/b/c/d/e 注释：

a.盂肱关节中数个隐窝通常会较早充满关节液并发生肿胀，包括肱二头肌长头腱鞘、盂肱关节后方隐窝、肩胛下隐窝和腋隐窝。在肱二头肌腱鞘中可以见到少量的关节液。因此，在儿童中推荐采用肱二头肌长头的扫查路径。肩袖损伤在儿童中较少见。

b.形成桡腕关节和近侧列腕骨间关节背侧隐窝的骨骼有未骨化骺软骨，背侧的扫查路径可以很好地观察到这些骺软骨的无回声/低回声轮廓，因此儿童通常不采用掌侧途径扫查。

c.侧方扫查途径仅适用于第二掌指关节。

d.内侧：探头应纵向放置在胫前肌肌腱上（作为解剖标志）。中线：探头置于踝关节矢状中线上的跨长伸肌和趾长伸肌肌腱上，探头的远端置于距骨圆顶上（作为解剖标志）。外侧：探头应纵向放置在趾伸肌腱上（作为解剖标志）。

e.到目前为止，对如何扫查距下关节尚无普遍共识。作者根据文献和个人观点，描述了侧方和后方扫查。

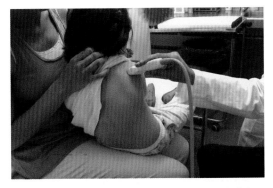

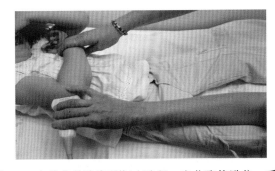

图2.2　盂肱关节后隐窝的扫查途径。患儿坐在家长腿上，手放在对侧肩上，由家长握住

图2.3　肩关节前隐窝的扫查途径。患儿取仰卧位，手放在对侧肩上，由家长握住

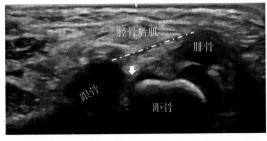

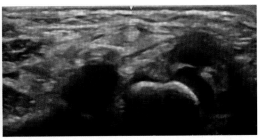

图2.4　距下关节，侧方关节隐窝。跟腓韧带；箭头示关节隐窝

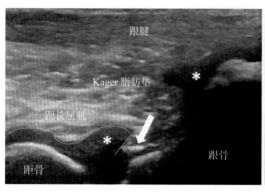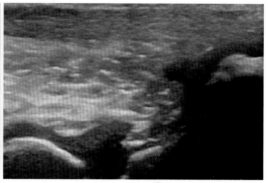

图2.5　距下关节，后方关节隐窝。星号示无回声的透明软骨；箭头示关节隐窝

在关节外结构中，肌腱附着点引起了从事肌骨超声的儿童风湿病学专家越来越大的兴趣。已有一些报道描述了超声评估JIA患者肌腱附着点受累的情况。第一项研究由Jousse-Joulin等发表于2011年。随后Weiss等在2014年、Chauvin等在2015年也发表了相关研究。第一项研究描述了青少年脊柱关节炎（JSpA）的下肢附着点炎（即股四头肌肌腱附着点、髌腱近端和远端附着点、跟腱附着点和足底筋膜附着点）在灰阶超声和多普勒超声中的异常。第二项研究则囊括了更多的肌腱附着点，包括上肢的几个肌腱（肱骨外上髁的伸肌总腱和肱骨内上髁上的屈肌总腱）附着点。第三项研究确定了儿童肌腱的正常表现。然而，对于JIA应该评估哪些肌腱附着点、哪些扫查途径可以用于儿童，目前尚无共识。

由于儿童常难以长时间保持静止，对于关节隐窝的超声检查，几乎所有文献都选用纵切作为第一个扫查路径（髌旁隐窝除外），以确定每个结构和图像方向，短轴（横切）通常用于扫查肌腱。在膝关节中，髌旁隐窝的横切面可以探查到最小量的液体，如果沿纵切面将探头从膝关节的内侧向外侧扫查，液体较少时可能检测不到（图2.6）。

患者的体位取决于被检查的关节和不同检查者的经验，但对于年幼的儿童（如5岁），目前建议患儿仰卧/俯卧在担架上或者坐在父母的腿上进行超声检查，这有助于使患儿保持平静。对于新生儿/婴儿，如可能，最好在他们入睡时进行扫描。扫查每个关节时患儿的体位

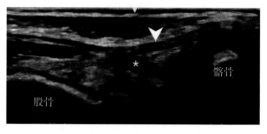

图2.6　膝关节，前侧髌旁关节隐窝。星号示外侧隐窝；箭头示髌骨支持带

已在本章中详细说明。

如果在儿童中发现滑膜囊积液，则需特别注意，因为儿童关节中，相对于骨，无回声的透明软骨比例很高，透明软骨可能会被误认为是液体。在关节活动时进行动态成像可以改善对滑膜囊积液的评估。与成人一样，病理性的影像学征象应在两个垂直切面上记录下来。此外，必须进行关节全面检查。必须将探头置于轴向平面，在外周关节的背侧/掌侧进行上下扫查，以尽可能地观察到所有的关节组成结构。

通常，扫查肘关节和肩关节的前部，以及手部关节的侧方和背侧时，患儿取仰卧位，手臂靠近身体一侧，掌心朝上或朝下。扫查肩关节的后方时，患儿坐在家长的腿上，手放在对侧肩上，由家长握住。扫查膝关节和踝关节时，患儿取仰卧位，膝关节屈曲约45°，足放在检查床上。

（译者：李京璘　陈雪琪）

第 3 章

成人肌骨超声解剖学基础

一、引言

解剖学是研究生物体结构及其组成的基础科学。人体解剖学、生理学和药理学是内、外科医师进行疾病诊疗的三大理论根基。在医疗实践中，解剖学对于进行准确的体格检查和疾病诊断，尤其是对软组织病变及受累器官影像学检查的解读，是必不可少的。

在过去的几十年里，活体解剖结构成像新技术发展迅猛，如内镜检查、腹腔镜检查、超声检查、计算机断层扫描、磁共振成像，以及三维可视化的新技术等。伴随这些复杂成像技术而来的是针对特定器官及器官局部的微创治疗的发展。基于此，解剖学知识变得越来越重要。这不仅有助于解读这些复杂技术产生的图像，也有助于理解特定部位靶向治疗的路径。

肌骨超声是一种成像技术，利用高频超声波来描述软组织、软骨、骨表面和液性区域的细致图像。实时超声引导的使用彻底改变了既往标准的肌肉骨骼疾病的评估和管理。超声是一种安全、无创、无电离辐射、可为病变区域提供动态实时评估的影像技术。因此，超声不仅被视为风湿病和骨科疾病标准临床实践的有效工具，而且在解剖学的教学中也有极大的价值。当然，对于希望提升技能并学习与其专业互补技术的健康从业者来说，无论是风湿病学医师、骨科医师、介入放射医师、物理治疗师还是职业治疗师，都希望对肌肉骨骼解剖学有很好的了解。

人体肌肉骨骼系统解剖遵循一定的规律。大致来说，肌肉骨骼系统由骨骼、肌肉、软骨、肌腱、韧带、关节及将上述器官组织支撑和结合在一起的其他结缔组织构成。这些不同结构的合理安排有助于以最小的负荷发挥最大的效能，同时减少受伤风险并保护重要结构。此外，了解肌肉骨骼系统的解剖还需要了解从皮下组织到骨骼之间不同层次的功能、生物力学和相互关系。肌骨超声的正确解读需要全面了解正常解剖和肌肉骨骼的运动规律，因此超声解剖学对于识别解剖细节及相关结构的任何病理改变起着至关重要的作用。本章将着重讨论超声解剖学，这是解读肌肉骨骼组织的复杂图像所必需的解剖学知识。为了更好地阐释肌肉骨骼系统的成

像，本章将由表层到深层结构逐步介绍，包括了筋膜对肌肉骨骼系统的生物力学作用。

二、运动系统超声解剖学：筋膜

M.Benjamin回顾了筋膜的概念及其在肌肉骨骼系统中的作用。筋膜是贯穿全身的连续的结缔组织，能够传输机械敏感信号。其特点和整合组织的功能使得筋膜和神经组织有些类似。根据其位置和功能，筋膜可以分为浅筋膜和深筋膜，尽管在运动系统的某些部位很难将两者进行区分。

1.浅筋膜

浅筋膜位于周身皮肤的最深层，与真皮网状层混合。它主要包含网状结缔组织和脂肪组织（图3.1和图3.2），是体形的主要决定因素。浅筋膜内包含进出皮肤的血管、神经（图3.3），并为皮肤和下方组织间的相对运动提供便利。除了分布在皮下，浅筋膜还包裹着多种器官、腺体、神经血管束，填充着多个部位不同组织之间的空隙。浅筋膜内储存着水和脂肪，是淋巴管、神经和血管的通道，并起着缓冲和绝缘的作用。由于浅筋膜的黏弹性较强，其可通过伸展适应正常条件下或产前体重增加引起的皮下脂肪堆积。分娩和减重后，浅筋膜会慢慢恢复到原来的张力水平。手背、足背等部位的浅筋膜能够辅助皮肤滑动，再恢复如初。但在其他部位，如手掌或足底的浅筋膜会紧密固定在深部组织上（图3.4），限制皮肤活动，从而使其发挥稳定的抓握功能。这种紧

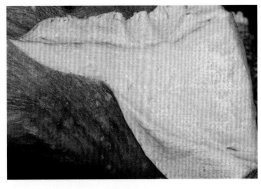

图3.1 手臂皮肤下层的浅筋膜

密的结合可能具有一定的临床意义，如在指间皱襞等部位，浅筋膜直接附着在屈肌腱鞘上，当该处有穿刺伤口时，会使内部结构有一定的感染风险（图3.5）。

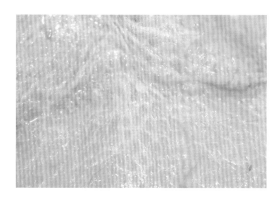

图3.2　浅筋膜和皮肤间的紧密关系

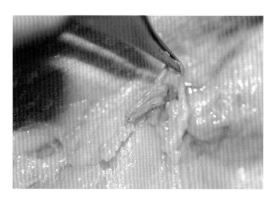

图3.3　前臂浅层，可见穿过浅筋膜浅层的贵要静脉（浅静脉）

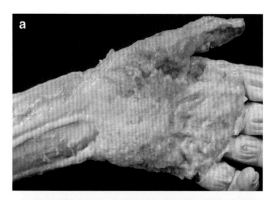

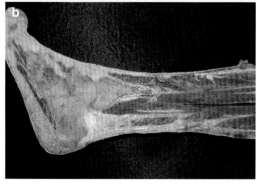

图3.4　（a）手部前侧，可见脂肪组织与手掌关系尤为密切；（b）下肢矢状面解剖，见足底指脂肪组织

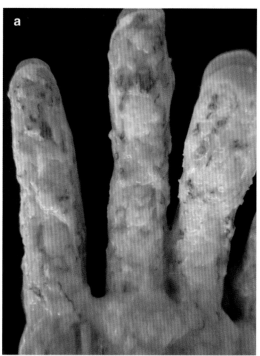

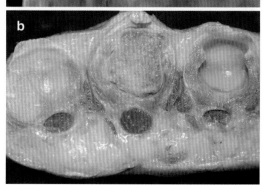

图3.5　（a）手掌侧手指，脂肪组织直接附着于屈肌腱鞘；（b）手指的横切面显示脂肪组织与屈肌腱鞘关系密切

　　真皮中的胶原纤维保持一定的方向，产生一些称为Langer线和Kraissl线的皮肤痕迹。代表皮肤张力的Langer线，有时称皮纹，是人体解剖图上的局部解剖结构线。它们与真皮中胶原纤维的自然方向排列一致，并且通常平行于底层肌肉纤维。Langer线概念的提出与法医学和外科学的发展有关。Kraissl线也是一种皮肤纹理。它与Langer线的不同之处在于，Langer线平行于胶原蛋白的方向，而Kraissl线是皮肤受到最大张力时出现的皮肤痕迹。Langer线可以在尸体上被确定，但是由于肌肉收缩时才会使皮肤承受最大张力，因此Kraissl线需在活体中识别。此外，深、浅筋膜可以融合，并在纤维瘤病如掌腱膜挛缩（Dupuytren disease）或跖部纤维瘤病（Ledderhose disease）中共同受到影响。

　　2.深筋膜

　　深筋膜是一层致密的纤维结缔组织，包绕着肌肉和肌腱（图3.6a）。深筋膜深入肌群内形成肌间隔，将肌群分隔开。深筋膜含有高密度的弹性蛋白纤维，弹性蛋白纤维决定了深筋膜的延展性及弹性。深筋膜最初被认为是无血管的。然而，最近的研究证实其内部存在丰富的小血管。深筋膜内也富含感受器。阔筋膜、小腿筋膜、肱筋膜、足底筋膜、胸腰筋膜和巴克筋膜等均属于深筋膜。深筋膜包绕着浅筋膜下的肌肉，将四肢的肌群分隔开，协助它们发挥各自的作用（图3.6b）。

传统观点认为，筋膜不能主动活动，但它能传导由于肌肉运动或外力作用产生的机械张力。肌肉表面筋膜的一个重要作用是减少肌肉活动时对其他结构的摩擦。因此，当神经和血管在肌肉之间穿行时，筋膜为它们提供了一个有支撑并可移动的空间。筋膜组织通常受有髓或无髓的感觉神经末梢支配。在此基础上，筋膜被认为存在本体感觉、痛觉及内部感觉功能。筋膜组织，特别是那些具有腱性或腱膜性的组织，也能够储存和释放弹性势能。

三、临床意义：筋膜超声病理学

随着我们对筋膜的解剖学和生理学的进一步了解，深筋膜在四肢不同肌肉之间相互运动中的重要性也愈发清晰。深筋膜起着桥梁的作用，通过关节和肌间隔连接不同的肌肉，但最近的研究也表明，由于筋膜这些独特的机械性能和密集的神经支配，它也存在运动感知和协调的功能。当筋膜硬度过低、过高或剪切应力降低时，它在临床上会出现相应的表现。当筋膜炎或创伤引起筋膜纤维化及粘连时，筋膜组织与相邻结构界限不清。例如，切开筋膜的手术后，筋膜愈合时会形成覆盖周围结构的瘢痕。

筋膜结构临床意义的另一个典型例子是起源于第12胸椎，覆盖第1～5腰椎的腰肌筋膜。上述任一椎体的炎症均可沿着深筋膜扩散至远端的腹股沟区域。

不同位置的筋膜功能各异，结构也不尽相同。在解读运动系统超声或磁共振影像时，不同结构的深浅筋膜均很有意义。在某些支持带（深筋膜增厚发生的改变）或足底筋膜中，当承受明显负荷时，成纤维细胞可以向软骨细胞方向分化，从而形成纤维软骨。这种情况也可能发生在承受大量摩擦的肌腱中，如胫骨后肌群在内踝

周围成角处的肌腱。类似的，在足底或手掌中，浅筋膜主要由纤维脂肪组织形成，能够适应这些区域承受的压力。在足跟痛的鉴别诊断中应考虑足底纤维脂肪组织的病变。

1. 支持带

支持带是典型的深筋膜特化区域，由深筋膜增厚形成，结构致密，不可分离。它们看起来像一个致密的纤维束，内部胶原纤维交叉排列。支持带中有许多骨附着点，这些附着点区可能是纤维软骨。此外，由于支持带和骨骼之间存在疏松结缔组织，支持带可以在骨表面滑动。支持带中有隧道，促进肌腱在固定方向上的运动，并将肌腱维持在正确的位置。有趣的是，位于支持带中的肌腱通常具有滑膜鞘。当支持带内空间不足时，肌腱会因为运动困难而产生病变。典型的例子是手腕的屈肌支持带（图3.7a），其中不仅穿过手指的屈肌肌腱，还穿过正中神经。在支持带内，如果正中神经被卡压，会产生腕管综合征（图3.7b）。功能性支持带的另一个例子是伸肌支持带，它由位于手背的矢状带组成。伸肌支持带对前臂远端的伸肌起到稳定和保护的作用，也能避免手指伸肌腱半脱位（图3.8）。手或手指掌面上的滑车也发挥了类似的功能，它们有助于避免手部屈肌肌腱的挛缩（图3.9）。手腕支持带、足踝或手指的屈肌滑车由三层不同的组织组成，每层组织具有相应的功能。三层组织分别为：①由分泌透明质酸的细胞组成的可滑动的内层；②由胶原纤维、成纤维细胞和弹性蛋白组成的起支持作用的较厚的中层；③包含血管的疏松结缔组织外层（图3.10）。支持带及其内容物的组成和厚度变化均可引起扳机指或狭窄性腱鞘炎等病变。

2. 骨骼肌

骨骼肌是附着在骨骼上的横纹肌。骨骼肌收缩可对骨骼和关节施加作用力而产生运动。它们通常受神经支配，表现为随意收缩，有时也可能不自主收缩。骨骼肌功能较多，可产生运动、维持身体稳定及改变姿势。横纹肌的基本功能单位为肌节。横纹肌可以根据形状、大小、方向和功能（快收缩和慢收缩）来分类。如

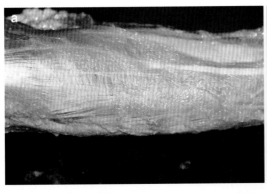
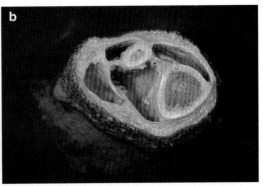

图3.6 （a）深筋膜位于浅筋膜下，包裹着前臂前侧的肌肉；（b）小腿横切面展示深筋膜及深筋膜将肌群分为前群、外侧群、后群，后群又被分为深、浅两层

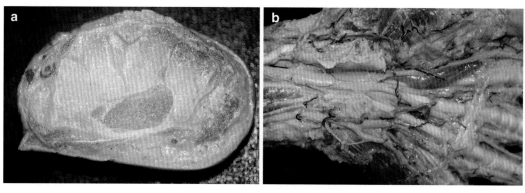

图3.7 （a）腕部横切面示固定指屈肌肌腱和正中神经的屈肌支持带；（b）手掌前侧可见切断的屈肌支持带及下方浅层的正中神经，正中神经由于屈肌支持带的压迫似有增粗

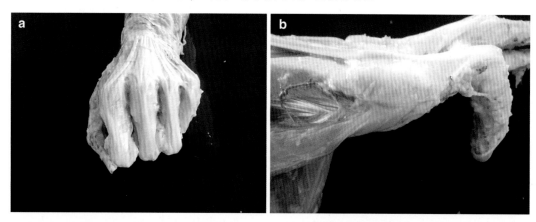

图3.8 （a）手背可以见到维持伸肌肌腱的矢状带；（b）示指侧面观可见矢状带

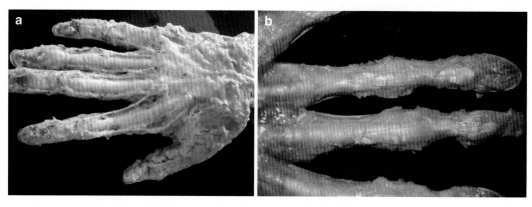

图3.9 （a）手指掌侧面不同的滑车；（b）手指掌侧面不同滑车的更多细节

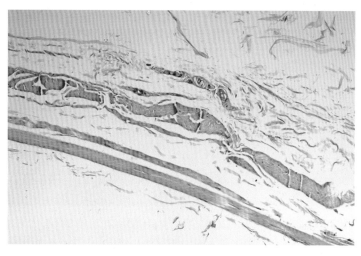

图3.10 手腕伸肌支持带的显微图像显示了三层结构

果根据肌束方向与其长轴的关系对骨骼肌进行划分，人体肌肉形状包括圆形、会聚形、方形、三角形和梭形（图3.11）。当肌节的排列与肌肉/肌腱长轴方向存在倾斜时，该肌肉称为羽状肌（图3.12）。此类肌肉通常可产生更大的收缩力，但运动范围较小。当肌肉收缩时，羽状肌肌节与肌肉长轴的夹角增加，但这反过来可加快肌肉缩短的速度并产生更大的收缩力。从胚胎期开始，肌肉就与神经血管系统关系密切。

一整块骨骼肌可被认为是肌肉系统的一个器官。骨骼肌纤维（细胞）像身体其他细胞一样，柔软而脆弱。表面的结缔组织能为脆弱的细胞提供支持和保护，使它们能够承受肌肉收缩力。血管和神经也穿行在这些表层结缔组织中。骨骼肌相关的结缔组织出现在3个部位，分别为肌内膜、肌束膜、肌外膜。肌内膜包裹每个肌纤维（细胞），肌束膜包裹若干个肌纤维形成肌束，肌外膜包裹所有肌束形成一块完整的骨骼肌。通常情况下，肌内膜、肌束膜、肌外膜可延伸至骨骼肌肌腹以外，形成致密的束状肌腱或薄膜状腱膜。骨骼肌通过肌腱和腱膜间接附着于骨膜或其他骨骼肌的肌外膜。

肌筋膜可传导生物力，在调节人体姿势和产生运动方面起着重要作用。肌筋膜的力传递是指通过肌肉内肌内膜表面基质中的连续细胞基质传递肌力。肌筋膜力在骨骼肌内通过肌内膜-肌周网络和肌表面途径传导。肌外肌筋膜力传导有两种途径，分别为肌间途径和肌外途

径。肌间途径指肌筋膜力通过不同肌肉肌腹间的结缔组织进行传导。肌外力传导发生在肌外膜和邻近的非肌性组织之间，如支撑血管、神经和筋膜的基质。这些基质能将主动肌与拮抗肌、协同肌关联起来。这样，肌筋膜力就可以在骨骼肌之间或者向肌外组织传导。

骨骼肌的深筋膜和浅筋膜是人体不同肌群间连接的媒介。深浅筋膜能够进行肌筋膜骨骼系统的力传导，从而调节人体运动的生物力学。Wood Jones 在 1944 年强调了肌筋膜联合体向周围组织传导生物力作用的重要性，并将其与非脊椎动物的外骨骼进行了比较。在人类中，这些肌筋膜联合体形成稳定的结构，以保持下肢的直立。任何外科手术破坏了肌纤维和筋膜的完整性都可能影响肌筋膜力的传导。在这种情况下，当由肌筋膜连续性产生的协调收缩被肌外外科性分离破坏时，运动补偿和运动模式的改变会影响关节、韧带和其他软组织结构的正常生物力学。从长远来看，任何肌筋膜力传导的改变都可能导致病理损伤或关节过载，并可能导致关节疾病的复发，甚至影响肌肉骨骼手术的效果。

3.肌腱

肌腱是一种主要由胶原纤维组成的致密纤维结缔组织。肌腱的主要细胞类型为纺锤形肌腱细胞（纤维细胞）和成腱细胞（成纤维细胞）。肌腱细胞是肌腱内成熟的细胞，遍布肌腱结构，通常固定在胶原纤维上。成腱细胞是纺锤形的未成熟细胞，可以产生肌腱细胞。肌腱的主要功能是连接骨骼肌与骨骼。肌腱将机械力从肌肉传导至骨骼，从而产生运动，同时控制运动的速度。

对于每块骨骼肌，至少有两根肌腱（近端和远端）、一个肌腱连接处和一个附着点（图3.13）。肌腱与骨表面的骨膜连接固定。许多肌腱可以稳固关节囊，形成关节囊的一部分，并有助于关节囊发挥功能。例如指伸肌复合体，它形成近指间关节背侧关节囊（图3.14）。指伸肌复合体体现了不同肌肉与肌腱之间的协调功能。在这种情况下加入指伸肌的骨间肌和蚓状肌不仅稳固了掌指关节囊，还有助于发挥各自精细的功能（图3.15）。

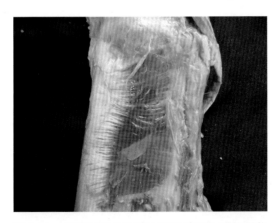

图3.11　前臂深部的旋前方肌因其四边形的形状而得名

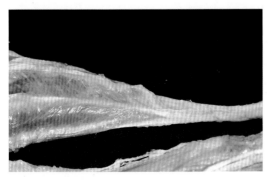

图3.12　此肌肉示肌纤维呈羽毛状附着在中央肌腱

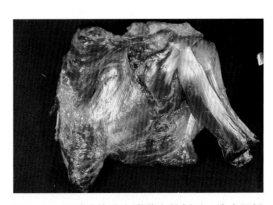

图3.13　肌腱连接处和附着点的例子：胸小肌插入喙突的肌腱；喙肱肌和肱二头肌的联合腱止点

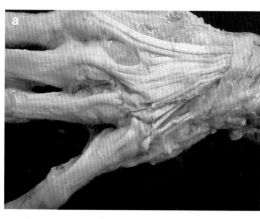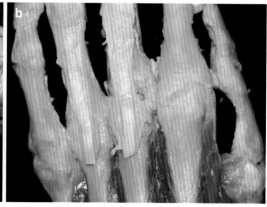

图3.14　（a）伸肌复合体稳固近指间关节的背侧关节囊；（b）此图展示了第三、四指近指间关节背侧关节囊指伸肌复合体的作用，第二、五指已去除伸肌肌腱

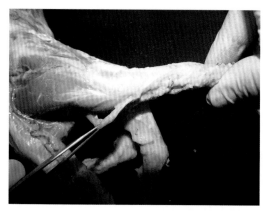

图3.15　第一骨间背侧肌附着在掌指关节囊并起到加固作用，也可见加入指伸肌的第一蚓状肌腱

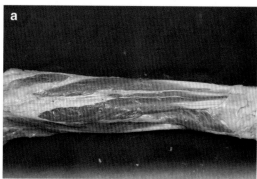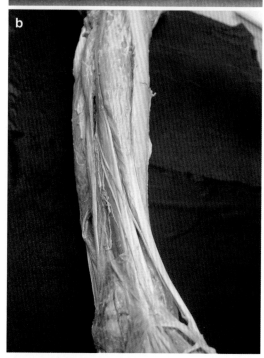

　　肌腱的形态与其功能相适应，需要施加很大力的肌腱就会又短又宽，而手指内需要完成精细运动的肌腱就会又长又细。另一个例子是，不管是上肢还是下肢的肌肉，在到达止点之前就可形成肌腱，如腕部或踝部的肌腱，这样避免了肌肉大量进入支持带封闭空间引起的卡压相关的功能障碍（图3.16）。

　　对肌腱内部结构的研究表明，肌腱主要由纤维组成，纤维进一步聚集形成束，长约10mm，直径50～300μm，最后形成直径为100～500μm的肌腱纤维。纤维束由腱内膜包裹形成，腱内膜是一种脆弱松散的结缔组织，含有薄层胶原纤维和弹性纤维。成组的纤维束被腱鞘包裹。脂肪组织填充腱旁筋膜间隙。

　　肌腱的内部结构有助于肌腱内不同平面上纤维束之间的运动。腱内膜是一层薄的结缔组织鞘，包围着每根腱纤维，将其与相邻的腱纤维连接，促进纤维束之间的相对移动，血管神经穿行其中。从功能角度来看，不同纤维和纤维束之间具有相对滑动的能力是肌腱的重要特性，在许多肌腱损伤中这种功能可能会受损。

　　肌腱可能被滑膜鞘包裹，当然也可能没有滑膜鞘包裹。例如，跟腱就包裹在腱旁组织中（图3.17）。腱旁组织是一种疏松网状结缔组织，起到弹性覆盖的作

图3.16　（a）前臂后侧观，显示不同的前臂后肌肉及支持带前的相应肌腱形成处；（b）小腿前侧观，显示不同的小腿前侧肌肉在进入足踝伸肌支持带之前的肌腱形成处，胫前肌肌腱已从支持带中移除

用，它允许肌腱在周围组织中自由运动。其他的例子如腓骨肌，在更需要减少摩擦的地方间断出现滑膜鞘（图3.18）。滑囊也有助于减少摩擦，促进肌腱滑动。由

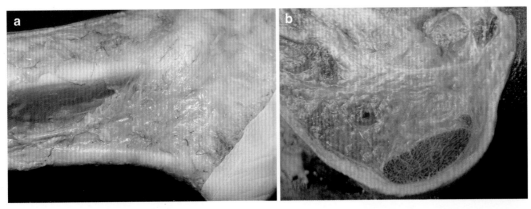

图3.17 （a）踝关节、足部侧视图，示跟腱在腱旁组织中被滑膜鞘包围；（b）跟腱横切图，示跟腱与腱旁组织的密切关系

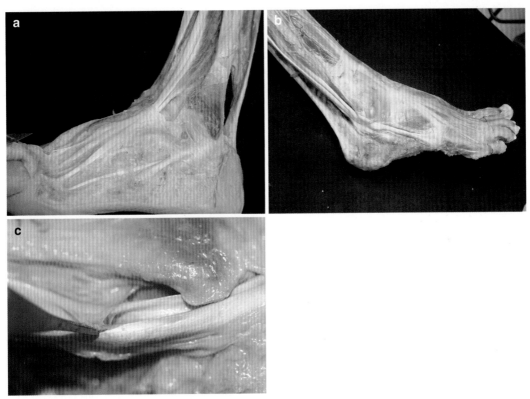

图3.18 （a）腓骨肌肌腱由外侧支持带固定；（b）足外侧支持带，无腱鞘的腓骨肌肌腱；（c）外踝侧视图，示腓骨肌腱鞘；（a）腓骨长肌肌腱；（b）腓骨短肌肌腱

于衰老或创伤，肌腱胶原纤维的尺寸会减小，因此肌腱体积也会随之变小。

　　肌腱的血管少于相应肌肉的血管（图3.19a），肌腱的血管主要在肌腱连接处。血管穿入肌腱后，与腱纤维呈平行走行。在肌腱转角的区域少有血管分布（图3.19b，c），如踝关节内踝水平的胫后肌肌腱或滑车下的指屈肌肌腱（图3.20a，b）。在肌腱缺血的地方更容易发生退行性变及肌腱断裂。

　　肌腱脂肪垫有如下功能：将滑液分布在腱内囊中；保护进入肌腱的血管；维持淋巴细胞、粒细胞和巨噬细胞的含量；促进白细胞介素、细胞因子、生长因子和脂肪因子的分泌。肌腱脂肪垫发挥着免疫器官的作用。

4. 附着点

　　肌腱与骨骼相连的部位称为附着点。然而，附着点不仅包含肌腱与骨的连接处，骨与肌腱、关节囊、韧带、支持带的连接处也均可称为附着点。此外，附着点也可以不仅仅包含骨与其他组织的连接处。为了受力平衡并把肌肉收缩力更好地传导给骨骼，附着点可通过扩张的筋膜固定到周围不同结构上。例如，肱二头肌腱膜除有助于肱二头肌发挥旋后功能外，还通过附着在尺骨区域的前臂深筋膜来增加稳固性（图3.21）。与胫后肌类似，半膜肌也存在多个附着点，如膝关节后方关节囊、胫骨上/中1/3、髌骨、股骨髁等。这能使半膜肌更好地稳定膝关节内侧（图3.22）。另一个例子是附着在

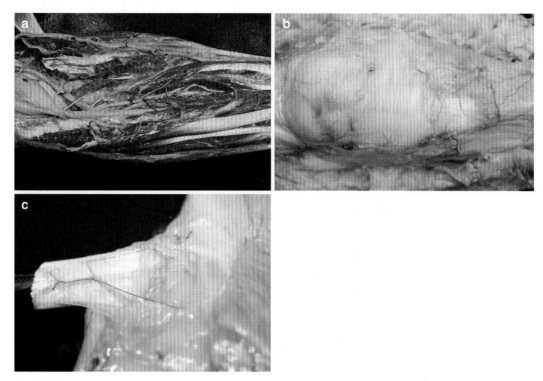

图3.19 （a）肱动脉分支（注入黑色乳胶）广泛分布于前臂肌群；（b）膝关节前面观，滋养血管（注入绿色染料）到达髌腱表面；（c）此图展示了平行于深部胫骨后肌腱的小血管

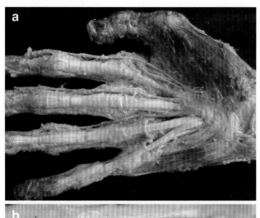

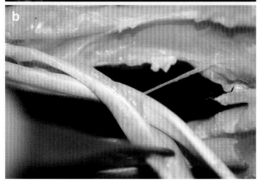

图3.20 （a）指浅屈肌肌腱和指深屈肌肌腱在手指的滑车下运动。肌腱的表面看不到血管；（b）滋养指屈肌肌腱的血管。滑车被切断，以便看到此处血管与肌腱的连接

髂骨的发挥屈髋作用的股直肌。股直肌肌腱的起始处是股四头肌中唯一跨过两个关节的部分，使股直肌不仅是膝盖的伸肌，也是髋关节的屈肌；股直肌不同方向的附着点在运动时可向相应方向传递力，有利于股直肌发挥其功能（图3.23）。这种关节的运动方式对于走路或跑步时迈腿的动作至关重要。在临床评估和超声图像研究

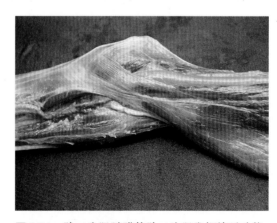

图3.21 肱二头肌腱膜使肱二头肌发挥旋后功能

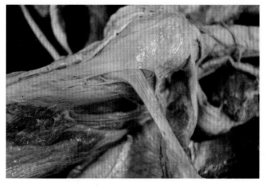

图3.22 半膜肌与膝关节内侧副韧带的几处附着点

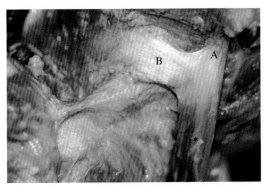

图3.23 股直肌的起点有两条重要的肌腱：一条直接位于髂前下棘（直头）（A），另一条间接位于髋臼边缘（反折头）（B）

点，并使连接部位受到高强度物理应力时损伤最小化。因此，附着点区域缓冲并保护骨的附着部位。了解附着点区域的超声解剖对了解附着点疾病导致的软组织肿胀或骨骼异常至关重要。肌腱与骨或周围的滑膜区域（如局部滑囊）的连接处关系紧密。滑膜-附着点复合体或"功能性附着点"的概念是对附着点区域的补充，对于理解附着点炎有重要的意义。滑膜-附着点复合体的概念强调滑膜与附着点之间的相互关系。值得注意的是，附着点容易出现微损伤，滑膜也容易出现炎症。如果附着点受损，接下来滑膜也有可能出现炎症反应。这些形态各异的病理损伤可以通过超声等影像手段加以识别。

中，必须牢记潜在的解剖复杂性和可能的超声病理学特征。

由于与脊柱关节炎相关，附着点作为一个器官的概念受到越来越多的关注。原则上器官是由多种组织汇集而成并共同发挥作用。附着点区域由骨与附着在骨骼上的邻近组织构成，如纤维软骨、邻近的小梁骨、滑囊、脂肪垫等。部分附着点区域也可包含深筋膜。附着点内的纤维软骨区域无血管，但病理刺激下也可有血管产生（图3.24）。

附着点区域的功能是为骨骼提供一个稳定的连接

要点

将超声解剖与临床结合，有助于了解潜在的病理机制及解读运动系统超声影像。

肌肉骨骼系统的形态与其功能相适应，随着年龄的增长，形态可发生改变，可以通过超声识别。

筋膜有助于维持运动系统的正常功能，风湿免疫病学家对筋膜较为关注。

附着点是超声能够识别的解剖结构复合体。

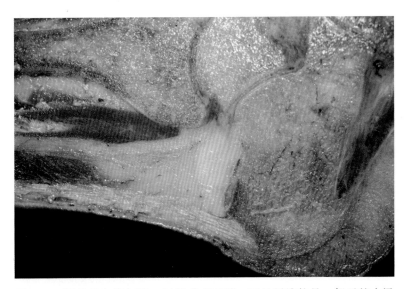

图3.24 踝关节矢状切面，示附着点区域。可见纤维软骨、邻近的小梁骨、滑囊、脂肪垫

（译者：邵禹铭）

第 4 章

儿科超声解剖学应用

一、引言

与成人超声解剖学相比，儿童超声解剖学中的可塑性和弹性是两个最重要的特征，是理解儿童超声解剖学与成人超声解剖学差异的关键。了解儿童解剖学特征才可以进行准确检查及解读超声图像。婴儿和成年人肌肉骨骼系统的主要区别是，婴儿比成年人有更多的骨骼（新生儿约有300块骨）。这是因为部分骨骼随着年龄的增长会融合在一起形成单一的骨骼。幼儿期不同的骨融合后被视为一块（最终有206块骨）。儿童和成人骨骼的第二个区别是，幼儿的肌肉骨骼系统是由软骨组成的，而成人的肌肉骨骼系统是由实性骨组织组成的。随着年龄的增长，骨骼经历骨化过程，软骨转变为骨。第三个区别是骨骼本身的结构，儿童和成人的骨骼结构不同。与老年人相比，儿童的骨骼结构更有弹性。这是因为其肌肉骨骼系统中有更多的软骨。这也可以解释为什么儿童的骨折方式不同。儿童的骨折往往是沿着骨骼的长轴，而不是经由骨干的横向断裂。骨骼生长一直持续到近20岁，到成年时骨骼停止生长。除了生长，儿童的骨骼也在不断塑形。骨骼塑形反映了发育中的骨骼（即软骨前体、干骺端、骨骺和关节面）对施加的力（如减小或增加密度）的反应，以确保最佳的应力反应和轻盈性。本章将强调儿童肌骨超声成像中最感兴趣的结构，并描述它们与成人骨骼解剖的差异。

二、儿童的骨骼发育-产前：基础知识

1.骨骼

从胎儿到儿童期的过程中，骨骼形成于软骨基质上。软骨组织和骨组织都是由间充质形成的，间充质是一种来源于中胚层的胚胎结缔组织。间充质细胞分化为软骨细胞，生成透明软骨，并建立原始骨骼，这是未来骨骼的缩影。在发育过程中，透明软骨被骨组织取代。除锁骨和颅骨外，其余骨骼将由软骨成骨形成。单个骨骼的形成称为成骨，而骨化定义的是骨组织的形成。

人体有5种骨骼，即长骨、短骨、扁平骨、不规则骨和籽骨。长骨的特征是骨干的长度远大于宽度，骨干

的两端各有一个骨骺。长骨的主要成分是骨密质，还包括少部分位于髓腔内的骨髓，以及位于骨末端的海绵骨，即骨松质。包括手指和足趾在内的大部分四肢骨都是长骨，但手腕的8块腕骨、踝关节的7块跗骨和髌骨除外。像锁骨这样骨干或末端形状不同的长骨称为改良长骨。

长骨的骨干直接由间充质产生，即直接成骨。虽然骨干骨化开始于胚胎期的第8周，但是除了股骨远端骨化中心和胫骨近端骨化中心在出生时就存在，其余骨骺的骨化直到出生后才开始（图4.1）。某些骨骺的骨化是通过次级骨化中心发生的，称为骨突（apophyses，译者注：牵拉骨骺）。在骨骼成熟过程中，骨突（牵拉骨骺）是肌肉或韧带插入的区域，除要经受以张力为主的各种力量外，它在生物力学上也更不稳定。在儿童期，骨突骨骺骨折比肌肉或韧带损伤更常见。因此，当骨突骨骺受到牵引力而不是压力时，可能需要关注，特别是发生炎症引起疼痛时。例如，胫骨结节在发育过程中会因牵引力的作用产生数量不等的纤维软骨。在反复的应力或肌肉拉紧的张力下可产生骨骺炎，这是小儿疼痛的常见原因（图4.2）。次级骨化中心的骨化可根据个体的年龄和性别进行预测。

拉丁语中"骨骼"是"os"；因此，有许多术语将其作为前缀，如"骨的"（osseous）和"骨病"（osteopathy），而所有软骨内骨化的疾病都被包含在一个更广泛的术语中：骨软骨病（osteochondrosis）。

另外，跗骨的大部分短骨和所有的腕骨在出生时完全是软骨，直到一段时间后才形成自己的骨化中心。

了解骨形态发展有助于了解一些可能发生的形态学异常。足部骨骼的发育就是一个例子。在胚胎发育的第7周，足与腿之间仍有一定角度，两足相对，足相对于腿的位置为马蹄位。在该时期的整个下肢处于外旋状态。随着下肢的逐渐内旋发育，足的位置逐渐发生改变，尽管仍保持明显的旋后。马蹄足（是指踝关节背屈受限）会在胚胎发育的第4个月得到矫正，足的内旋要到出生后才能完成。关于骨化，足前部骨化早于后部。

另外，在髋关节这类关节中，发育是分段进行的，

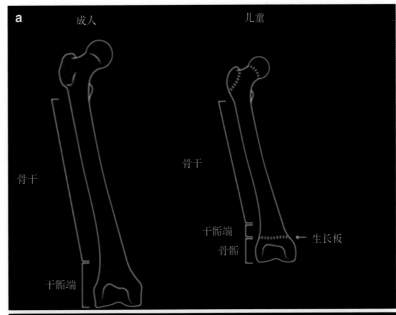

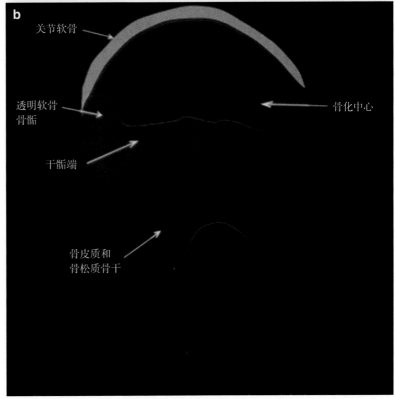

图4.1　儿童与成人的骨骼发育。因为软骨含有大量水，它通常表现为无回声的结构。随着机体发育，骨骺次级骨化中心将显示（a）。肌骨超声中显示为软骨内高回声的结构，其表面可以是光滑的或不规则的。（b）骨骼关节面的结构示意图

这也是最常见的方式。在髋部，关节间隙和关节腔从胚胎第8周开始形成，此时关节囊也开始发育，并产生滑液。第12周，软骨形成，其营养仅依靠滑液是不足的；因此，血管除了在靠近关节间隙的区域产生，还沿着软骨性导管产生。这种血管的产生与次级骨骺骨中心的出现无关。关节囊内脂肪垫的出现，如肘关节或踝关节，有助于识别儿童和成人滑膜炎（图4.3）。滑膜炎患者可见关节囊内脂肪垫移位。

其他关节如骶髂关节或颞下颌关节是由最初彼此分离的两个骨性成分沉积或靠近而形成的。

2. 肌腱

肌腱是在肌肉与骨骼之间传递机械力的结缔组织。肌腱将肌肉连接到骨骼上，而韧带连接不同骨骼，并稳定骨性关节。脊椎动物进化出了多种多样的肌腱和韧带，以适应不同的运动方式，以及在体型和力量上的巨大变化，从宽片状结构到高弹性线缆状结构，如跟腱和膝关节交叉韧带。由于其结构作用，肌腱和韧带的损伤非常常见，并经常会引起功能受损。因此，肌肉骨骼生物学中的一个基本问题是，这些结缔组织结构如何在正确的位置发育，并获得必要的力量，从而将肌肉的收缩

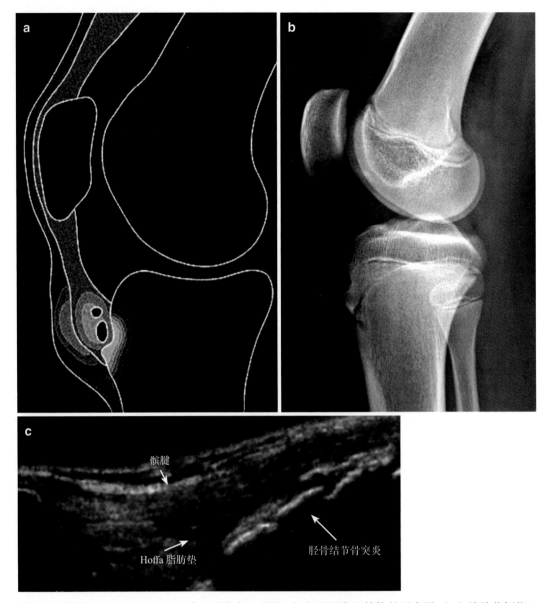

图4.2 骨骺炎：Osgood-Schlatter病，骨化中心碎裂。（a）显示病理结构的示意图；（b）膝关节侧位X线片显示胫骨结节前方骨骺炎；（c）髌下区域的超声纵切面显示胫骨结节碎裂

转化为骨骼运动。

肌腱和韧带都含有成纤维细胞（分别称为肌腱细胞和韧带细胞），它们嵌在一种独特的细胞外基质中，这种细胞外基质主要由胶原纤维排列组成，能够承受非常强大的拉力。这些原纤维彼此交联并包裹在肌腱鞘中（图4.4）。这种基本结构在肌腱和韧带中都存在。然而，每个肌腱或韧带的细胞外基质组成、大小和强度都不同。这些差异是如何形成的？这个问题的答案对于理解肌腱和韧带的病变与损伤是如何产生的，以及如何得到更好的治疗策略均有重要意义。

尽管肌腱在肌肉骨骼连接性和功能稳定性方面发挥着关键作用，但肌腱发育的机制却不如肌肉或骨骼发育的过程那样受到重视。目前仅发现少数因素有助于确定肌肉附着处的肌腱干细胞，诱导它们在成人中分化、维持和修复。对动物模型（如苍蝇、鱼、鸡和老鼠胚胎）的研究，特别是那些专注于肌肉肌腱连接形成的研究（力量传导的主要位置），揭示了发育中的肌腱干细胞和围绕这些细胞的动态细胞外基质之间的关键联系。的确，细胞外基质蛋白（如胶原、层粘连蛋白、血栓反应蛋白）最初引导肌纤维到达其附着部位，但也介导肌腱干细胞和肌肉之间的信号转导，调节肌肉肌腱连接的成熟，并在机械力的作用下维持肌腱。

随着肌肉肌腱连接的成熟，肌腱细胞分泌大量的肌肉肌腱连接/肌腱外基质，特别是许多蛋白质和蛋白聚糖，构成核心功能单位，即胶原纤维。它们相互作用，在肌肉附着的发展过程中排列成腱纤维束。这种纤维结构可以控制力的分布，对肌腱承受肌肉收缩的应力和防止骨脱离（撕脱性骨折）至关重要（图4.5）。蛋白

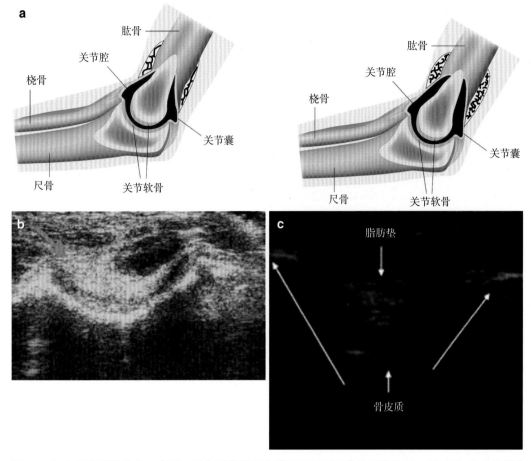

图4.3 （a）肘关节脂肪垫示意图。（b）肘关节超声横切面显示正常的后脂肪垫。"帆征"指的是侧位X线片上可见的脂肪垫。（c）肘关节超声横切面显示后脂肪垫位置抬升

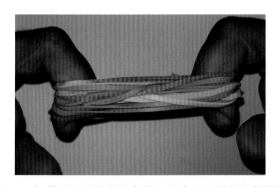

图4.4 韧带和肌腱的能量负荷：肌肉和肌腱的解剖排列提高了肢体的灵活性和运动性能

质的纤维网络包括：①核心力传导，结构胶原（特别是Col1a1、Col1a2、Col2a1和Col3a1）；②支架蛋白［如Tsp2（Thbs2）、Tsp4、Comp、Lama2］；③特殊交联胶原蛋白（如Col6a1、Col12a1、Col14a1和Col22a1）和各种交联因子［如核心蛋白聚糖（Dcn）、纤维调节蛋白（Fmod）、二聚糖（Bgn）］，它们将原纤维聚集在一起，从而有效地分配力，减少摩擦。虽然结构胶原整合为原纤维已被很多研究证实，但最近的研究发现了支架蛋白和特殊胶原在原纤维组装过程中的功能。这些研究表明，与发生肌肉肌腱连接的早期细胞外基质相似，成熟肌腱的细胞外基质蛋白对机械力提供持续反馈。

关于肌腱的发育和成熟，以腓骨长肌为例，第一个滑膜鞘发育于肌腱的足底及其相应的腱系膜，随后两根腓骨肌腱的滑膜鞘发育，向近端延伸，穿过踝后段上方。

3.韧带及支持带

韧带与肌腱和筋膜类似，均由结缔组织构成。不同之处在于其形成的连接：韧带连接一块骨到另一块骨，肌腱连接肌肉到骨，筋膜连接肌肉到其他肌肉（图4.6）。它们均存在于人体的骨骼系统中。韧带通常不能自然再生。

韧带通常是指由胶原纤维组成的致密而规则的结缔组织束，并由致密而不规则的结缔组织鞘保护。一些韧带限制了关节的活动或完全阻止某些运动。关节囊韧带是围绕滑膜关节的关节囊的一部分，起机械强化作用。囊外韧带与其他韧带共同作用，提供关节的稳定性。囊内韧带不太常见，但也提供稳定性，并允许更大的活动范围。十字韧带是成对的十字结构韧带。

韧带具有黏弹性。当受到张力时，韧带逐渐拉紧，当张力消除时，又恢复到原来的形状。然而，当延伸超过某一长度或持续一段时间后，韧带不能恢复原来的形状。这就是为什么脱位的关节必须尽快复位的原因之

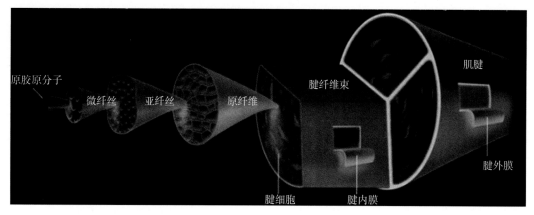

图4.5 肌腱的纤维组织：肌腱的层次结构始于分子水平的原胶原。约每5个原胶原分子形成1个微纤丝，然后聚集形成1个亚纤丝。几个亚纤丝形成1个原纤维。多个原纤维形成腱纤维束，而腱纤维束被腱内膜分开，连接形成肉眼可见的肌腱。在胶原纤维上可发现肌腱成纤维细胞或肌腱细胞，调节细胞外环境，应对化学和机械刺激

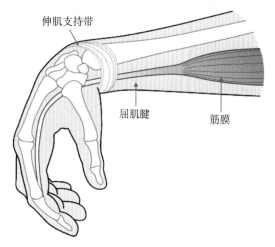

图4.6 韧带、肌腱和筋膜之间的区别：韧带连接一根骨到另一根骨，肌腱连接肌肉到骨，筋膜连接肌肉到其他肌肉

一；如果韧带过长，那么关节就会变弱，并容易发生脱位。运动员、体操运动员、舞蹈演员和武术演员都会做伸展运动来延长他们的韧带，使他们的关节更加柔软。

"过度活动"指的是韧带更具弹性的儿童或成人，其关节可以较大地进行伸展和扭曲，这有时被称为双关节。韧带断裂的后果是关节不稳定，但不是所有断裂的韧带都需要手术，如果需要手术来稳定关节，则此断裂的韧带是可以被修复的，但瘢痕组织的产生可能影响修复。如果不能修复断裂的韧带，其他操作（如Brunelli术）可以纠正关节的不稳定。随着时间的推移，关节的不稳定会导致软骨的磨损，最终导致骨关节炎。

4.肌肉及神经

骨骼和肌肉系统是密切相关的，通常被统称为肌肉骨骼系统。在儿科，儿童发育的里程碑通常与运动能力的发展有关。因此，运动表现的评估可作为评估1岁儿童大脑发育的有效手段。例如，典型的里程碑是

3～7个月时能够绕身体轴转动，5～10个月时能坐，10～17个月时能自由站立。人体运动能力发育的下一步是直立姿势的运动能力（走、跑、跳等）。

因此，运动技能的发展需要运动系统的神经元（中枢神经和周围神经）和肌肉的相关组成部分（包括骨骼、肌腱和骨骼肌）之间形成永久性的反馈。例如，一个4岁的儿童通常能够单腿站立，而一个2岁的儿童则不能。这是由于4岁儿童具有更好的运动能力，而非更大的肌肉力量。因此，多关节运动的准确性明显取决于儿童的不同发育阶段，这将极大地影响肌肉力量的评估（图4.7）。

大多数骨骼肌在出生前发育，几乎所有其余的肌肉都是在出生后的第1年内形成。肌肉尺寸的增加是由于肌纤维直径的增加；肌肉的长度和宽度都随着骨骼的增长而增加。并非所有的胚胎肌纤维都能存活下来，许多胚胎肌纤维无法形成肌肉的存活单位，而会最终消亡。

肌肉的组成成分随年龄的增长而变化。在胎儿发育过程中，肌纤维含有大量的水和细胞间基质。出生后，细胞通过积累细胞质不断增大，水和细胞间基质不断减少。随着肌肉的生长，肌原纤维的直径保持不变，而长度则通过其末端的生长而增加。

肌肉结缔组织的生长在肌腱与肌肉交界处附近是最明显的。出生后，骨骼肌中的有丝分裂结构不出现在肌纤维中，而是出现在肌纤维外的未分化细胞中。这些细胞被称为"卫星细胞"。有趣的是，在女孩和男孩的肌肉中发现的肌纤维的数量存在性别差异。从出生到成年，男孩臀肌中的肌肉纤维数量增加了14倍，而对于女孩，则为10倍左右。此外，肌纤维在女孩约10岁时达到最大直径，但在男孩约14岁时才达到最大直径。

最大肌力通常在25～30岁时达到，之后肌肉的速度和力量逐渐下降。由于下肢发育相对较差，婴幼儿的上半身肌肉相对较重，特别是头部、躯干和上肢的肌

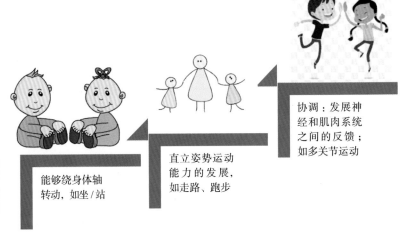

图4.7 运动能力发展的3个阶段示意图。第一阶段，身体轴向转动的能力发育；第二阶段，直立姿势的运动能力发育；第三阶段，多关节动作的协调精度，如单腿站立或跳跃

协调：发展神经和肌肉系统之间的反馈；如多关节运动

直立姿势运动能力的发展，如走路、跑步

能够绕身体轴转动，如坐/站

肉。呼吸肌和面部表情肌在足月发育良好，保证呼吸和吸奶的基本功能。

三、骨骼发育的特点

1. 影像学

儿童的骨骼与成人有本质的不同。婴儿最初的骨骼是由软骨组成的，在发育的早期阶段，软骨逐渐发育为钙化骨。这就解释了为什么在生命的最初数周内，超声波经常被用来检查儿童的骨骼，而不是X线片。随着儿童的成长和发育，他们的骨骼结构比成人更柔软。该特征造成儿童骨折特点与成人不同（图4.8）。

与成人相比，儿童骨骼的主要特点是儿童骨骼中生长板的存在，以及不断生长和血管生成。

这些不同将影响医师对儿童受伤及其他骨骼和关节疾病的治疗与护理方式。

2. 骨化

骨化是儿童骨骼解剖学的一个重要标志，是儿童和成人的肌肉骨骼系统之间的关键区别点。从肌骨超声的角度来看，长骨由3个不同的区域组成，其中骨骺和生长板是软骨，第3个是骨性的骨干，其末端形成干骺端（图4.9）。长骨的成熟是通过软骨内成骨的过程来实现的，这是从软骨原基中形成的骨。未成熟骨中胶原纤维的生长方向是有特点的，如穿过生长板和软骨周围的方向是纵向的，而软骨周围环和干骺端骨是环向的，骨骺是辐射式的。胶原纤维传递的张力对未成熟骨的形态发育有决定作用。无论何种原因造成其中断，包括外伤或是化学物质，都可导致骨形态的病理性改变。

·儿童生长板：儿童的生长板是骨骼生长的中心。生长板由长骨末端发育中的软骨组织组成。骨从生长板所在的末端生长。骨折可以发生在生长板内部和附近。

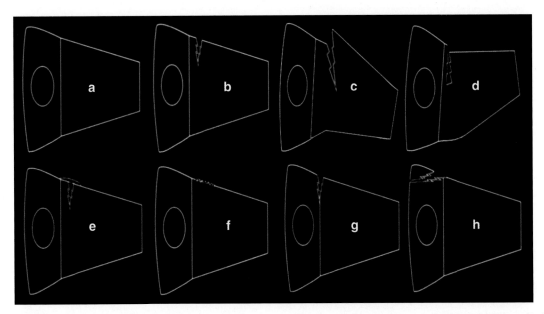

图4.8 小儿骨折：隐匿性骨折的超声表现。（a）正常；（b）非移位性（骨裂）骨折；（c）轻微移位性骨折，伴有台阶畸形；（d）压缩性骨折伴台阶错位畸形；（e）皮质双线骨折；（f）骨折伴骨表面弥漫不规则改变；（g）生长板骨折；（h）撕脱性骨折。儿童骨膜层比成人骨膜层更厚，因而具有其相应的功能：可以防止骨折移位，并在儿童骨骼重塑中发挥作用

与成人的类似损伤不同，这些损伤需要不同类型的治疗，以避免儿童以后的生长问题。有时，骨折附近骨的生长甚至可以帮助骨骼愈合和矫正骨折，这也体现了儿童和成人骨折治疗的差异。

· 骨骺：通过乳突和骨膜与干骺端相连（图4.10）。乳突是一些小的软骨交错，数量不定，延伸到干骺端，有助于抵抗剪切力，增加稳定性。长骨的软骨性骨骺负责增加骨长度；尽管报道有所差异，但可以通过次级骨化中心出现的时间顺序来大概判断骨龄。

· 生长板：儿童骨骼和成人骨骼的关键区别在于生长板的存在。生长板是半透明的软骨盘，将骨骺与干骺端分开，负责长骨的纵向生长（图4.11）。

生长板的细胞按柱状或层状排列，称为生发层或静止层、增殖层、肥大层和先期钙化带（图4.10）。增殖层是软骨细胞有丝分裂时进行快速分裂的区域，也是代谢最活跃的区域。成骨细胞利用软骨细胞柱作为支架，在临时钙化区进行骨化。

肥大层是最脆弱的，因为它缺乏胶原和钙化组织。大多数的骨骺分离发生在这一层，因为它不太能够抵抗

剪应力。膝关节周围的应力很高，为了抵抗剪切力，骨骺与周围的骨在所谓的乳头体中相互交错。这种解剖排列可将生长板牢牢地锁住。如果承受了剪切力损伤，就更可能在生长板上形成骨桥并造成生长停滞。

生理学的一个基本原理表明，新陈代谢越活跃，就越容易受到损伤。因此，生长板最容易受到损害，特别是在活跃生长期，如青春期前和青春期。然而，没有证据表明生长疼痛与骨化过程有关。在佝偻病中，肥大层不能被骨组织取代，无法从干骺端长入滋养血管。

在骨骼发育未成熟的儿童中，几乎所有图像上都可以见到生长板。婴儿期和儿童期生长板较厚；随着年龄的增长，骨髓经历了由造血血管化骨髓向脂肪化骨髓的转变，因此生长板血管的数量会减少。生长板损伤可能引起生长障碍。骨骺融合是发生在青春期的正常生理变化，骺板的软骨逐渐被骨组织替代；女性早于男性；有些部位在影像学图像上可以看到特征性的线样结构。

在增殖层，有一个特殊的区域围绕着生长板，被称为Ranvier区，包含间充质组织、骨骺和骨骺软骨、纤维血管组织和Lacroix骨环（作为生长板周围的机械固

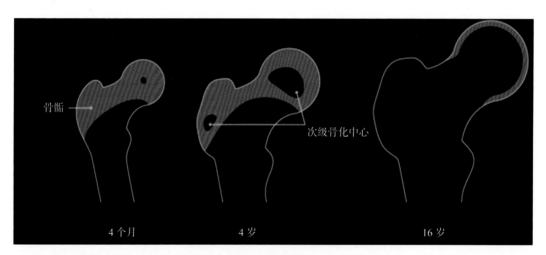

图4.9 股骨头骨化：坐骨、髂骨、耻骨、股骨干和股骨远端骨骺的骨化发生在出生前。男孩的股骨头骨化发生在出生后第2～8个月，股骨颈的融合发生在15～21岁，女孩则早1年

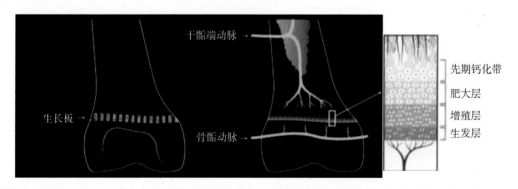

图4.10 骨骺和干骺端之间的连接：生长板是透明的软骨盘，它将骨骺和干骺端分开，负责长骨的纵向生长。生长板的细胞按柱状或层状排列，称为生发或静止层、增殖层、肥大层和先期钙化带。增殖层是软骨细胞有丝分裂时进行快速分裂的区域，也是代谢最活跃的区域。成骨细胞利用软骨细胞柱作为支架，在先期钙化带进行骨化。肥大层是最脆弱的，因为它缺乏胶原和钙化组织。大多数的骨骺分离发生在这一层，因为它不太能抵抗剪应力

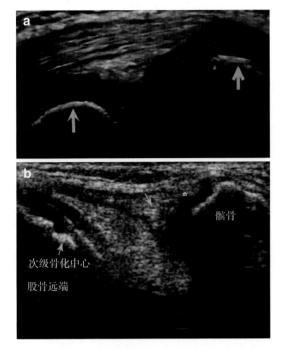

图4.11　膝关节髌旁隐窝横切面超声扫查。该图像显示了以下解剖结构：髌上隐窝、髌骨上缘和股骨远端。（a）7岁儿童膝关节：图像还显示髌骨为位于股骨髁远端、骨骺前方的未骨化结构。（b）13岁男孩膝关节：股骨髁和髌骨的骺软骨随着儿童的成长而减少

定结构）。Ranvier区不是连续生长的，因此可能出现影像上的中断现象。生长板的向外生长主要发生在Ranvier区，并限制生长板纵向生长。

· 干骺端：是位于骨骺和骨干之间长骨的狭窄部分。它包含生长板，生长板是在儿童时期骨骼生长的部分，随着它的生长，在骨干和骨骺附近发生骨化（图4.12）。干骺端可根据组织成分在解剖学上分为3个部分：软骨成分（生长板）、骨性成分（干骺端）和围绕在生长板周围的纤维成分。干骺端中钙化的软骨发生血管化，这部分称为"初级骨松质"，成骨细胞在钙化的软骨上排

列。不伴有钙化的软骨时，这种骨小梁称为"次级骨松质"。干骺端负责骨形成和重塑，以及血管生成。原则上，这是一个具有活跃的成骨细胞活动的区域，也是发生最大骨重塑的位置。

3. 血供

长骨依赖几条血供来供给骨内的复杂窦网状结构。血液供应覆盖除关节面外的所有骨表面。长骨一般有1～2条滋养血管，斜行穿过滋养孔进入长骨。它们进入和成角的位置几乎是恒定的，特征是远离正在生长的骨骺。除少数有双孔或无孔外，90%的长骨在骨干的中部1/3处有单一的滋养孔。滋养动脉在髓腔内分为升支、降支，又分为小支。在骨骺附近，滋养动脉与干骺端动脉和骨骺动脉吻合（图4.13）。干骺端动脉是邻近系统血管的分支。它们进入干骺端的长骨区域。骨骺动脉在长骨非关节面形成关节周血管弓。骺板接受来自干骺端、骨骺和Ranvier软骨膜区的血管（Ranvier区的骨化沟是一个楔形的细胞集合区域，向生长板的生发层和增殖层推进。它似乎也为生发层提供细胞，主要引起生长板直径的扩大）。血管以通道的形式通过生长板。

在骨骺软骨内许多血管通道中，儿童期存在复杂的软骨内血管网络，成年后消失。血管通道的疏松结缔组织床中，包括小动脉、小静脉和毛细血管。血管在供应营养及骨骺骨化过程中发挥着至关重要的作用。通道内的间充质组织可能是成软骨细胞的来源。血管通道不是均匀分布，大量分布在次级骨化中心周围和细胞更新率高的区域，血管通道随着年龄的增长而减少，当生长结束时软骨血管消失。

幼童的生长板较厚，厚度均一，骨骺血管丰富，内部可见血管通道；对于未满18个月的儿童，有些血管通道从干骺端延伸到骨骺，随后经骨骺通道逐渐退化。骨骺内的血管通道随着年龄的增长而增大，在炎症患者中可能会发生相应改变。对于年龄较大的儿童，生长板较薄，并有较多的起伏。在软骨发育不全或垂直外力创伤

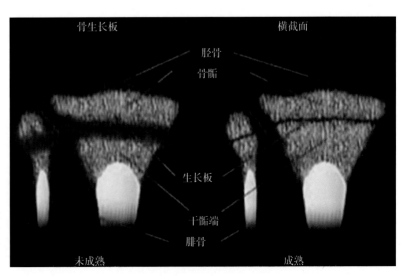

图4.12　生长板是长骨的生长区域。它是一层透明软骨，在未成熟的骨骼中发生骨化。在生长板的骨骺侧形成软骨。在骨干侧，软骨骨化，骨干长度增加

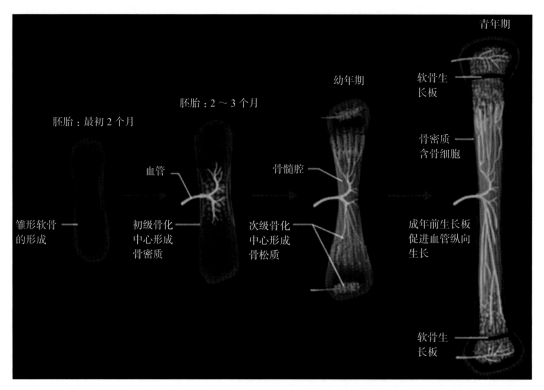

图4.13 骨发育和血管形成：骨中的血管系统似乎主要或完全来源于血管发生。在鼠类的长骨中，血管在胚胎第13.5～14.5天开始侵入软骨板，血管的生长在青春期和年轻的成年动物中基本完成。软骨内血管发生的过程如下：首先，位于未来初级骨化中心位置的软骨细胞停止增殖，变得肥大，分泌促血管生成因子刺激血管生成；初级骨化中心中的骨祖细胞也是促血管生成因子的来源。其次，血管侵入肥大的软骨细胞，形成初始的血管网络，并伴有骨化过程。发育中的长骨两端成熟和肥大的生长板软骨细胞释放信号，进一步促进血管沿纵轴生长和骨化，从而导致生长中的骨骼成分延伸。这也涉及干骺端和骨干毛细血管网的形成。在发育后期，血管侵入长骨两端的骨骺软骨细胞，从而启动次级骨化中心的形成

的情况下可以见到血管通道数量和大小的差异，骨骺通道可能受到影响，造成异常的骨桥，影响正常的生长。骨折发生的位置对生长中的骨骼具有预后意义，如果损伤到代谢活跃区，造成生长停滞的可能性更大。

生长软骨的解剖、功能和病理变化已经通过磁共振成像得到了很好的研究，证实了血管通道的临床相关性。软骨内成骨过程中发生的骨骺软骨缺血被证实与剥脱性骨软骨炎的发病机制有关。剥脱性骨软骨炎的常见部位包括股骨髁、距骨穹窿和肱骨小头。骨软骨炎将导致关节软骨和骨骺软骨的厚度减少及软骨外形不规则。与成人相比，儿童的高度血管化和软骨高代谢导致难以发现的儿童骨侵蚀性改变。

4.骨龄

每块骨的年龄可以从其骨化中心的出现时间推断出来；其前体通常在胚胎期即出现。随着骨性结合（骨骺融合），四肢骨骼的纵向生长停止。骨骼年龄反映了与未来体型有关的骨骼成熟状态。在9岁时，腕骨的骨化已较完全：较大的骨骼（肱骨小头）在1岁时就有一个骨化核心，而豌豆骨是最后一个出现骨化核心的腕骨，在9岁左右出现。在肘关节中，第一个出现骨化中心的是肱骨小头（1岁），而最后一个次级骨化中心是外上髁（10岁）。顺序如下：肱骨小头（1岁）、桡骨头和内上髁

（5～6岁）、滑车和鹰嘴（8～10岁）、外上髁（10岁）。骨龄是个体骨骼和生物学成熟度的指标。这与实际年龄不同，实际年龄是根据个人的出生日期计算的。

随着儿童的成长，不同骨骼发生融合，体内的骨骼数量"减少"。骨化的变化与解剖区域和儿童的年龄相关（表4.1）。例如，新生儿的上肢比下肢发达，而下肢可能由于腓肠肌内侧和外侧的不平衡而弯曲。

手和腕部的X线片是计算骨龄最常用的方法。采用自动化方式评估手和腕部X线片的方法正在开发中，与人工方法相比可减少评估者之间的变异性。超声检查可对手和腕骨进行骨龄计算，但不如放射学准确。18岁以后，骨龄不能通过手和腕部X线片计算。因此，在18～22岁时，使用锁骨内侧端来计算骨龄。CT显示锁骨已被广泛研究，但该技术需要高剂量的辐射。目前，基于磁共振成像的方法也正在开发中，但仍需要更多的研究。牙龄是骨龄测定的另一种形式，也可以用来估计骨骼成熟度。也有研究关注髂骨和股骨头的骨龄计算，但尚未形成标准化的方法。

还有其他测量方法可用于指导如何计算不同解剖部位的尺寸。例如，1岁的女孩和1.5岁的男孩，足的尺寸是成人的一半，女孩在14岁时达到成熟，男孩在16岁时达到成熟，而女孩从12岁开始发育速度减慢。相较于下肢的发

育程度，足与身体的发育程度更加匹配，因此评估成人的身材大小首先可以看足，然后是长骨，最后是身高。有趣的是，女性的足在妊娠期间和妊娠后仍然会变大。

从青春期中期开始，人体生长速度先增加，一旦骨骺融合完成，即生长板的软骨形成停止，生长速度即减慢。尽管男孩和女孩的生长板没有解剖上的差异，与男孩相比，女孩有更早发生生长板融合的趋势。

一个成长中的个体，其姿态习惯的形成与多因素相关，软骨骨骼适应儿童的发育。保持身体直立是一项复杂的工作，身体的许多关节必须始终保持与重心协调，并适应外界条件的变化和自主运动动作。多肌协同作用参与维持垂直姿势。

表4.1　**骨化中心的出现**

胎儿期（初级）	
跟骨中心	5个月胎龄
距骨中心	7个月胎龄
股骨下端	8个月胎龄
骰骨和胫骨上端	足月
出生后（次级）	
肱骨头和股骨头	1岁
桡骨下端	2岁
达到骨骺的2/3宽度	7岁
桡骨上端	6岁
尺骨上端	12岁

四、儿童骨骼的超声解剖

与X线片相比，超声能很好地显示未发育成熟的关节和骨骺内的软骨结构。软骨骨骺呈斑点状，表现为均匀性低回声至无回声，此可作为评估深层组织的声窗。

肌骨超声在评估肌肉骨骼系统方面有以下优势。首先，肌骨超声检查没有禁忌证。事实上，肌骨超声可以提供比磁共振成像更多的细节。肌骨超声还可以显示实时动态图像，可以实时获得患者的反馈，使医疗人员在检查时能够精准定位疼痛来源。其次，金属和外科植入物也不是禁忌证，且能够在超声检查中显示。多普勒超声可以为风湿病学家指明正确的方向，以便做出准确的诊断。最后，在超声检查中，可以在同一检查日比较双侧结构。并且对于较长的结构（如神经和肌肉）也可以在一次检查中完整观察。

五、应用超声病理学

1.骨骼系统可视化

超声有助于儿童软组织和骨损伤的早期诊断，从而进行适当和及时的治疗。超声检查时幼儿无须镇静，而

磁共振成像则经常需要镇静以防止运动伪影。超声在骨皮质与骨周软组织交界处的高反射可以描绘出骨皮质轮廓及邻近软组织的变化。了解超声解剖学及可能出现的改变有助于正确识别超声病理学，从而进行适当的诊断和治疗。

·骨折：儿童对电离辐射的敏感性不同于成人，儿童的骨组织是增殖型的，更容易受到X线片的有害影响。在灰阶超声应用的早期，即报道过超声诊断宫内骨折和先天性骨病（如成骨不全）的病例。

超声可用于显示应力性骨折，以及X线片上遗漏的肱骨骨折。放射科医师、创伤科医师及内科医师都曾报道称超声显示肋骨骨折的效果可能比放射性检查更好。超声还可用于监测长骨骨折和肢体延长术中的骨痂形成。

·生长板：生长板的厚度以毫米为单位，可以定义为生长板与干骺端/骨骺之间的距离。可以使用7.5MHz的超声探头，在生长板的外侧点、内侧点和中间点对生长板进行测量。当骨化中心存在时，表现为骨骺中心有回声的结构，后伴声影。类似的，骨化的骨是一个后伴声影的高反射面，从而不能对深层结构（如骨髓）进行评估，这也是肌骨超声的相对不足之处。

·骨侵蚀：在临床实践中，骨通常被认为是肌骨超声应用的障碍。骨的声影解释了为什么超声在检测髓内病变和较大关节中心病变时不可靠。然而，对超声可显示区域的骨皮质的研究是超声的一大优势。在超声中，骨侵蚀表现为骨皮质平滑、连续高回声线的中断。边缘侵蚀通常见于炎性关节疾病，表现为沿关节软骨边缘的骨轮廓中的坑状缺损（图4.14）。前期的研究支持超声检查在检测骨侵蚀方面优于X线检查。经验丰富的超声科医师几乎可以像磁共振成像一样准确识别骨侵蚀，而且成本更低、效率更高。

·骨龄：超声推测骨龄尚处于起步阶段，有待进一步完善。使用超声与Greulich-Pyle（GP）标准图谱进行比较的初步研究显示了较好的结果。但是一些研究的结果展现出很大的差异，如要替代腕部X线片，这种方法尚需要在大样本的不同种族人群中进行评估。

定量超声（QUS）技术是目前用于骨成分评估的无辐射方法，测量超声波沿特定骨距离（DIS）传播的声速（SOS）（图4.15）。BonAge是一种超声装置，将一个超声探头连接到用于计算骨龄的主机。该方法使用两个换能器，一个产生频率为750kHz的超声波，指向尺骨和桡骨远端的骨骺，而另一个则充当接收器。整个过程约需5分钟，期间完成11个测量周期以提供准确的结果。通过从受试者的人口统计数据和超声结果获得的信息计算骨龄。

2.软骨

超声成像是检测儿童关节软骨改变的敏感方法。关节软骨可直接显示，通常表现为骨表面轮廓平滑的无回

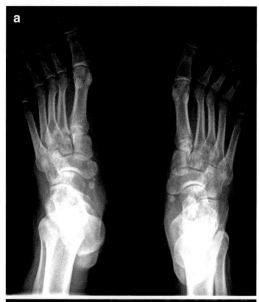

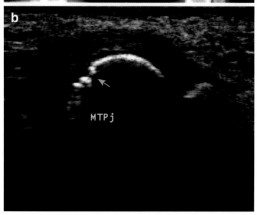

图4.14 （a）跖趾关节的X线片显示侵蚀性的炎性关节炎。（b）同一足的灰阶超声纵切面显示炎性滑膜炎和第三跖趾关节（MTPj）的侵蚀（箭头）

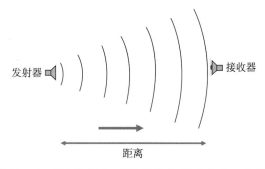

图4.15 超声波通过含有软组织和骨的介质，从发射器到接收器垂直传播。该方法中主要使用的参数是声速（SOS），即超声波在发射器和接收器之间的距离（DIS）上所用的传播时间。定量超声装置测量两个参数：短超声脉冲的高频波在骨骼中的传播速度（m/s）和超声衰减。超声衰减是声传播的衰减，定义为超声束振幅随穿过介质距离的变化而减小。当骨和软骨作为介质时，声波传播的物理过程都很复杂，衰减必须加以考虑。此外，还需要考虑介质的长度和衰减系数，超声束的频率，以及骨的结构和黏度，这些参数称为衰减因子

声结构（图4.16）。根据病情程度，炎性关节疾病可能出现软骨水肿或缺失。

在一组不同年龄的健康儿童中，Spannow等证明了超声评估软骨厚度的可靠性。笔者发现，根据EULAR指南进行超声标准扫查，观察者内和观察者间在大关节和小关节检查方面都有很好的一致性（图4.17）。Spannow等对11例9.6岁（9.3～10岁）健康儿童的110

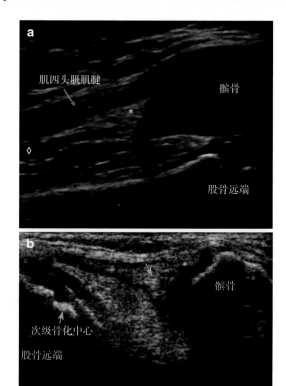

图4.16 膝关节标准化纵切面超声检查。（a）显示一名6岁男孩膝关节屈曲30°～40°时髌上隐窝的灰阶超声纵切扫查。图像显示了以下解剖结构：髌上隐窝（◊）、髌骨上缘、脂肪垫（＊）、股四头肌肌腱远端插入和股骨远端。髌骨呈未骨化结构，位于股骨髁远端骨骺前方。儿童生长过程中股骨髁和髌骨的骺软骨减少。（b）13岁儿童的膝关节纵切扫查，股骨末端可见次级骨化中心。可能检测到极少量的液体，为正常的超声表现

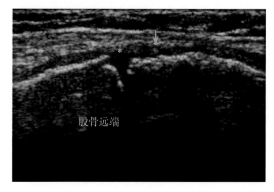

图4.17 在生长期儿童中，彩色多普勒超声检测到血流信号，可能是血管化良好的骨骺软骨的正常血流或滋养血管。膝关节侧向纵切扫查，显示生长部位（＊）及正常血流信号（箭头）

个关节进行了研究，以下关节的平均软骨厚度分别为：髋关节（2.59±0.41）mm，膝关节（3.67±0.64）mm，踝关节（1.08±0.31）mm，掌指关节（1.52±0.27）mm，近端指间关节（0.73±0.15）mm。此外，Moller等证明，使用肌骨超声直接显示和量化掌指关节与近端指间关节的关节软骨是客观、可靠和有效的，建议将其应用于类风湿关节炎的诊断。

在生长期儿童中，彩色多普勒检测到血流信号，可能为血管化良好的骨骺软骨的正常血流，也可能为炎症相关的滑膜充血。软骨内的血流（图4.17）可能为正常的软骨血流，而滑膜内的血流则可能表明充血。

幼年型特发性关节炎早期的关节软骨水肿可以通过超声检查发现关节软骨增厚。软骨的慢性炎症导致关节面的永久性损伤，超声检查可见关节面模糊。类风湿疾病导致的软骨持续破坏表现为关节面点状侵蚀及可测量的软骨变薄。超声比X线检查更容易发现软骨缺失，尤其是在骨骺软骨较厚的幼儿和疾病早期。

3. 滑膜

滑膜是关节囊、腱鞘和滑囊内表面的重要结缔组织。因此，了解炎性滑膜的发病机制和病理变化是非常必要的，以便对滑膜关节进行全面扫查。在超声检查中，滑膜肥大表现为除关节线或周围肌腱外的、实性的、不可压缩的低回声组织。儿童的检查比成人更具挑战性，因为滑膜组织通常很难与低回声的骨骺软骨区分开来（图4.18a、b）。因此，为了避免诊断错误，了解年龄相关的每个关节的正常超声表现很重要。

炎性关节炎和其他关节炎一样，滑膜发生了显著的变化，形成了大量的滑膜组织。这是水肿、许多冗余皱襞和绒毛导致的。关节、滑囊或腱鞘积液可作为极好的滑膜炎症的间接表现。此外，积液（作为无回声结构）能够使肌骨超声成像更好地显示滑膜增厚、增生和绒毛形成（图4.18）。

肌骨超声有动态检查软组织的优势（图4.19）。在没有积液的情况下，滑膜炎是通过出现异常增厚的低回声区来诊断的，通常在标准平面上测量，参照正常范围或对侧正常关节。因此，通过超声可以很容易判断临床检查无法确定的滑膜炎的严重程度，并能可靠地区分炎性和非炎性关节疾病。此外，发现亚临床滑膜炎也有助于对关节炎的临床分类（少关节或多关节）进行重新评估。表4.2显示了Roth等报道的儿童滑膜炎的超声定义。

能量多普勒通过显示微血管血流，可以显示肥大滑膜的血供增加，从而增强评估能力。多普勒信号可以区分活动性和非活动性滑膜炎，也与临床和实验室数据、磁共振及组织学相关。能量多普勒在评估幼年型特发性关节炎血管翳的数量和活动性方面也展示出良好的前景，因为增生性滑膜具有极高的血管密度，显示为高能量多普勒信号。

4. 脂肪垫

关节囊的纤维束包裹着少量脂肪，将脂肪垫与滑膜分开，使脂肪垫位于关节囊内、滑膜外（图4.20）。了解这种解剖结构有助于理解脂肪垫在关节炎症发展中的作用。风湿病疗效评估（OMERACT）超声儿科工作组的成立是为了规范超声在幼年关节炎的应用。它已经为健康儿童的关节组成制定了初步的灰阶超声定义（表4.2），以及专门适用于儿童的标准化超声扫查流程。除未骨化的软骨外，脂肪垫（特别是膝关节和踝关节的

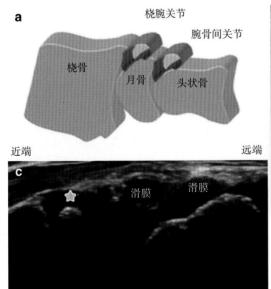
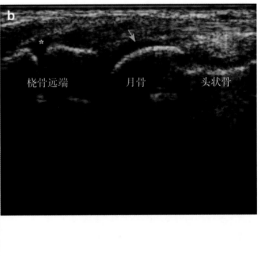

图4.18　（a）显示腕关节窝的示意图；（b）正常13岁儿童腕关节纵切面；（c）12岁炎性关节炎儿童腕关节纵切面。星号示生长板和上覆软骨

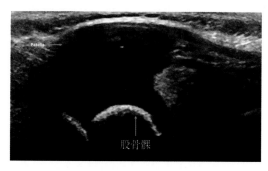

图4.19　8个月儿童膝关节横切面显示髌上囊积液。未骨化的髌骨下方可见积液。髌骨和股骨的软骨表面表现为高回声线（界面征），有助于识别液体。动态检查可以显示积液可压缩且可移动，而髌软骨则不能。同样，与关节积液相比，滑膜也不可压缩。在炎性滑膜上可以见到血供增多

脂肪垫）也可以显示多普勒信号（生理性血供）。

脂肪垫征：1954年，Norell第一次描述了"脂肪垫征"，指肘部脂肪组织在放射学中的表现。脂肪垫可以在肘部的侧屈位进行评估。一个真正的侧位是十分重要

的，否则异常脂肪垫可能被漏掉。

– 前脂肪垫位于喙突窝。狭窄的前脂肪垫在侧位上是正常表现。

– 肘关节内的液体会使前脂肪垫向上和向外移位，形成"帆征"。这通常表示儿童在受伤时骨折。

– 后脂肪垫在侧位上位于鹰嘴窝。正常情况下不可见。肘关节内的液体可以使脂肪垫向上和向外移位，使其在侧位上可见。如果后脂肪垫可见，表明在受伤时骨折。

脂肪垫征对于评估关节内病变或骨折的存在非常重要（图4.21）。任何导致关节积液的疾病均可能显示异常脂肪垫征。除关节内骨折外，囊内液体增多也见于一些可产生异常脂肪垫征的情况，如中毒性滑膜炎、化脓性关节炎、关节血肿、幼年型特发性关节炎、肱骨远端骨髓炎和继发性化脓性关节炎。在这些情况下，实验室结果（全血细胞计数、红细胞沉降率、C反应蛋白）、病史和临床检查都能指导医师是将这种情况视为隐匿性骨折还是继续进行其他病理检查。

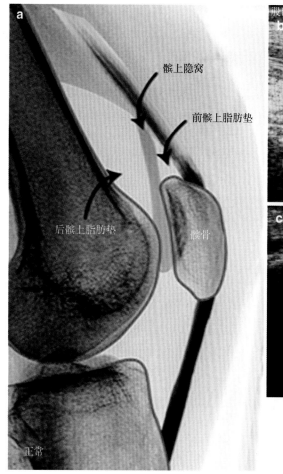

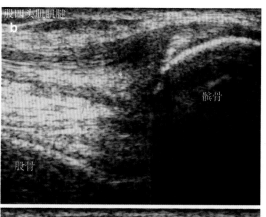

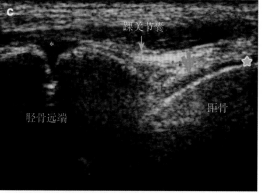

图4.20　膝关节、踝关节脂肪垫。（a）髌上隐窝及前、后髌上脂肪垫。（b）一名13岁儿童的超声纵切扫查显示髌上隐窝（箭头）和前脂肪垫（星号）。（c）踝关节纵切面：胫距关节的关节囊呈沿关节分布的纤维状结构。囊内脂肪（橙色箭头）。此外，还显示了胫骨远端干骺端的生长区域（星号）

表4.2　健康儿童与炎性滑膜炎儿童关节的超声特征

健康儿童关节声像图特征	儿童滑膜炎的声像图特征
透明软骨呈边界清晰的无回声结构,(内有/无明亮的回声/小点),不可被压缩。软骨表面可以(但不一定)呈高回声线	儿童滑膜炎的超声诊断
随着发育成熟,骨骺次级骨化中心逐渐出现,呈软骨内的高回声结构,表面光滑或不规则	儿童滑膜炎的超声检查包括灰阶超声和多普勒超声的评估
正常的关节囊呈高回声结构,可以(但不一定)在骨、软骨和其他关节内组织的表面见到	滑膜炎仅凭灰阶超声即可检出。仅凭能量/彩色多普勒超声不能发现滑膜炎
正常滑膜:正常情况下纤薄的滑膜超声无法显示	灰阶超声表现包括滑膜积液和滑膜肥大
关节骨的骨化部分呈高回声线,在生长板及两个或更多的骨化中心交界处呈高回声线的中断	滑膜积液表现为可移动的、异常的关节内无回声或低回声
	滑膜肥大表现为不可移动的、异常的关节内低回声
	肥大滑膜内的能量/彩色多普勒信号是滑膜炎的征象

5.肌肉和肌腱

超声成像可显示正常和病理骨骼肌组织。通过超声检查,可以无创、无电离辐射的方式研究肌肉形态。正常肌肉组织在超声图像中呈低回声结构。肌肉组织被肌束膜结缔组织的回声分开,使其呈现斑点状。由于肌肉周围的肌外膜是一个高度反射的结构,肌肉的边界清晰可见。正常人骨回声强而清晰,皮下脂肪回声低。在皮下组织中有可能见到一些结缔组织的回声间隔(图4.22)。

在儿童中,很容易运用超声测量肌肉厚度、肌肉厚度与皮下脂肪厚度的比值及回声强度,并可用于鉴别不同的病理。在神经肌肉疾病(如迪谢内肌营养不良、脊髓性肌肉萎缩症和先天性肌病)中,由于肌肉结构被含脂肪和结缔组织的肌细胞替代物破坏,回声可增强。神经病变通常与肌肉萎缩有关,可以通过测量肌肉厚度来发现。肌肉厚度与皮下脂肪厚度的比值有助于发现特殊的神经肌肉疾病。例如,有研究表明,脊髓性肌肉萎缩症的一个显著特征是肌肉萎缩和皮下脂肪厚度增加,从而使比值降低。

在超声成像过程中,保持一定的检查条件不变很重要,可以确保测量之间可相互比较。这些条件包括测量

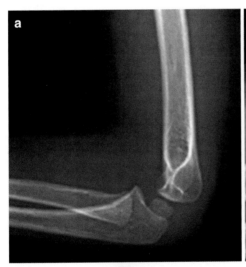
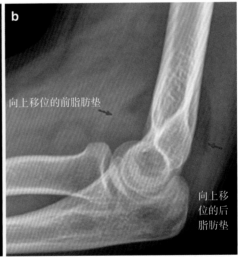
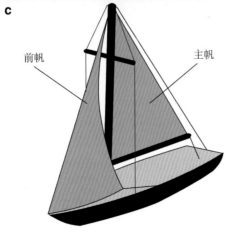

向上移位的前脂肪垫

向上移位的后脂肪垫

前帆　　主帆

图4.21　(a)正常肘关节X线片侧位图;(b)肘部X线片侧位图显示未移位的桡骨头骨折导致前后脂肪垫移位(帆征);(c)"帆"的示意图

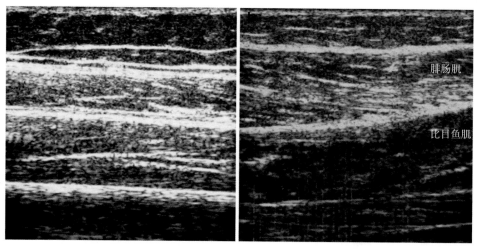

图4.22 （a）大腿超声纵切面显示股直肌，其下方为股中间肌；（b）小腿肌肉超声纵切面显示腓肠肌和比目鱼肌的不同表现

的准确位置、儿童的体位、肌肉松弛度、探头施加在皮肤上的压力、探头在水平面上的正确位置及系统设置。

　　肌肉呈均匀低回声并夹杂高回声的纤维脂肪间隔和筋膜，与之相比，肌腱和韧带呈均匀高回声并伴有纤维内部回声结构。与成人一样，沿滑膜关节、滑囊和腱鞘排列的滑膜，如果超声检查可见，厚度应小于或等于1～2mm。附着点炎（韧带或肌腱与骨连接部位的炎症）是脊柱关节炎患者的主要病理表现。附着点炎最常见于跟腱、足底筋膜、髌骨和股四头肌肌腱的插入处（图4.23），常表现为软组织肿胀、局部骨质减少、骨侵蚀或骨刺。

六、能量多普勒

　　OMERACT超声儿科特别工作组推荐应用健康关节灰阶超声诊断定义、儿童超声标准化和儿童滑膜炎超声表现定义（表4.3）。OMERACT初步定义包括5个部位：透明软骨、骨骺次级骨化中心、正常关节囊、正常滑膜和关节骨的骨化部分。

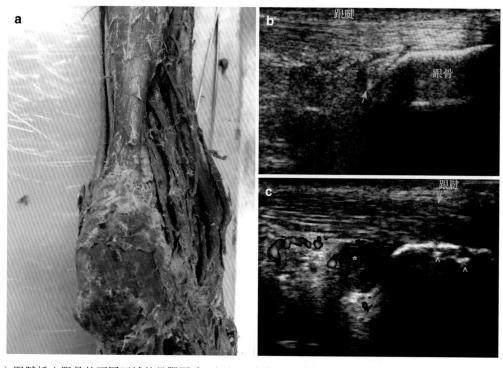

图4.23 （a）跟腱插入跟骨的不同区域的足踝图片。（b）13岁儿童跟腱超声纵切面显示跟腱及其与跟骨的连接。跟腱前脂肪垫（Kager三角）（箭头）在跟腱前方和胫骨后方呈边界清晰的三角形。（c）灰阶超声联合能量多普勒显示银屑病关节炎患者附着点炎的特点。可见异常血管形成，这与附着点明显肿胀、回声减低相关，跟骨也有侵蚀（无尾箭头）。在银屑病患者中，附着点水平的肌腱厚度（箭头）为7.2mm，与跟骨后滑囊血供增加相关。星号示跟骨后滑囊；无尾箭头示侵蚀

生长中儿童具有独特解剖结构特点，因此正常儿童可能会出现关节内多普勒信号。一些研究表明，在健康儿童中可以检测到关节内的多普勒信号。这可能是因为在骨骼的正常发育和骨化过程中，最初会有骺软骨和生长板的血管化过程。在一些方面仍然存在困难，如超声成像的特征，与个人因素（专家或受训人员）和设备相关的操作者依赖性，以及指代"physis"（生长板）的术语不明确，也被称为"growth plate"或"epiphyseal growth plate"。

Collado 及其同事发表的一项研究将生理性血供（正常的多普勒信号）定义如下：①由于未骨化的骺软骨和生长板软骨（在青少年完全骨化的骨骼中无法检测到生长板）的生理性血供，以及可存在于生长过程中任何年龄的脂肪垫的生理性血供，儿童健康关节内可检测到多普勒信号。但由于正常情况下无法检测到滑膜，因此在滑膜增厚时观察到的任何多普勒信号都应视为异常。②脂肪垫组织在适当的解剖位置可为回声不均匀的关节内结构（类似于皮下组织中脂肪的超声表现），可能显示多普勒信号。

表4.3 健康儿童关节的多普勒特征

生理性血管：关节结构中出现的多普勒信号，见于生长发育过程中的任何年龄

生理性血管可见于儿童的脂肪垫和未骨化的关节结构中（即生长板、骨骺的透明软骨和短骨软骨）

生理性血管的检出及其在关节内的解剖位置取决于关节和年龄（尤其是幼小儿童）

儿童的生长板为未骨化的结构，呈无回声，根据其解剖位置可位于关节内或关节外

脂肪垫为关节内结构，呈不均匀回声（类似于皮下组织），内可显示血管分布

在不同年龄组的儿童中，由于骨骼的发育，骨化中心可表现为不同的成熟状态

骨化程度取决于年龄和关节的不同

七、儿科应用超声解剖学

1.标准化超声解剖评估

除对健康儿童的超声解剖知识有限外，操作者对于如何进行肌骨超声检查的了解程度也影响了这种成像技术的有效性。因此，建立标准化的超声检查方法至关重要，尤其是对儿科人群。标准化扫查方法的发展对获得有效的儿童超声图像具有重要意义。在超声检查中，探头通常先置于矢状面，但旁矢状面对全面地评估关节非常重要。同样，为每种扫查方法确定明确的解剖标志有助于降低操作者依赖性，并且无论儿童年龄如何，扫查方法都具有可重复性且易于学习。预先定义的扫查方法提供了有关血流（供血血管）的基本信息，以及所研究关节内的骨性

解剖标志（膝关节、踝关节、腕关节和第二掌指关节），表明理论上的儿童正常关节结构的肌骨超声定义与实际应用中获取的图像是一致的。图4.24～图4.27显示了踝关节、膝关节、腕关节和第二掌指关节的标准化超声扫查。

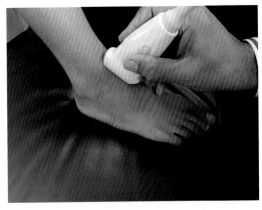

图4.24 踝关节：标准化纵切超声检查。踝关节背伸120°，足底放于检查台上。探头置于踝关节的矢状位，探头的远端位于距骨穹窿

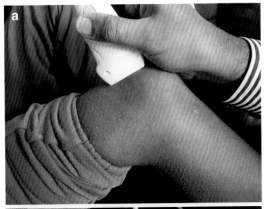

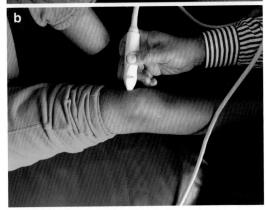

图4.25 （a）膝关节标准化纵切超声检查：显示髌上隐窝灰阶超声纵切扫查，膝关节屈曲30°～40°。探头放置在腿部的矢状中线，探头的远端恰好位于髌骨上缘。图像显示以下解剖结构：髌上隐窝、髌骨上缘、股四头肌肌腱远端插入、股骨远端。（b）1例13岁儿童膝关节完全伸展时膝关节髌旁隐窝的横切超声扫查。图像显示以下解剖结构：隐窝、髌骨骺软骨、髌骨支持带和股骨髁

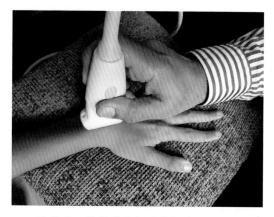

图4.26　腕关节：腕关节的标准化超声检查先评估背侧，再评估掌侧。患者坐在检查者面前，根据具体的临床表现，可以在腕关节的不同位置（屈伸、桡侧和尺侧偏斜、旋前和旋后）获得超声图像

2. OMERACT定义和评分系统

OMERACT超声儿科工作组最近完成了几项重要的研究。2014年，该研究小组首次发表了健康儿童关节5个解剖组成的定义。这项工作存在两个主要的局限性：①未使用多普勒技术，仅通过灰阶超声评估关节组成；②儿童时期特定存在的某些解剖结构没有明确定义（如脂肪垫、生长板和骨骺中存在的软骨结构）。因此，在随后的德尔菲调查中，OMERACT修订了健康儿童关节超声特征的定义，包括脂肪垫、血供、骨化和

生长板。此外，该组织致力于不同关节图像采集的标准化，并发布了对幼年型特发性关节炎中4个最常受累关节（膝关节、腕关节、踝关节和掌指关节）的建议（详见图4.24～图4.27）。研究表明，尽管使用不同的超声设备，所有检查人员获得的图像具有良好的可比性；此外，无论儿童年龄如何，标准化检查的图像采集都是可重复的。

由于健康儿童正常超声表现有年龄相关性差异，研究组重点研究了生理性血供和骨化。对不同年龄组儿童的多观察者可靠性训练研究发现，在3岁以下的特定关节中，由于不同年龄组的生理性血供主要分布在特定解剖位置（脂肪垫、骨骺、生长板及短骨软骨），因此可以在关节内检测到孤立的能量多普勒信号。此外，该研究也定义了儿童骨化程度（图4.28）。

与此同时，使用德尔菲共识方法和静态图像，训练组对滑膜炎做出了初步定义（图4.29）。随后的一项基于幼年型特发性关节炎患者的观察者内和观察者间的可靠性研究，形成了关于滑膜炎成分的灰阶和能量多普勒分级评分系统，用于评估滑膜炎的活动性。可靠性试验提出了0～3级半定量灰阶和彩色/能量多普勒超声对滑膜成分和分级的定义（表4.4）。所提出的儿童滑膜炎分级是可靠的，而下一步应该是测试其对病情变化的敏感性，以便将其应用于诊断幼年型特发性关节炎。

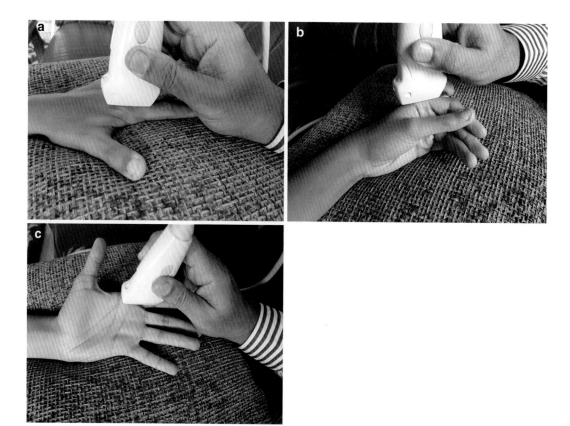

图4.27　掌指关节：掌心向下、向侧面或向上检查手指。探头纵向放置在掌指关节的矢状中线处，显示背侧入路（a）、侧面入路（b）和掌侧入路（c）。探头的近端位于掌骨头，远端位于近端指骨

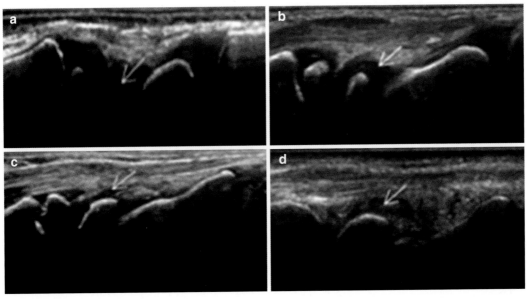

图4.28　评估骨骼骨化的半定量超声评分（图中以月骨为例）。（a）骨化程度0级，未骨化的骶骨、短骨或髌骨。（b）骨化程度1级，小骨化中心，软骨居多，生长板可见。（c）骨化程度2级，大骨化中心，薄软骨，生长板可见。（d）骨化程度3级：完全骨化

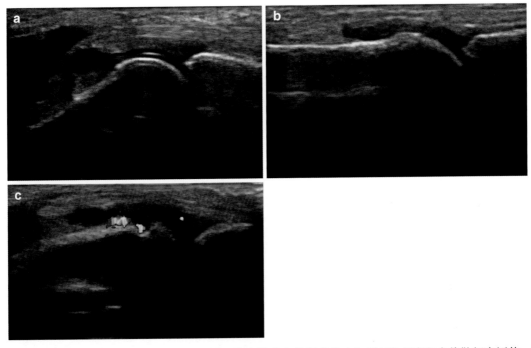

图4.29　OMERACT滑膜炎的初步定义。首要原则：儿童滑膜炎的超声检查包括灰阶超声和多普勒超声评估。滑膜炎可以仅通过灰阶超声发现，但不能仅通过能量多普勒超声发现。①滑膜肥大被定义为异常的、关节内、不可移动的低回声结构。②滑膜积液被定义为异常的、关节内、可移动的无回声或低回声结构。③只有在肥大滑膜内检测到的能量多普勒信号才能被视为滑膜炎的标志。（a）第二掌指关节的纵切扫查：灰阶超声表现包括滑膜肥大；（b）滑膜炎和积液；（c）第二掌指关节的能量多普勒显示血供增加

3. 前景

超声技术继续朝着多个方向发展。弹性成像是一种评估组织硬度的方法，在研究神经和肌肉疾病方面可能有特别意义。这项技术的应用主要是为了区分肿瘤和健康组织，特别是像乳腺这样的脂肪含量高的组织。然而，该技术可以通过组织学变化（如肌病性疾病）或肌肉张力和肌肉支持组织的变化（如在运动障碍和痉挛时发生）来提供改变肌肉硬度的各种条件的信息。这项技术的实时性和非侵入性使其特别有研究吸引力。此外，三维和四维超声成像可能对进一步研究神经肌肉有一定作用。

总之，肌骨超声已被证明是一种在日常实践中可靠的、广泛适用且适合儿童的技术。超声是一种实用的动态影像学检查方法，适用于所有年龄段的儿童。肌骨超

声最常用于评估软组织疾病或发现积液。它还可以用于显示肌肉骨骼结构，如肌肉、筋膜、肌腱、腱旁组织、韧带、滑膜/囊、透明软骨和肋软骨、纤维软骨、神经及骨表面。然而，超声波不能穿透骨，因此不能对骨内疾病进行成像。超声也可用于指导抽吸、活检和注射治疗。相比于超声在成人肌骨医学日常实践中的作用，儿童风湿病学家也应开始使用超声。

表4.4　儿童滑膜炎的超声分级

等级	灰阶超声	能量多普勒/彩色多普勒超声
0	无滑膜积液或滑膜肥大的征象（即无关节隐窝增大/关节囊扩张）	肥大滑膜内无彩色/能量多普勒信号，无论有或无正常生理性多普勒信号
1	滑膜积液/滑膜肥大，导致关节隐窝外观的轻度改变（即轻度关节隐窝增大/关节囊扩张）	在滑膜肥大区域内检测到至多3个单一多普勒信号，无论有或无正常生理性多普勒信号
2	滑膜积液/滑膜肥大，导致关节隐窝外观的中度改变（即中度关节隐窝增大/关节囊扩张）	检测到3个以上的单一多普勒信号，但小于滑膜肥大区域的30%，无论有或无正常生理性多普勒信号
3	滑膜积液/滑膜肥大，导致关节隐窝外观的重度改变（即重度关节隐窝增大/关节囊扩张）	在30%以上的滑膜肥大区域检测到多普勒信号，无论有或无正常生理性多普勒信号

（译者：陶蒽茜　陈天娇）

第5章

病理状态下的肌骨超声表现

一、引言

诊断儿童肌骨疾病应从了解患儿完整的病史及体格检查开始，然后判断与疾病确诊相关的可能部位，明确应用哪一种影像手段行进一步检查。依此原则，肌骨超声检查作为体格检查的延伸，提供了一种很好的针对患者的教育方法来解释如何治疗。

在儿童骨骼结构发育的不同阶段，肌骨超声表现存在差异，使儿童肌骨疾病超声诊断具有挑战性。其他检查手段如X线片和磁共振成像等检查方法仍可应用，作为补充或用于一些特殊情况，如寻找结构性异常，超声检查可以监测肌肉骨骼结构和功能的变化与发展，也可监测关节的活动性。超声检查的独特之处在于它可以显示骨骺的透明软骨的轮廓、附着点的形态，并可以进行动态观察。超声的内在优势还在于检查过程中可以双侧对比，另外超声辅助定位的操作可应用在疾病的诊断和治疗过程。超声是多种儿童肌骨疾病的重要检查方法，如婴儿发育性髋关节发育不良（developmental dysplasia of the hip，DDH）、髋关节积液、骨骺损伤、新生儿脊柱评估等。特别是对于婴儿发育性髋关节发育不良，超声在初始诊断评估和治疗后的随访观察阶段均为首选检查方法。

临床实践发现，患儿一般很容易配合操作，他们在显示器上看到图像的同时，能够轻松地接受关节扫查。

儿童肌骨超声领域仍有很多需要探索的方向，尽管近十年来研究成果丰硕，但在许多方面仍缺乏数据支持和标准化依据，需要严谨的研究。即便对于领域内的专家，儿童肌骨超声成像也存在挑战。儿童肌骨超声扫查应充分考虑儿童在发育期的解剖学特征，包括不同程度的非骨化性软骨组织和血管结构，不规则骨化中心和多普勒信号的出现。

二、准备和技术

摆放合适的体位是患儿行超声检查前的重要准备工作，在易于扫查和成像的同时，保证孩子的舒适性。检查过程中父母通常会在孩子身边进行安抚（图5.1）。

扫查手部及足部的浅表结构可通过凝胶垫，其他部位的扫查可采用常规耦合剂或加热后的耦合剂。使用7.5～15MHz的高频线阵探头可提高扫查分辨率。体表结构的检查需要频率更高的探头，而髋关节等深部结构的检查则需要低频探头。首先使扫查深度达到骨面，获得最大的扫查范围，然后调整至合适的深度观察感兴趣的病灶区域，避免漏诊深部病灶。应用分屏功能可实现患侧和健侧的对比。全景成像技术可显示较大范围的连续性解剖区域，以便观察病变的整体范围。

彩色多普勒和能量多普勒超声技术用于显示关节和滑膜的炎性改变。发育中骨骼的骨化中心还有可能见到

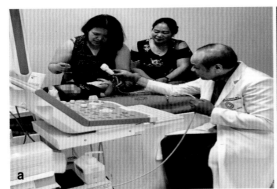
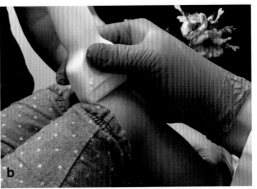

图5.1　父母通常在孩子身边（a），在孩子检查的过程中给予安慰，使孩子适应超声探头检查（b）

血管生成。

三、软骨

骨骺软骨紧邻高回声的骨化骨骺，表现为均匀的低至无回声条带。除应用磁共振检查外，骨骺软骨和关节软骨难以鉴别。随着骨骼的成熟和进行性的软骨内骨化，超声可以显示出骨骺软骨的厚度不断减少。Chauvin等研究发现，年龄小的儿童其大部分骨突骨骺软骨均呈中低回声，随着儿童骨骼接近成熟，软骨回声逐渐增强（图5.2）。随着年龄的增长，软骨厚度不断减少，并存在性别差异性。Jousse-Joulin等的研究也有相似结论，即骨突骨骺软骨厚度随着年龄增长而减少，女童骨突骨骺软骨厚度低于男童。超声可显示2岁儿童的次级骨化中心。研究结果显示，不同年龄组的大多数儿童都表现出相对低回声的、波浪状的骨-软骨界面。在8～15岁的儿童中，仅33%的儿童可显示骨突骨骺软骨。健康儿童的超声检查结果发现，各个年龄段的男童，其各个部位的软骨均较厚。随着年龄的增长，髌骨、胫骨结节骨骺和跟骨骨骺的软骨逐步被骨化中心取代。次级骨化中心通常表现为高回声，正常软骨表现为均匀的无回声。不同关节的骨骺软骨厚度存在差异。关节骨突骨骺的区域可见纤维软骨，表现为均匀点状回声

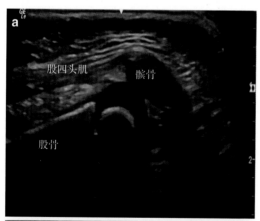

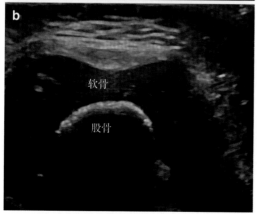

图5.2　（a）8岁孩子的膝关节纵切面显示膝关节软骨的厚度（与骨和肌腱对比）；（b）膝关节全屈位，横切面显示软骨厚度

结构。

健康儿童软骨的彩色多普勒显像可显示一定程度的血流信号，这可能只是骨骺软骨的正常血管，而不是滑膜充血（图5.3）。软骨和软骨板内的血流信号在低龄儿童组更明显，在生长过程中随着骨化的进展而逐步消失。此外，只有当软骨表现为中低回声时才可显示软骨内血流。

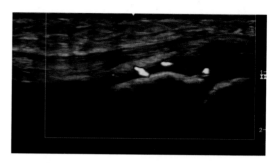

图5.3　正常8岁儿童膝关节长轴切面的彩色多普勒检查显示，一定程度的血流信号是正常表现

Pradsgaard等来自同一课题组的研究者比较了幼年型特发性关节炎（JIA）患儿股骨远端软骨厚度的超声和磁共振检查的测量结果，发现股骨髁间切迹是评估软骨厚度的最佳位置。与磁共振相比，应用肌骨超声测量该位点软骨厚度的方法便捷、变异性低。然而，一些作者认为测量病变关节软骨厚度时，软骨轮廓与正常的关节软骨相比分辨率差。

关节软骨是关节炎的已知靶点，过去将X线检查用于软骨损伤的早期发现。软骨丢失是JIA患儿关节损伤的早期表现，在发展为不可逆的结构变化前加强治疗十分必要。超声发现关节"关键部位"的软骨缺失是JIA患儿关节损伤的早期标志。一些作者将其描述为关节面模糊。Spannow及其同事应用超声测量了JIA患儿的关节软骨厚度，并将研究结果与健康儿童进行对比。值得注意的是，无论JIA患儿的关节之前是否受到关节炎的影响，其关节软骨的厚度都明显低于健康人群。软骨的慢性破坏表现为关节面的点状腐蚀和软骨变薄。

四、骨侵蚀

类风湿关节炎患者早期发生骨侵蚀与预后不良相关，常与滑膜炎合并出现，疾病进展的风险性提高。骨损伤只有达到30%以上，X线检查才有骨侵蚀的表现。肌骨超声检查将类风湿关节炎早期骨侵蚀的检出率提高了7倍以上。磁共振检查对骨髓水肿和骨侵蚀的检出敏感性是超声检查的2倍，在病程少于3年的患者中体现得更为明显。此外，磁共振检查是最先发现骨侵蚀的放射学检查。Malattia等研究指出，磁共振检查对检测骨侵蚀有高敏感性，对疾病进展期需要积极治疗的患者很有意义。

OMERACT工作组定义骨侵蚀的超声特征需在两个互相垂直的超声切面评估。骨侵蚀定义为两个相互垂直平面均可见骨皮质不连续。骨侵蚀特指大于1mm的损伤，可依据累及骨骼种类（掌骨或跖骨）、位置（背侧、掌侧或外侧）、范围（单灶、多灶或广泛的）进行分类。第五跖骨是骨侵蚀最常见的部位，其中外侧受累最常见。类风湿关节炎早期骨侵蚀最常发生于第一跖骨；而类风湿关节炎长期病程患者，其骨侵蚀发生率最高的部位是第二掌骨。应注重鉴别特殊解剖结构，如血管沟和骨关节炎性改变，避免出现误诊。发育中的骨骼常表现为不规则结构，因此儿科患者的骺板可能与骨侵蚀相混淆，扫查和诊断时应仔细、慎重。痛风的骨侵蚀最常累及第一跖骨内侧，且常表现为多灶性。

Dohn等研究发现，以CT检查作为参考，超声检测骨侵蚀的敏感度为44%，特异度为95%。当排除手腕，仅纳入超声显示较好的部位时，检测敏感度显著提升至71%。

目前尚缺乏骨侵蚀的标准化评分系统。所有评分系统的设计都是半定量地评估侵蚀性改变。有研究比较了Szkudlarek和ScUSSe两种不同的超声骨侵蚀评分系统（图5.4），两种评分系统在大的侵蚀方面一致，而对于小的侵蚀病灶（Szkudlarek 1级），ScUSSe系统未给予评分。大多数（86%）的Szkudlarek 1级骨侵蚀得到CT的证实，这证明了超声评估细微骨骼改变的可靠性，同时指出即使应用两个相互垂直平面评估近端指骨基底部也可能非常具有挑战。Szkudlarek研究中检测骨侵蚀的观察者间一致性为91%。

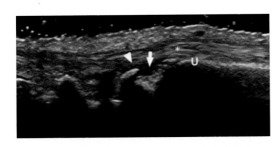

图5.4 尺骨骨侵蚀纵切图。U.尺骨远端茎突；*示尺侧腕伸肌腱；箭头示ScUSSe 2级；无尾箭头示呈钩状改变

超声是检测类风湿关节炎骨侵蚀很有前途的工具。局限性包括声窗小、手腕等结构难以探查。与磁共振检查联合应用，可协助验证骨侵蚀的存在，特别是应用于诊断具有挑战性的病例。

五、滑膜炎

OMERACT对滑膜炎定义为关节腔内异常的低回声组织，不可移动、难以压缩；可显示多普勒信号。滑膜积液指关节腔内异常的低至无回声，可移动、可压缩，

无多普勒信号（图5.5）。

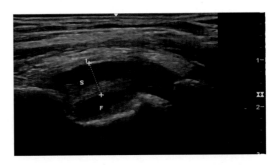

图5.5 类风湿关节炎患者肘关节前部滑膜增生的纵切面图像，无活动性充血表现。S.滑膜增生；F.滑膜积液

滑膜炎需与滑膜增生相鉴别。滑膜增生指滑膜层肿胀、不可移位、压缩性差、无活动性充血；滑膜炎超声表现为关节内异常增厚的低回声组织，压缩性差，可充血，显示多普勒信号。随着不断的修改、验证和发展，OMERACT相关的定义将同样适用于儿科风湿病学。

研究表明，应用肌骨超声评估滑膜炎优于临床检查。滑膜炎与滑膜增生、滑膜积液相鉴别时，注意不要施加过大的压力，压力影响血液流动，特别是应用彩色多普勒或能量多普勒时（图5.6）。灰阶超声下的滑膜增厚可能存在异常，提示存在滑膜炎。对于可疑滑膜异常的患者，检查时可应用大量耦合剂并使用非常小的压力。

正常情况下，超声几乎无法显示关节滑膜。在发生关节炎性疾病时，如幼年型特发性关节炎，滑膜发生显著变化，出现水肿、绒毛、赘生物、积液等。同时可伴发关节囊、腱鞘和关节腔内的炎性渗出，超声表现为无回声。通过施加较小的压力可区分积液和增生的滑膜，积液可移位，而滑膜不可移位。在儿童中，由于低回声的骨骺软骨的存在，滑膜改变的检测变得困难。因此，了解不同年龄组儿童各个关节的正常超声表现非常重要。

多普勒超声可显示真性滑膜炎增多的血流，有助于诊断炎症的活动性，后者与异常关节积液相关。彩色多普勒（平均频移）提供了血流方向和速度，而能量多普勒（多普勒频移的功率）是血池显像，与血流速度和方向无关，检测更加敏感。炎性增生的滑膜常显示较强的能量多普勒信号，可反映幼年型特发性关节炎血管翳的数量和活性。某种程度上，可发现亚临床滑膜炎，但其意义目前尚不清楚。

可应用不同的评分系统评估增生滑膜的多普勒信号和炎症活动度，监测滑膜炎的程度。有定性、半定量和定量3种评分系统。定性评分系统用于指导医师和患者是否存在病理改变，但无法评估治疗后反应。相比之下，半定量和定量多普勒评分系统与磁共振检查结果相关，可监测药物和其他治疗期间的变化。为正确识别研

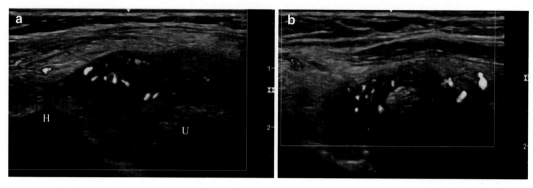

图5.6 （a）类风湿关节炎患者肘部纵切面的多普勒血流信号；（b）轻压后的肘部纵切面多普勒血流信号（滑膜炎）。H.肱骨远端；U.尺骨近端

究和检测的感兴趣区域（region of interest，ROI），多普勒超声取样框应包含全部关节结构，获得全部的血流信息。EULAR-OMERACT小组新创建的标准化评分系统EULAR-OMERACT，在评估类风湿关节炎患者多个关节的滑膜炎改变时，综合纳入能量多普勒（PD）和滑膜增生（SH）的联合评分系统，对于患者的评估将更为可靠。此外，国际EULAR-OMERACT滑膜评分系统是最佳的简化滑膜评估，可用于类风湿关节炎患者的临床试验和日常检查。基于共识的评分系统，有望提高检测敏感性，增加类风湿关节炎临床试验中的超声应用。

六、附着点炎

附着点指肌腱与骨相连的特殊部位，也定义为肌腱、韧带、筋膜和关节囊插入骨表面的部分，可将负荷从软组织传递给骨骼。根据骨骼附着部位的组织结构类型，可划分为致密的纤维结缔组织和纤维软骨两种。纤维结缔组织与肌腱性质相似，通过纤维组织直接附着于骨或骨膜。而纤维软骨附着点通过一层纤维软骨附着于骨骼，实现纤维组织过渡到骨骼。人体内大部分附着点是纤维软骨，如肩袖和跟腱（图5.7）。

插入角度变化较大时，纤维软骨附着点易发生过度损伤。文献中，纤维附着点和纤维软骨附着点分别被称

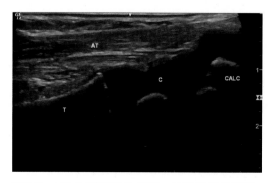

图5.7 8岁儿童后踝纵切面，显示后跟骨区域、跟腱及其附着点。AT.跟腱；T.胫骨；C.软骨；CALC.未成熟跟骨

为"骨膜-骨干"和"软骨骨突骨骺"，又称间接附着和直接附着。间接附着指生长过程中，通过长骨骨干和干骺端的骨膜或骨附着；直接附着是通过四层纤维软骨附着于骨骺和骨突骨骺。纤维软骨附着点的四层解剖结构包括：1区，结缔组织（Ⅲ型胶原）；2区，未钙化纤维软骨（含胶原的蛋白聚糖聚合体）；3区，钙化纤维软骨（纤维软骨细胞和占主导地位的Ⅱ型胶原）；4区，软骨下骨（骨细胞、成骨细胞、破骨细胞、Ⅰ型胶原），是肌腱附着于骨的地方。钙化和未钙化的纤维软骨之间的是潮标线，是软组织和硬组织间的嗜碱性分界线。该界面降低了运动过程造成软组织损伤的风险。超声检查难以区分上述分层。事实上，超声显示肌腱、韧带到附着点是连续的。

全面了解儿童附着点的发育情况，对鉴别正常结构与病理性改变具有重要意义。儿童附着点主要由低-无回声的透明软骨和纤维软骨组成，而不是高回声的骨插入。研究表明，附着点随年龄的增长和体重的增加而增厚，其中体重的影响最大，男童的附着点通常比女童厚。附着点周围可显示能量多普勒信号。青春期前后健康儿童的生理应激变化可导致骨突骨骺生长板闭合。基于上述发现，当患者为儿童时，超声诊断附着点炎必须谨慎。

附着点炎是成人脊柱关节病（spondyloarthropathies，SpA）的主要特征。超声已被证实是检测附着点敏感而有效的方法，成为起止点病检查的延伸。银屑病关节炎相关的一项研究也发现，超声可独立于临床检查和症状，检出亚临床的附着点受累。能量多普勒可显示附着点炎的新生血管和亚临床炎症状态下增加的血流信号。

儿童附着点炎的常见临床表现包括局部疼痛、压痛或附着点肿胀。作为体格检查的延伸，超声检查可显示增多的能量多普勒信号，如赘生物、骨皮质的侵蚀和不规则，钙化或纤维瘢痕形成，肌腱、韧带或包膜的增厚及回声减低。超声可区分附着点炎和其他非炎性病变导致的疼痛。在儿童中，超声可检测国际风湿病学会联盟

（ILAR）定义的，青少年特发性关节炎-附着点炎（JIA-ERA）相关关节炎患者的亚临床附着点炎。最易受累关节包括骶髂关节、膝关节、踝关节和髋关节。其他如足趾关节等亦可受累。与青少年特发性关节炎一样，炎性关节炎患儿最常受累的附着点依次为足底筋膜、跟腱附着点、髌韧带胫骨结节附着点和髌韧带髌骨附着点。超声检查是一种安全有效、性价比高的诊断方法，可用于JIA-ERA患儿的检查和附着点炎治疗后的疗效随访。

Balint等于2002年提出了关于脊柱关节炎附着点炎的评分系统，即Glasgow超声附着点评分系统（Glasgow ultrasound enthesitis scoring system，GUESS），将超声检查与临床表现相对比。GUESS评估下肢5个部位的附着点：髌上股四头肌肌腱附着点、髌下髌韧带起点、髌韧带胫骨结节上附着点、跟腱及跖筋膜、足底筋膜。该评分只能检测附着点炎，但无法监测治疗效果的差异性。

其他评分系统包括马德里超声附着点炎指数（Madrid sonographic enthesitis index，MASEI），评估灰阶超声和多普勒超声，包括评估关节囊。西班牙附着点指数（Spanish enthesitis index，SEI）也评价患者灰阶超声的异常表现。这两种评分系统都属于附着点的整体评分指数。D'Agostino系统检测多普勒信号和灰阶超声图像的异常，将多普勒信号的丰富程度和结构性损伤加权评估。与MASEI相似，这两种评分系统都应用于附着点水平。究竟怎样的超声评价系统更为理想，需要形成共识。

七、肌腱

由于存在各向异性伪像，肌腱是所有肌肉骨骼结构中最具挑战性的超声检查部位，可能影响初学者的判断。当超声声束与肌腱或韧带不垂直时，可能发生各向异性伪像。超声纵向扫查正常儿童的肌腱表现为高回声的线样纤维延伸至插入部位，横向扫查则表现为网格样的点状回声结构（图5.8）。

Chauvin等指出，在10～13岁无压痛的健康儿童肌腱多普勒检查中，腱周血管屡见不鲜，与成人超声表现不同，不可误诊为病理性改变。这一发现见于围青春期人群，可能与骨突（牵拉骨骺）处生长板自然闭合引起的生理性压力改变相关。此外，4～9岁儿童可显示肌腱血管（附着点内），尤其是在股四头肌肌腱处。因此，年幼儿童的肌腱内血管是一种正常表现，骨突（牵拉骨骺）接近闭合的儿童可出现肌腱周围血管。

健康儿童的肌腱厚度是另一个关注点。肌腱厚度与年龄线性相关，但与性别无关，青春期后其厚度仍持续增加。在测量不同的肌腱时，观察到肌腱不同的插入模式。例如，屈肌总腱、髌腱、足底筋膜附着于插入部位是略微展开的，而伸肌总腱、股四头肌肌腱、跟腱的末端是逐渐变细的。肌腱测量更适于已经确诊附着点炎相关关节疾病的患儿随访，可以对比同一个病例的基准测量厚度和随访过程中的测量数据。而应用肌腱厚度测量这一指标来筛查、诊断儿童肌腱病变的意义有限。

肌腱病理学改变合并疼痛者称为肌腱病；肌腱病理学改变是否合并疼痛是临床应用术语。不论临床诊断如何，肌腱损伤超声表现为低回声区或血流信号增多。肌腱炎最初指肌腱的疼痛和炎性改变，然而生化、组织病理学、分子生物学的研究表明，肌腱的病理改变中炎症是少见且有限的，仅表现为非炎性的肌腱变性。因此，肌腱病是临床诊断，无论是否存在病理性超声改变。

肌腱炎超声表现为肌腱肿胀、回声减低，失去正常纤维结构。肌腱炎性改变有多种表现，包括纤维结构缺失、局灶性或弥漫性纤维增厚、局灶性或大范围的低回声区、形态不规则、边界不清、微撕裂、周围炎性水肿。慢性肌腱炎失去正常的、清晰的肌腱边界。小儿肌腱炎和腱鞘炎最常见的病因是幼年型类风湿关节炎，也可见于劳损或结缔组织病。过度劳损综合征最终会导致肌腱和腱鞘炎症。腱鞘炎指腱鞘内出现异常回声，可合并积液，可探及多普勒血流信号。此外，腱鞘炎的特点包括腱鞘增厚，失去正常纤维结构，肌腱边缘不规则，腱周水肿，肌腱内弥漫性或局限性的低回声区，肌腱弥漫性或局灶性增厚，肌腱中断等。腱鞘增厚是类风湿关节炎的早期征象。肌腱、腱鞘及周围软组织内可探及能

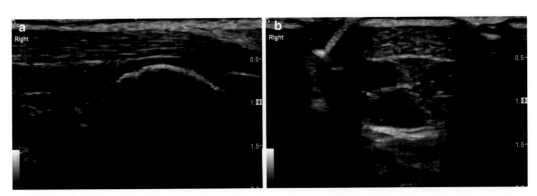

图5.8　（a）9岁儿童跟腱插入跟骨处的肌腱纵切面，有高回声的线样纤维回声。（b）跟腱横切面显示点状回声结构

量多普勒信号。慢性腱鞘炎与急性腱鞘炎表现相似。慢性腱鞘炎的腱鞘超声表现为不均匀的高回声，伴或不伴有多普勒血流信号的增加。与内分泌或代谢性疾病相关的慢性或退行性肌腱病中可能显示腱鞘内钙化。

儿童的肌腱损伤可能会影响到骨突（牵拉骨骺），它是骨和肌腱连接处的生长中心。骨突骨骺损伤又称为骨骺炎，是生长发育阶段的常见损伤。它与成人肌腱止点损伤不同，但早发的髌腱和跟腱肌腱病目前已有报道。肌腱负荷是导致此类损伤的因素之一。

肌腱撕裂分为部分性撕裂和完全性撕裂。肌腱微小撕裂在风湿性疾病中常见。肌腱部分性撕裂超声表现为肌腱内可变化的低回声区，伴有肌腱中断，缺损处填充积液、出血或脂肪。肌腱完全性撕裂很容易显示，表现为边缘回缩、卷曲，自由端可在积液中移动，称为"铃舌征"。带有鞘膜的肌腱表现为"空鞘征"。

韧带与肌腱相同，表现为高回声的纤维线状结构。韧带损伤的超声表现为正常高回声纤维结构破坏，呈低回声。与导致骨膜下出血的骺板骨折不同，韧带损伤通常导致骨膜外血肿。

八、肌肉

肌肉超声检查是一种成熟、廉价、实用性强、无痛、无须镇静的成像方式，可用于儿童可疑肌肉疾病和损伤的筛查，也可行超声引导下肌活检以明确病理诊断，该检查正在成为诊断肌肉神经疾病的重要检查方法。正常肌肉的超声纵切面扫查表现为均匀低回声，内散在分布高回声的纤维脂肪间隔和筋膜结构。横切面由于肌肉周围结缔组织的反射回声，肌肉表现为斑点状（图5.9）。

肌肉损伤分为拉伤、撕裂或血肿。肌肉拉伤是由于过度使用或过度拉伸导致的，肌肉撕裂为强烈收缩以抵抗剧烈的阻力所致。肌肉拉伤的超声表现为肌肉实质内弥漫的高回声，伴有小血肿或肌纤维的断裂。损伤不会超出肌肉表面。肌肉撕裂或完全性纤维断裂是指肌肉纤维的全层撕裂，缺损延伸至肌肉表面，并伴有撕裂处的回缩和血肿。动态扫查有助于显示回缩纤维的范围。典

型血肿表现为混合回声的肿块，内无血流信号。拉伤和撕裂均可显示彩色多普勒血流信号增加。

肌肉超声检查是评估和检测神经肌肉疾病、肌病的可靠和有效工具。肌肉超声检测神经肌肉疾病的阳性预测值为91%，阴性预测值为86%。3岁以上患儿的阴性预测值为95%；而对于3岁以下患儿，由于神经肌肉疾病早期阶段结构变化很少，因此会出现假阴性结果。通过超声测量肌肉厚度可以客观地评估神经肌肉疾病和肌肉疾病。由于肌肉被脂肪组织和纤维替代，神经肌肉疾病和肌病超声上可出现高回声。但在这类疾病的早期，大部分肌肉组织仍正常，通过超声很难识别及诊断。在代谢性肌病中，超声可以发现微小的结构异常。在神经肌肉疾病，如肌营养不良和脊髓性肌萎缩中，肌束同样被脂肪和结缔组织取代，肌周隔膜数量增加。超声观察肌肉改变的灵敏度为67%～81%。

Pillen等开展了应用肌肉超声鉴别神经源性疾病和肌病的研究。神经源性疾病在腿部的回声强度高于手臂，而肌病在手臂和腿部的回声强度分布相同，该研究的阳性预测值为86%，阴性预测值为84%。最近发现，超声也能检测到肌纤维颤动和肌束震颤。Walker等甚至发现，对于肌束震颤的检测，超声比肌电图更加敏感，可能是无创识别这种电活动的重要技术。

随着研究的发展，超声已成为儿童肌骨疾病筛查的有效方法。它还可以用于确定肌活检部位，引导注射部位。肌肉纤维损伤的额外信息有助于确定运动创伤中肌肉损伤的类型。

九、神经

超声可显示儿童和成人的周围神经。高频探头（>10MHz）可以更好地显示周围神经的内部结构，短轴切面表现为典型的束状或蜂窝状结构。超声特征包括低回声结构对应为神经束，周围的高回声结构对应为主要由脂肪和结缔组织构成的神经外膜。长轴切面上，神经束表现为多条平行的低回声带，由高回声的内部和外部的神经外膜分隔开。超声图像与组织学表现一致。但超声还不够敏感，无法显示神经内膜和神经束膜（图5.10）。

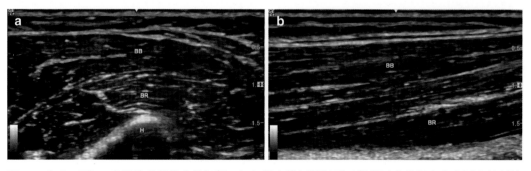

图5.9 （a）正常10岁男孩手臂肌肉纵切图。（b）肌肉横切图显示正常低回声的肌肉和高回声的纤维脂肪间隔。BB.肱二头肌；BR.肱肌；H.肱骨（由Rafael Bennett de Castro提供）

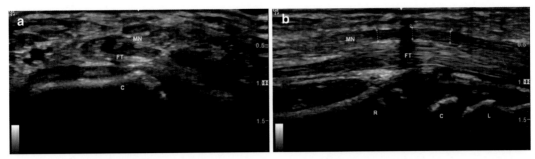

图5.10 （a）8岁儿童腕管入口处的正中神经横切面，显示典型的低回声神经束，其下方为高回声的屈肌肌腱。（b）正中神经纵切面，显示低回声神经束及其下方的屈肌肌腱。MN.正中神经；FT.屈肌肌腱；C.腕骨（a）；R.桡骨；C.头状骨（b）；L.月骨（由Zarah Francine de Castro提供）

周围神经的病理改变显示，在被压迫的水平或其近端，神经呈肿大的低回声，神经束膜结构消失，神经支配远端的肌肉回声增强，随后肌肉萎缩。研究表明，某些遗传性运动感觉神经病可见增粗的神经。Yiu等研究表明，Charcot-Marie-Tooth A1（CMT1A）患儿周围神经横截面积（cross-sectional area，CSA）增加，与疾病严重程度相关。研究也表明，横截面积与患者年龄、身高和体重呈强线性正相关。CMT1A的周围神经通常均匀增粗，直至神经根水平。Noto等研究表明，正中神经和耳大神经横截面积增大的患者，临床症状更明显。疾病严重程度决定于"洋葱头"样改变，这是一个反复的脱髓鞘-髓鞘再生过程，同时合并神经基质的增生。对于儿童遗传性肥厚性神经病，特别是Dejerine-Sottas病和CMT1A，也可观察到增粗的神经。其他类型的CMT也有增粗的周围神经，但并不一定是脱髓鞘型CMT。压迫部位局灶性肿大是遗传性神经病变的特征性超声表现，同时有压迫性麻痹的倾向。通常联合超声和神经传导用于疾病的分类与诊断。正中神经横截面积与相应节段的运动传导速度呈显著负相关。CMT1A的运动传导速度降低反映了病理性脱髓鞘的功能改变，随着时间的推移，横截面积相应增加。3岁以下儿童可表现为肘部正中神经增粗至铅笔大小，可触及。麻风病、慢性炎性脱髓鞘神经病变、神经肿瘤和某些局灶性神经病变中也有神经肥大的报道。

其他儿童神经病理改变包括肘内侧尺神经不稳定。Erez等研究发现，27.5%的患者尺神经半脱位，9.8%的患者尺神经脱位。这主要见于6～10岁患儿，与韧带松弛相关，通常双侧受累。周围神经超声检查也有助于术后外科护理和决策制订，特别是那些术后出现肌无力和麻痹的患者。通常情况下，如患者4个月内没有恢复，一般进行仔细的观察等待，同时行神经生理学检查。LEE等研究认为，应及时应用超声指导术后决策，确定哪些患者将受益于早期手术干预。

儿童超声应用无限。虽然相关研究和文献很少，但各个发展方向都很有前景。超声的优势在于无辐射，检查过程中患儿无须镇静。超声不仅可用于诊断，还可指导介入治疗。在治疗前、中、后期监测病变结构的变化情况。通过动态显像、多普勒显示，以及高分辨率超声、弹性成像，可应用超声技术实现各种特定的检查目的。同时，对于结果的阐释须谨慎。在扫查的过程中，特别是分析病变时，应结合患儿不同年龄的影像学特点认真判断。

（译者：桂　阳）

第二部分

各解剖部位

第6章

上肢：肩部和手臂

一、引言

肩关节是人体最大、最复杂的关节之一。它具有很大的活动范围，使上肢可以在各个平面方向上运动。发生在儿童的肩关节疾病谱与成人大不相同。例如，成人最常见的疾病是肩袖病变，但在儿童中却很少发生，儿童最常见疾病是姿势性负荷过重、感染、创伤、发育不良和炎症性病变。

超声是检查肌肉骨骼系统的一种敏感性高且耐受性好的成像方式，成本低、无创性和无电离辐射使这项技术非常适合于评估儿童患者。超声可以对肩部的主要解剖结构进行全面描述，包括关节隐窝、滑囊、韧带、肌肉和肌腱。此外，超声还可以在关节运动和肌肉收缩过程中进行动态扫查，并可以指导微创介入操作。

深入掌握解剖学知识和正确的扫查技术是进行准确的肩部超声检查的前提。在本章中，将对小儿风湿科医师感兴趣的肩部超声解剖学和最常见的病变进行介绍，并重点对骨骼成熟过程中正常声像图和病理性异常声图像进行鉴别。

二、肩部解剖

肩关节复合体包括肩胛骨、锁骨和作为独立生物力学单位的肱骨近端。这些骨骼相互铰连，形成盂肱关节、肩锁关节和胸锁关节。

1.盂肱关节

盂肱关节是由肩胛盂和肱骨头的关节面形成的"球窝"关节。肩胛盂比肱骨头小，仅覆盖其凸面的1/4。二者间匹配上的差异和肩关节相对较大的松弛度使其具有很大的活动性，但也造成了关节固有的不稳定性。肩胛盂的纤维软骨边缘即关节盂唇，增加了关节窝的大小和深度，有助于肩关节的稳定。肱骨头和关节窝的关节面被一层连续的透明软骨覆盖。关节软骨从肱骨头到关节囊附着的解剖颈水平包覆肱骨的凸面。关节囊从关节盂边缘的斜面延伸至解剖颈，并内衬滑膜。盂肱关节腔有3个主要的滑膜隐窝：前面的肱二头肌腱鞘、内侧的肩胛下肌隐窝和下面的腋隐窝（图6.1）。关节囊有两

个开口，一个与肱二头肌长头腱鞘相通，另一个与肩胛下肌隐窝相通。肩胛下肌隐窝通过位于盂肱上、中韧带（位于肩胛下肌隐窝上方）之间的开口与关节相通。肱二头肌长头腱起自肩胛盂上缘和盂上结节。它的近端于关节内弯曲走行，在肱骨头的前上方向前下走行，走行于冈上肌的前缘和肩胛下肌的上缘之间。远端穿过肱骨大结节和小结节之间的沟，即结节间沟，沿着上臂向下走行。在结节间沟内，肱二头肌长头腱被滑膜鞘包绕，为盂肱关节滑膜衬里的延伸。因此，腱鞘内积液反映的是潜在的关节疾病，而不是肌腱本身的病变。

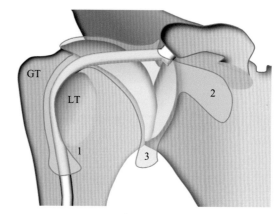

图6.1　盂肱关节腔示意图。盂肱关节有3个主要的隐窝：肱二头肌腱鞘（1）、肩胛下肌隐窝（2）和腋隐窝（3）。GT.大结节；LT.小结节

2.肩部韧带

在肩部有5条韧带对关节的稳定起主要作用（图6.2），分别是3条盂肱韧带、1条喙肱韧带和1条喙肩韧带。盂肱上、中、下韧带稳定关节前方，它们起自关节盂的外侧斜面，附着于小结节上。喙肱韧带稳定关节囊上部，主要维持肱二头肌长头腱的稳定。它由两束来自喙突的纤维束组成，一束（外侧区）附着于大结节并与关节囊和冈上肌融合，另一束（内侧区）附着于小结节和肩胛下肌，后者与盂肱上韧带相连，形成滑车。喙肱韧带远端延续为肱横韧带。后者连接在小结节和大结节之间的结节间沟上，此间沟为肱二头肌长头腱走行的骨性纤维

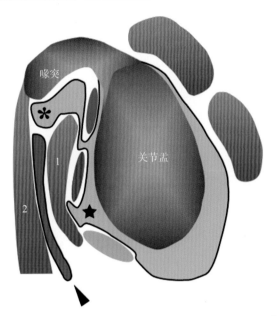

图6.2　经骨性关节盂剖面的盂肱关节矢状面显示盂肱上（棕色）、中（紫色）和下（绿色）韧带与关节腔（浅蓝色）、肩胛下肌（1）、喙肱肌和肱二头肌短头腱（2）之间的关系。肩胛下肌隐窝（星号）是位于喙突和肩胛下肌上缘之间关节腔的延伸，位于关节的前方。该隐窝与较大的喙突下滑囊（箭头）间是相互独立的，后者是肩峰下-三角肌下滑囊的延伸

管道。喙肩韧带连接肩峰和喙突，是喙肩弓的一部分。此结构覆盖在肩关节上方，防止肱骨头向上方移位。

3. 肩锁关节和胸锁关节

肩锁关节是位于肩峰内侧端和锁骨外侧端之间的关节，活动范围有限。肩锁关节面由透明软骨覆盖，两关节面间有楔形的纤维软骨盘结构。关节囊附着于关节边缘，并由上方和下方的韧带固定。

胸锁关节是位于胸骨柄、第1肋内侧端和锁骨内侧端之间的鞍状关节。它是中轴骨和上肢之间的唯一连接。纤维软骨盘将关节分为内侧腔和外侧腔，每个腔都内衬滑膜。该关节由肋锁韧带和锁骨间韧带固定。

4. 肌肉和肌腱

肩关节周围的肌肉可分为两类：①内在肌（肩胛下肌、冈上肌、冈下肌、小圆肌、大圆肌和三角肌），起点及止点均位于上肢骨；②外在肌（斜方肌、背阔肌、肩胛提肌和菱形肌），连接上肢与脊柱或胸壁肌（前锯肌、胸大肌和胸小肌）。肩袖由4块肌肉组成，它们以肌腱的形式结合在一起，形成肱骨头周围的肩袖组织（图6.3）；在上臂运动过程中，肩袖对肱骨头在关节窝中的稳定性起重要作用。肩袖包括肩胛下肌，位于肩前侧；冈上肌，位于上侧；冈下肌和小圆肌，位于后侧（图6.4）。肩胛下肌起自肩胛下窝，大部分肌纤维向上向外走行于盂肱关节前方的喙突下，止于小结节，此肌腱使手臂内收和内旋。冈上肌起源于肩胛骨的冈上窝，走行于肩峰下方和盂肱关节上方，止于大结节，为手臂

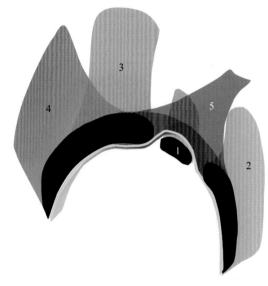

图6.3　肩袖和肱二头肌肌腱。示意图显示了肱二头肌长头（1）、肩胛下肌（2）、冈上肌（3）和冈下肌（4）在肱骨头水平的相对位置关系。冈上肌和冈下肌汇成共同的扁平肌腱。位于冈上肌前缘和肩胛下肌上缘之间的间隙称为肩袖间隙。它由喙肱韧带（5）覆盖，其内走行肱二头肌长头

的外展肌和内旋肌。在肩后部，冈下肌起自冈下窝，汇合成一条较大的肌腱，向外侧延伸附着在大结节上，位于冈上肌肌腱的后下方。较小的小圆肌从肩胛骨的外侧缘发出，附着于大结节，位于冈下肌的后下方。冈下肌和小圆肌为手臂的外旋肌。除肩袖肌肉外，肩部的内在肌还包括大圆肌和三角肌，三角肌覆盖在肩袖肌腱和盂肱关节的上方。三角肌起自锁骨外侧1/3、肩峰和肩胛冈，附着于肱骨干中部的前外侧骨表面。

5. 肩部滑囊

滑囊是内衬滑膜的结构，旨在减少关节运动过程中肌腱与其他关节结构之间的摩擦。肩关节周围有多个滑囊。与临床最相关的是肩峰下-三角肌下滑囊和喙突下滑囊。肩峰下-三角肌下滑囊是位于喙肩弓和肩袖肌腱之间的较宽且扁平的内衬滑膜结构。它由肩峰下部分和三角肌下部分组成。在喙突下方，喙突下滑囊位于肩胛下肌与肱二头肌短头、喙肱肌的联合腱之间。该滑囊与肩峰下-三角下滑囊相延续，并可延伸至喙突内侧。此处需要仔细扫查以区分喙突下滑囊和肩胛下肌隐窝。

三、骨骼的生长特性

肌肉骨骼系统是一个在生长过程中会发生巨大变化的人体系统。在出生时，骨骼为纯软骨，在骨化的过程中，软骨逐渐骨化。深入了解正常骨骼发育的演变模式可以正确理解超声图像和避免误诊。足月出生时，肱骨干、锁骨中段和肩胛骨已经骨化，而肩胛带的其余骨骼仍然是软骨。随着骨骼逐渐成熟，多个次级骨化中心开始出现在肩部的骨骺和骨突骨骺。肱骨近端骨骺可以见到肱骨头、大结节和小结节3个骨化中心，这些骨化

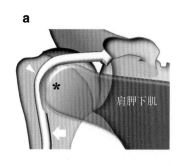
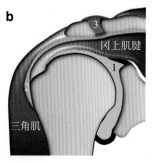
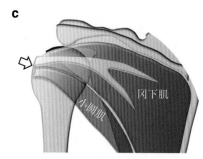

图6.4 肩袖解剖。（a）肩部正面图显示肩胛下肌和肌腱止于小结节（星号），肱二头肌长头肌腱（无尾箭头）穿过结节间沟，沿肱骨头向下弯曲走行（箭头）。（b）沿冈上肌肌腱长轴方向的肩部冠状面显示盂肱关节（1）、肩峰下－三角肌下滑囊（2）和肩锁关节（3）。盂肱关节腔从冈上肌肌腱的下方延伸至肱骨解剖颈。肩峰下－三角肌下滑囊位置较浅，位于冈上肌与三角肌、喙肩弓之间。（c）肩部后面观显示肩胛骨冈下窝内的冈下肌和小圆肌的肌肉与肌腱，二者的肌腱并列止于大结节的后侧（箭头）

中心在3～5岁时相互融合（表6.1）。肱骨头的骨化在13岁时完成。在骨骼成熟过程中，骨骺边缘的骨表面不规则是正常现象，不应误认为是病理性的骨侵蚀。

肩胛骨有至少7个次级骨化中心。肩胛盂的骨化始于喙突下骨化中心的出现，表现为舌形影像，可能被误认为撕脱性骨折。关节盂的下2/3有多个骨化中心，它们生长并融合在一起，形成一个马蹄形的复合体。完全融合发生在17～18岁。喙突在3月龄开始骨化，第一个骨化中心位于喙突中央，第二个骨化中心于8～10岁时在喙突底部出现。出生时，肩峰为软骨，但已显露出成人肩峰的轮廓。它由3个骨化中心组成，在青春期骨化并融合。由近至远，这些骨化中心分别为后肩峰、中肩峰和前肩峰。这些骨化中心融合失败可能会导致1%～8%的患者发生肩峰小骨。肩峰骨呈三角形，可以与肩峰和锁骨形成特有的关节。锁骨内侧骨骺18岁开始骨化，22～25岁与锁骨干骺端融合。熟悉儿童肩部骨骼成熟模式的时机、位置和外观对于能否进行正确的影像学描述和结果分析至关重要。

表6.1 肩胛带骨化中心的出现和融合年龄

骨化中心	出现年龄	融合年龄
肱骨近端		
肱骨头	1～6个月	3～5岁
大结节	9～12个月	3～5岁
小结节	12～16个月	3～5岁
肩胛盂		
喙突下部分	8～10岁	14～17岁
肩胛盂下2/3	14～15岁	17～18岁
肩胛骨：喙突		
喙突中心部	3个月	15～17岁
喙突基部	8～10岁	15～17岁
肩胛骨：肩峰		
肩峰次级骨化中心	14～16岁	18～25岁

四、超声解剖学

随着超声设备和超声探头的技术革新，以及儿科风湿病学家对超声检查有效性的认识提高，肌骨超声的应用正在迅速发展。在超声技术方面，儿童肩部超声成像应使用高频（10～20MHz）线阵探头。在超重儿童中，有时可使用较低频率的探头来显示深在的肩关节前隐窝。多普勒超声可以提供局部血管和组织微血管状态的信息。当用超声评估肩部时，正确合适的体位对于观察个体解剖结构至关重要。为了尽可能减少检查时间，检查体位必须能使患者和检查者都处于舒适的状态。建议采用标准化的扫查方法以获得重复性更好的结果。我们认为，欧洲肌骨放射学会发布的成人肩部超声扫查技术指南完全可以满足儿童肩部评估的需要。

1. 肱二头肌长头腱

对肩部的标准化检查可以从评估肱二头肌长头腱开始，让患儿坐在检查者的面前。患儿手臂放在同侧大腿上，肘部屈曲90°，手掌向上（图6.5）。第一个要识别的标志是结节间沟，它是小结节和大结节之间的沟槽。结节间沟的形态随着年龄的增长而不同，这取决于骨骼成熟度。将探头放置在结节间沟上方的横切面上，肱二头肌肌腱显示为边界清楚的椭圆形。为了避免各向异性，探头必须尽可能地与肌腱方向垂直。在肱二头肌外侧，多普勒成像可以显示旋肱前动脉的升支。肱横韧带呈细长的高回声带，横跨结节间沟。为了全面评估肱二头肌，扫查应向上延伸，以包括肌腱在肱骨头凸面上弯曲走行的关节内部分，并向下延伸至胸大肌肌腱水平的腱腹移行处（图6.6）。长头位于肱骨近端干骺端的前面，肱骨结节的远端。它从上到下、从前到后斜向走行。在这个区域，少量的腱鞘积液（如未完全包绕肌腱）可被认为是正常的表现，不必在报告中提示。仅在短轴切面对肌腱进行扫查就足以显示肱二头肌的状态。将探头顺时针旋转90°即可获得肱二头肌长头腱的长轴切面（图6.7）。长轴切面可作为短轴切面的补充，以便

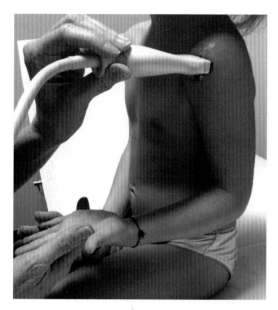

图6.5 扫查患者肱二头肌长头腱短轴的探头位置

更好地显示病变。

2.肩胛下肌腱

在肩袖检查中，肩胛下肌腱是继肱二头肌之后要检查的肌腱。要求被检查患儿向外旋转手臂，同时保持肘部紧贴身体，手掌向上（图6.8a）。在长轴切面上，肩胛下肌腱在肱骨头部呈"凸"形（图6.8b）。肩胛下肌腱止于肱骨小结节，将探头向内移动，喙突尖端的短轴显示为圆形的骨性结构。当检查其短轴时（图6.8c），正常肩胛下肌的多羽状肌纤维结构会产生一些低回声裂隙，

与肌腱和肌束交织在一起有关，不要将其误认为肌腱断裂（图6.8d）。

3.冈上肌肌腱

在中立位，部分冈上肌肌腱会被肩峰的声影遮盖，只能显示其远端。为了将肌腱从其骨性覆盖中拉出，需患儿将手臂向后伸展，手掌放在髂骨翼的上部，肘关节屈曲，朝向后侧和中线（图6.9a）。探头放置在肌腱的长轴上，以同时显示被覆软骨的"凸"形肱骨头、肱骨的解剖颈和大结节。在长轴上，冈上肌肌腱呈鸟嘴状结构，浅方为三角肌和肩峰下-三角肌下滑囊，深方为盂肱关节和关节软骨（图6.9b）。各向异性通常发生在深部的肌腱附着处，位于肱骨颈外侧区域。这种伪像与关节侧肌腱部分撕裂相似，可通过轻微调整探头使声波垂直于肌腱来鉴别。冈上肌肌腱的短轴也需要检查。虽然冈上肌的前缘轮廓清晰，但由于冈上肌肌腱和冈下肌肌腱的交织排列，二者之间没有明确的分界。

4.冈下肌肌腱和小圆肌肌腱

将探头放置在肩部后方可以检查冈下肌肌腱和小圆肌肌腱（图6.10）。前臂应放置在同侧大腿上。肩胛冈可作为区分冈上窝和冈下窝的标志。冈下肌肌腱和小圆肌肌腱为独立的结构，它们起源于各自的肌肉并止于肱骨大结节。

5.盂肱关节

盂肱关节囊从关节盂边缘的外侧延伸至肱骨解剖颈。超声对显示关节的主要隐窝（如腋隐窝、盂肱后隐窝和肩胛下肌隐窝，以及肱二头肌长头腱鞘）内的少量

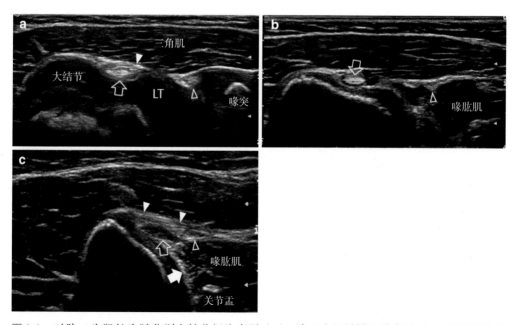

图6.6 对肱二头肌长头腱分别在结节间沟水平（a）、肱二头肌腱鞘远端水平（b）和腱腹移行水平（c）进行短轴切面扫查。在（a）中，肱二头肌长头腱（空心箭头）呈椭圆形高回声，位于被覆软骨的大结节（GT）和小结节（LT）的软骨隆起之间，被肱横韧带（无尾箭头）覆盖。在（c）中，注意肱二头肌腱腹移行处与胸大肌肌腱（无尾箭头）的关系。空心无尾箭头示肱二头肌短头；箭头示胸大肌肌腱

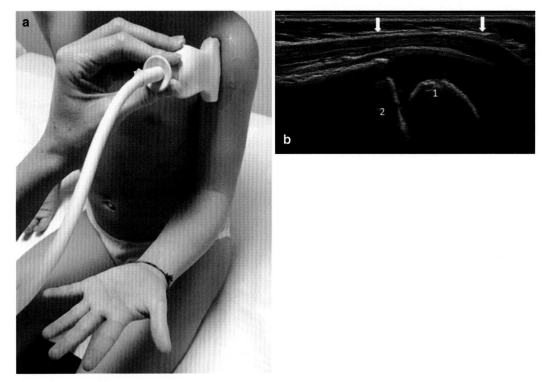

图6.7 （a）沿长轴检查肱二头肌长头腱的患者体位和探头的位置；（b）一名3岁女童肱二头肌长头腱（箭头）的长轴声像图。肱二头肌肌腱显示为由许多平行线组成的、清晰的纤维回声结构。1.肱骨头；2.肱骨近端干骺端

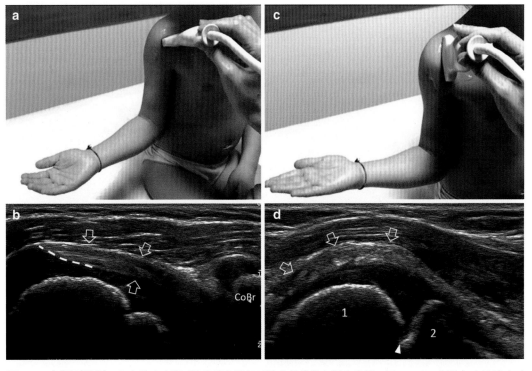

图6.8 肩胛下肌腱。（a）检查肩胛下肌肌腱长轴切面的患者体位和探头位置，用12-5MHz探头扫查显示（b）肩胛下肌肌腱长轴的声像图（空心箭头）。虚线处为肩胛下肌肌腱止于软骨回声的小结节。CoBr.肱二头肌短头和喙肱肌的联合肌腱。（c）检查肩胛下肌肌腱短轴切面的患者体位和探头位置。（d）用12-5MHz探头进行矢状面扫查显示肩胛下肌肌腱（空心箭头）短轴的超声图像，显示该肌腱的多羽状结构。注意肱骨头骨化核（1）、骺板（无尾箭头）和干骺端（2）

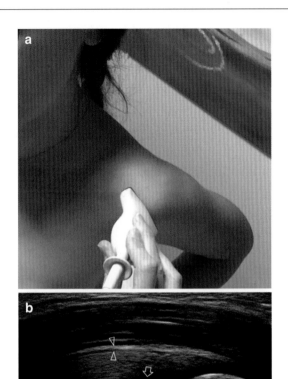

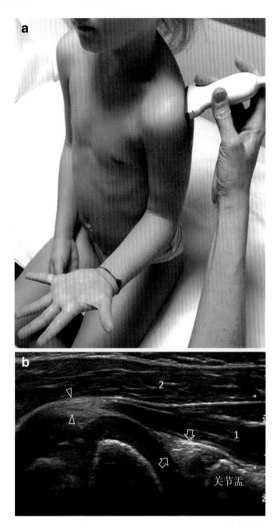

图6.9　（a）检查冈上肌肌腱长轴切面的患者体位和探头的位置。（b）一名15岁女童的冈上肌肌腱长轴。肌腱呈凸喙状，覆盖在肱骨头的低回声软骨（星号）浅方，然后止于大结节。注意，肌腱止点（虚线）从肱骨颈（无尾箭头）延伸至大结节上外侧。肌腱在止点处呈弯曲分叉走行，导致形成低回声的各向异性伪像（空心箭头）。在冈上肌和三角肌之间，正常的肩峰下-三角肌下滑囊表现为一条薄的低回声带（空心无尾箭头）

液体具有很高的敏感性。盂肱后隐窝要在横断面上进行检查，探头放置在盂肱关节的后侧，在后盂唇-关节囊复合体的上方。横切面上，纤维软骨唇呈三角形高回声结构，底部朝向内侧，顶点指向外侧，覆盖关节盂的骨缘（图6.10）。当滑膜增生/隐窝积液时，后盂唇尖端周围可观察到低-无回声区。由于幼儿存在大量无回声的肱骨软骨，可以通过手臂的被动内、外旋改变隐窝的形状，使积液/滑膜与软骨区分开。当患者坐位或俯卧位时，可以在超声引导下安全地进行后隐窝的针吸或注射的介入性操作。关节前隐窝位置较深，超声评估较为复杂。横切面扫查时，隐窝积液表现为前盂唇周围的无回声区。同样，肩胛下肌隐窝体积小且位于喙突下，超声评估也很有挑战性。在横切面或矢状面上，肩胛下肌隐窝积液表现为位于喙突正下方、肩胛下肌浅方的小的无回声区（图6.11）。肩胛下肌隐窝较小，不要被误认为较大的喙突下滑囊，后者更多地向足侧延伸，并且不与盂肱关节相通。

图6.10　冈下肌肌腱。（a）检查肩部的外旋肌的探头位置和患儿体位。（b）3岁男童，用12-5MHz探头于盂肱关节后方横切扫查的声像图。显示冈下肌（1）和肌腱（空心无尾箭头）的长轴切面。注意冈下肌与三角肌（2）和关节后盂唇（空心箭头）的关系。盂肱关节后隐窝位于肱骨头和骨性关节盂的后侧之间，位于冈下肌肌腱和肌肉的深方

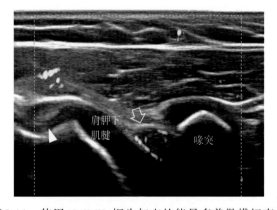

图6.11　使用13-5MHz探头扫查的能量多普勒横切声像图，显示一例11岁少女的肩部前内侧间隙，患儿患有幼年型特发性关节炎。超声图像显示肩胛下肌隐窝（空心箭头）滑膜增厚、血流丰富。注意此隐窝与肩胛下肌腱和喙突的关系。无尾箭头示小结节软骨

盂肱关节的腋隐窝是下关节囊冗长折叠的结果。该隐窝的检查可以通过患儿仰卧并外展手臂来完成。探头放置在腋中线上，沿肱骨干的长轴进行纵切扫查（图6.12a）。用肱骨头-肩胛盂复合体和肱骨颈部作为标志来识别滑膜隐窝（图6.12b）。此隐窝沿肱骨颈部延伸。积液量可在肱骨外科颈凹陷中部测量，此处深度最大。如果患儿由于肩关节活动度降低而不能外展手臂，可以采用另一种方式，患儿肩关节为中立位，探头置于后隐窝下方进行横切面扫查。最后，肱二头肌腱鞘被认为仅仅是关节腔的延伸。继发于单纯的肱二头肌肌腱炎的腱鞘积液罕见。

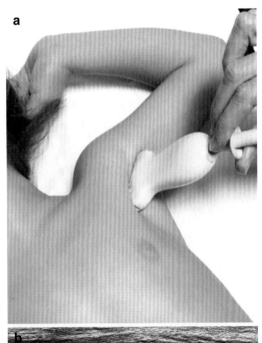

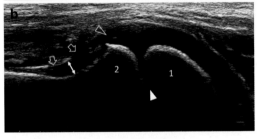

图6.12　（a）检查患者盂肱关节腋隐窝的探头位置。探头沿肱骨干的长轴平行于腋中线放置。（b）盂肱关节腋隐窝。1.肱骨头；2.肱骨干骺端；无尾箭头示骺板；空心箭头示肱骨外科颈；空心无尾箭头示肱骨干骺端。腋隐窝积液可在肱骨外科颈凹陷中部测量，此处深度最大（双箭头）

6.肩峰下-三角肌下滑囊　是人体最大的滑囊。超声可以显示该滑囊可被声束扫查到的部分，而位于肩峰深方的部分是无法探及的。正常情况下，肩峰下-三角肌下滑囊不扩张，表现为冈上肌肌腱浅方的一条薄的低回声带。在慢性炎症情况下，可出现滑囊壁增厚、滑囊扩张。检查滑囊时需要小心仔细扫查：探头压力过大可能会将液体从声像图中挤压出去。当患儿坐位时，积

液倾向于聚集在滑囊最低的部分，沿大结节的外侧边缘形成典型的"泪滴状"外形。

7.肩锁关节　检查肩锁关节时，探头应放置在肩峰上方的冠状面（图6.13）。锁骨的末端比肩峰高，因此很容易触及。一旦声像图上显示出关节，应调整探头方向，将探头的一端放置在肩峰上，另一端放置在锁骨上。由增厚的滑膜/积液引起的关节肿胀表现为关节间隙增宽或肩锁上韧带和关节囊的膨胀隆起。关节内纤维软骨盘显示为位于关节内的三角形高回声。

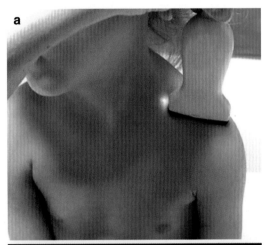

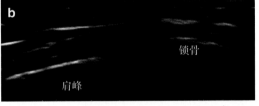

图6.13　（a）检查患者肩锁关节的探头位置；（b）超声图像来自一名11岁女童

五、肩部疾病

1.幼年型特发性关节炎

通过对肩关节隐窝的系统评估，超声已被证明是评估幼年型特发性关节炎（JIA）肩关节受累的非常有价值的检查方法。JIA代表的不是单一的疾病类型，而是一种适用于所有类型的16岁前发病且持续时间超过6周的不明原因关节炎的诊断。关节受累可以是单关节的，也可以是少关节的，也可以是多关节的，这取决于特定的JIA类型。所有类型的JIA都有一个共同的慢性炎症过程，主要累及滑膜。更严重时，持续的炎症可能会导致骨软骨损伤的风险增加，这可能会导致短期和长期的身体残疾。尽管任何关节都有可能受累，但在少关节炎型中，通常膝关节和踝关节等大关节会受到影响，发病时以跛行为主要症状。多关节炎型和全身型比少关节炎型更容易累及肩部。在这种情况下，超声可以成为临床查体的极有价值的补充，提供最常受炎症过程影响的相

关解剖结构的信息（表6.2）。

经验证明，超声在检测炎性变化，如积液渗出和滑膜增厚方面敏感性非常高（图6.14）。在年龄较小的儿童中，骨骺软骨看起来像滑液一样呈无回声，因此会给经验不足的检查者判断是否存在积液带来一些困难。对正确的解剖标志和滑膜下脂肪的深入了解及识别有助于二者的鉴别。熟悉不同年龄段的关节表现是学习曲线的一部分，也是OMERACT工作组的主要研究重点，该工作组成功地为正常的儿童关节超声表现提供了定义及标准。详细了解与年龄相关的骨骼变化为制定儿科风湿病病变的定义和超声的标准化使用提供了基础。虽然实际上并不准确，但可以通过测量后隐窝和腋隐窝的最大深度（即肱骨头和关节囊之间的距离）来尝试定量评估滑膜炎（图6.15）。滑膜充血是滑膜的炎症表现，表现为多普勒血流信号增多、强度增高。与由滑液滋养的关节软骨不同，骨骺软骨可观察到一定的血管结构。然而，软骨的血供模式显示出一些与年龄和关节相关的变异性。了解未成熟骨骼中的血管结构对于正确理解幼年型特发性关节炎患者关节周围的多普勒信号至关重要，因为在生长的骺软骨中检测到血流一定是反映炎症过程的特异性发现。

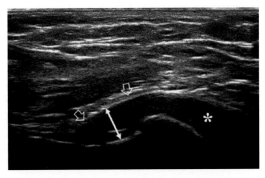

图6.15　青少年特发性关节炎合并肩部受累的11岁女童的腋隐窝扩张（双箭头）

发性关节炎患者中，肱二头肌腱鞘积液、充血和腱鞘增厚是相当常见的（图6.16）。肩峰下-三角肌下滑囊炎在幼年型特发性关节炎患者中偶有报道。超声还有助于评估骨软骨损伤，如关节软骨变薄和长病程患者的骨侵蚀。随着骨骼的逐渐成熟，关节间隙的宽度会生理性地减小，这使得超声很难确定软骨厚度的减少是年龄相关变化的一部分，还是骨侵蚀性疾病的一部分。在慢性晚期疾病中，超声可以显示骨侵蚀，表现为清晰的骨皮质缺损，由低回声滑膜血管翳填充（图6.17）。

2. 化脓性关节炎

盂肱关节感染在儿童中是一种严重但相对少见的疾病，占所有感染性关节炎病例的3%～12%。主要发生于年幼的婴儿。由于化脓性关节炎是紧急医疗情况，因此需要及时诊断和积极治疗，以避免永久性的关节损伤。关节腔液体增多、滑膜充血和相关的关节旁软组织改变，包括水肿、积液和局部充血，是超声图像上常见的表现。虽然超声对检测盂肱关节积液非常敏感，但不能确定积液的性质，也不能确切地将感染性关节炎与其他情况区分开来。在许多情况下，化脓性积液可能表现为浑浊液性回声，但不能完全根据回声情况来鉴别。清

表6.2　**幼年型特发性关节炎肩部超声最常观察到的解剖结构**

盂肱关节后隐窝
盂肱关节腋隐窝
肩锁关节
肱二头肌长头腱鞘
肩峰下-三角肌下滑囊

肱二头肌长头腱在结节间沟被滑膜鞘包围，该滑膜鞘是盂肱关节滑膜的延续；在盂肱关节受累的幼年型特

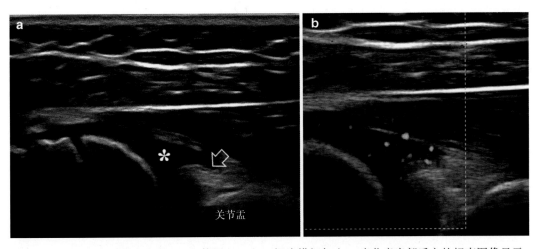

图6.14　青少年特发性关节炎。（a）使用12-5MHz探头横切扫查11岁儿童肩部后方的超声图像显示，后盂唇（空心箭头）附着于骨性关节盂，盂肱关节后隐窝轻度扩张伴积液（星号）。（b）对应的能量多普勒图像显示后隐窝的滑膜有充血征象

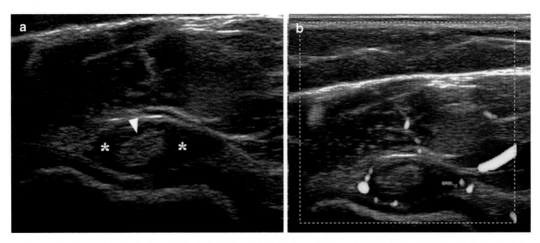

图6.16 （a）一例12岁女童，患有幼年型特发性关节炎，其肱二头肌长头腱（无尾箭头）的短轴扫查图像。肱二头肌腱鞘积液（星号）。对应的超声能量多普勒图像（b）显示滑膜充血

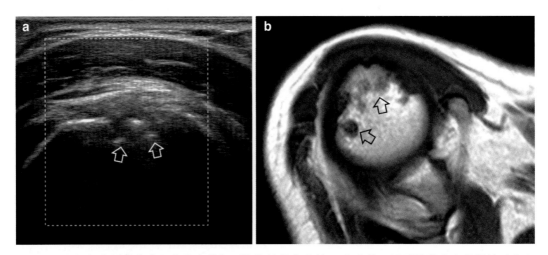

图6.17 （a）超声图像来自一名患有幼年型特发性关节炎的16岁女孩，显示肱骨头有骨侵蚀（空心箭头）。（b）三维梯度回波T_1加权磁共振序列确认肱骨头存在骨侵蚀

亮无回声的积液实际上也可能出现在败血症中。考虑到这些因素，超声引导下的穿刺抽液仍然是确诊感染性疾病的诊断方法。

3.运动损伤

超声能够显示并评估幼儿软骨结构和生长板，为生长过程中关节的创伤性病变的影像学评估提供了一个新的有价值的选择。尽管运动相关损伤在儿童和成人之间存在明显的重叠，但仍可观察到儿童患者损伤病变的独有特征。这些差异主要与未成熟骨骼和关节旁结构的持续变化有关。据估计，韧带结构的强度是未闭合骨骺的2～5倍。生长中的骨骼与邻近的肌腱和韧带的抗应力能力之间的差异容易导致儿童的急性和慢性损伤。肩部是青少年投掷运动员最常见的受伤部位之一。"小联盟肩"（特指美国棒球青少年联盟中的肩关节疾病）和肩峰骨端溶解是仅见于青少年投掷运动员的常见损伤。"小联盟肩"是由于重复的头顶投掷造成的微损伤，导致位于肱骨近端干骺端的骨松质中的血管网破裂。随后的血供减少影响了骨骺的骨化过程，在X线片和磁共振图像上可观察到骨骺增厚及形态不规则。早期诊断对于减少骨桥形成等长期不良后遗症至关重要。从事身体接触性运动的儿童运动员常见的特定急性损伤包括锁骨近端和远端骨骺骨折（骨膜套状撕脱骨折）、肱骨近端骨骺损伤和喙突骨折。

4.锁骨骨折

锁骨骨折是一种常见的儿科损伤，每年发病率为5‰～12‰。X线检查是确诊的首选影像学检查方法，超声被认为是一种有价值的替代方法，准确率达95%。超声可显示未完全骨化骨骼，该能力使其可用于诊断新生儿因出生创伤造成的锁骨骨折。诊断的依据是骨皮质连续性中断。其他相关的诊断体征包括骨痂、血肿或呼吸时骨折段的反常活动。

（译者：赵一冰　郭　稳　边　臻）

第 7 章

肘关节和前臂

一、引言

1. 肘关节的构成

肘关节由三个独立的关节组成，三者共同包裹在一个关节囊内。其一是桡骨头和肱骨小头之间的桡肱关节。这是一个受限的球窝关节、铰链型滑膜关节。其二是肱尺关节，是在尺骨鹰嘴和肱骨滑车之间形成铰链关节（滑车关节），可弯曲和伸展。其三是上桡尺关节，属于滑膜枢轴关节，可旋前和旋后。

2. 儿童肌骨超声的特点

骨骼生长是儿童肌骨超声（MSUS）与成人不同的主要原因，因为扫查时骨性标志通常被用作参照点。儿童和成人MSUS检查的主要区别包括除关节软骨外，儿童还存在程度不等的未骨化透明软骨，儿童软骨厚度远大于成人，另外儿童存在次级骨化中心和生长板（图7.1）。

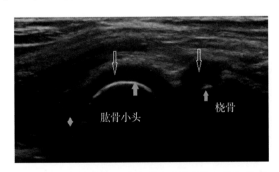

图7.1　9岁男童的正常超声解剖显示未骨化软骨（空心箭头）、肱骨小头和桡骨头的次级骨化中心（箭头）和关节隐窝（菱形）

3. 次级骨化中心

肘关节在出生时是完全软骨化的，其6个次级骨化中心（OC）相继出现并骨化，这些骨化中心可能因儿童的成熟度和性别而异，甚至可能在同一儿童的两个肢体之间有所不同。对侧肘关节成像对于识别细微的病变是有帮助的。关于次级骨化中心的发展，"CRITOL"是一个次级骨化中心出现的时间顺序记忆法：

- C代表肱骨小头，R代表桡骨头。
- I代表肱骨内上髁，T代表滑车。

- O代表鹰嘴，L代表肱骨外上髁。

肱骨小头在1岁时首先出现骨化中心，但最早也可在3个月时出现，随后其他骨化中心依次出现，每个中心间隔约2年。

如果没有很好地认识次级骨化中心发育的正常时间模式，内/外上髁的移位骨折就很容易被遗漏。

肱骨远端骨骺16～17岁时与骨干融合，尺骨近端骨骺16岁时与骨干融合，桡骨近端骨骺17～18岁时与骨干融合。

二、肘关节超声扫查技术

1. 探头选择

由于肘关节大多数结构位置表浅，建议使用高频线性探头，通常为12～18MHz。儿童超声检查最重要的问题之一是扫查过程中儿童不能配合。这一问题可以用许多方法来解决，如使用温暖而不是冰冷的耦合剂，配合玩具和柔和的光线。有时还需要对超声检查的标准姿势进行调整，让儿童更舒服。例如，可以让儿童坐在父母腿上或是躺在沙发上进行检查。

2. 探头方向

根据EULAR指南，纵切扫查时探头的方向标记应朝向肢体近端，近端部分的图像位于屏幕左侧，远端部分的图像位于屏幕右侧。横切扫查时，探头的方向标记应指向检查者的左侧。

三、肘关节规范扫查

肘关节的MSUS检查应将重点放在出现临床症状的区域，任何病变的扫查和记录都应基于两个相互垂直的平面。肘关节的完整检查需根据明确的要求进行，应包括4个区域的评估：①前间室；②外侧间室；③内侧间室；④后间室。

1. 肘前间室

肘前间室的MSUS检查的重点是肘关节前隐窝（图7.1）、远端肱二头肌肌腱、肱肌和正中神经。儿童取坐位，面向检查者，肘关节完全伸展，前臂旋后。探头扫查范围应包含关节上、下各5cm的区域。

·肱桡关节前方纵切扫查：解剖标志是肱骨小头、桡骨头、肱骨小头上方的桡骨头窝和关节囊。肱骨小头的次级骨化中心在1岁时出现，通常呈单一光滑中心，桡骨头的次级骨化中心在4岁时出现，通常开始呈椭圆形，后来变为盘状。Shen等将3岁以下健康儿童肱桡关节的前面观比喻为相对的双拳，并称为"双乳"征。Herring等还描述了肱骨远端的凹陷，这一结构到6个月时才比较明显，随后更加显著（图7.2）。

·肱尺关节前方纵切扫查：解剖标志是肱骨小头、滑车、软骨、关节囊、肱肌、肱动脉、肱动脉内侧的正中神经、肱肌和肱桡肌之间的桡神经、肱二头肌远端、旋前圆肌内侧和肱桡肌外侧。滑车的次级骨化中心出现

在7岁时，通常呈不规则形和碎片状。冠状突窝通常在6个月大时才能被检出，之后逐渐明显，内含一个位于关节囊内、滑膜外的三角形的高回声脂肪垫，可因冠状突窝积液而移位（图7.3）。

·肘前间室横切扫查：解剖标志是肱骨小头、滑车、软骨、关节囊、肱肌、肱动脉、肱动脉内侧的正中神经、肱肌和肱桡肌之间的桡神经、肱二头肌远端、旋前圆肌内侧和肱桡肌外侧。肱二头肌远端肌腱下部被滑膜外副腱包绕，直至伸入桡骨结节内，因其向深方斜行，不易显示。显示肱二头肌远端肌腱的最佳方法是将肘关节伸直，前臂充分后旋，首先将探头横切沿着肌腱扫查，直至其向深部插入，同时旋转探头使其朝向下外侧（图7.4）。

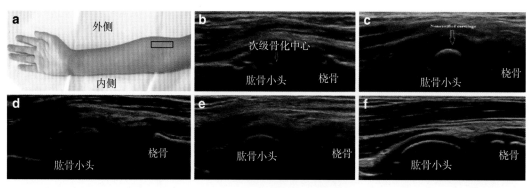

图7.2 不同年龄肱桡关节前方纵切扫查：（a）探头位置，（b）11个月，（c）2岁，（d）5岁，（e）9岁，（f）14岁

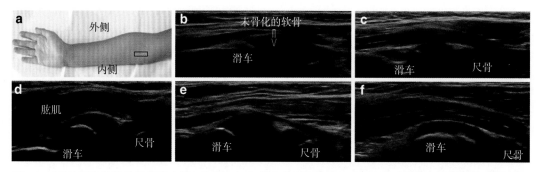

图7.3 不同年龄组肱尺关节前方纵切扫查：（a）探头位置，（b）11个月，（c）2岁，（d）5岁，（e）9岁，（f）14岁

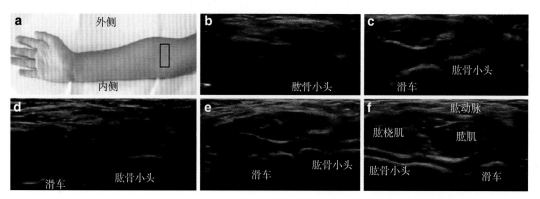

图7.4 不同年龄组肘前间室横切扫查：（a）探头位置，（b）11个月，（c）2岁，（d）8岁，（e）9岁，（f）14岁

2.肘外侧间室

肘外侧间室肌骨超声检查的重点是肱桡关节隐窝、伸肌总腱起点（CEO）、外侧副韧带和桡神经。儿童取坐位，面向检查者，肘关节完全伸展，前臂后旋。肘外侧间室的标准扫查是纵切，探头近端位于外上髁上方，发现病变时需要横切扫查来确认。伸肌总腱包含桡侧腕短伸肌、指伸肌、小指伸肌和尺侧腕伸肌。伸肌总腱起点附着在外上髁外侧，肱骨外上髁是肘关节外侧间室的主要骨性标志（图7.5）。

肱骨外上髁的次级骨化中心出现在10岁，通常表现为单个线样中心或多个中心。这个线性中心从外周开始，与外侧髁相隔较远，因此很容易被误认为是撕脱骨折。

3.肘内侧间室

儿童面向检查者而坐，同时肘关节伸开，前臂外展并后旋。MSUS检查肘内侧间室的重点是屈肌总腱起点（CFO）、内侧副韧带和肘关节内侧部分。肘内侧间室的标准扫查是纵切，探头近端在肱骨内上髁上方可以显示内上髁的高回声骨性轮廓，以及尺骨和滑车之间的关节。如发现病变，需横切扫查加以确认。

CFO附着在内上髁，内上髁是肘关节内侧区的主要骨性标志。内上髁的次级骨化中心在5岁时可见，通常表现为单个中心。Shen等描述了3岁以下健康儿童的完全软骨性内上髁、肱骨远端和肘管的外观，看起来像驼峰，称为"双驼峰"征。

CFO包含桡侧腕屈肌、指浅屈肌、掌长肌、尺侧腕屈肌和旋前圆肌。与伸肌总腱相比，在超声上屈肌总腱更短，回声更高，容易与关节囊区分（图7.6）。

内侧副韧带（MCL）由三束组成：前束、斜束、后束。超声检查显示，前束是内上髁和尺骨冠状突之间呈高回声的纤维束。前束在功能上被认为是肘关节内侧的主要稳定结构。探头于尺骨鹰嘴和内髁之间横切可显示尺神经。

4.肘后间室

肘后间室的肌骨超声检查重点是肱三头肌及其肌腱、鹰嘴窝、关节后隐窝和肘管中的尺神经。儿童面

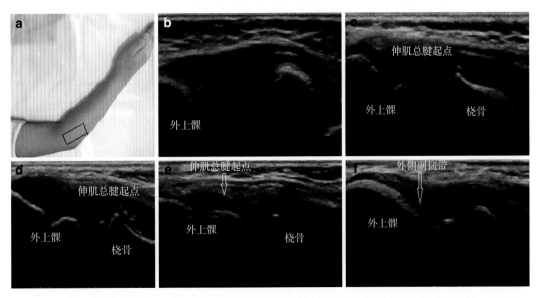

图7.5 不同年龄组肘外侧间室的纵切扫查：（a）探头位置，（b）11个月，（c）2岁，（d）5岁，（e）9岁，（f）14岁

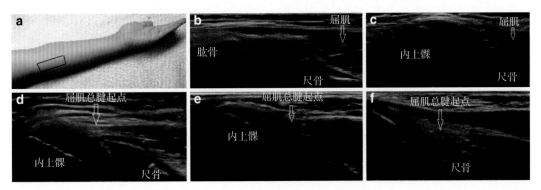

图7.6 不同年龄组肘内侧间室纵切扫查：（a）探头位置，（b）11个月，（c）2岁，（d）5岁，（e）9岁，（f）14岁

向检查者而坐，肘关节呈90°弯曲，手掌撑在桌面上呈"蟹钳样屈肘"。肘后间室的标准扫查是纵切，探头远端紧贴尺骨鹰嘴，以便看到鹰嘴的高回声骨性轮廓。发现病变时需行横切扫查。肱三头肌肌腱附着于鹰嘴突上段后部，鹰嘴突是肘后间室的主要骨性标志。尺骨鹰嘴通常有2个次级骨化中心，9岁后可见，易被误认为是骨折。

鹰嘴窝是肱骨远端后部的凹陷，被高回声脂肪垫充填，滑膜炎或积液时脂肪垫可发生移位。此处也是识别关节内游离体的最佳平面。肱三头肌由3个头组成：长头、内侧头和外侧头。浅部为长头和外侧头，深部为内侧头，超声表现为低回声，肱三头肌肌腱呈高回声，肱三头肌和肌腱均位于肘关节鹰嘴隐窝浅侧（图7.7）。

另一个重要的结构是后脂肪垫，纵切扫查呈三角形高回声，位于关节囊内肱三头肌肌腱深部、滑膜外。脂肪垫可由于关节腔内异常积液而移位，如关节内骨折、滑膜炎和关节积血（图7.8）。

四、前臂：解剖与检查技术

前臂的骨骼是桡骨和尺骨，它们通过上、下桡尺关节相互关联，同时二者之间有一层坚固的骨间膜相连接，将前臂分为前间室、后间室。

肌肉的超声解剖

正常肌肉具有典型的超声表现，即低回声，其间夹杂着曲线状或点状高回声纤维脂肪间隔。在纵切面上，探头平行于肌肉长轴，肌周结缔组织呈线样或羽毛状等回声结构，而在横切面上，肌周结缔组织的回声呈斑点状。包围肌肉的肌外膜呈高回声。肌骨超声定位前臂肌肉的最佳方法是从腕部开始扫查，因为此处肌腱独立且

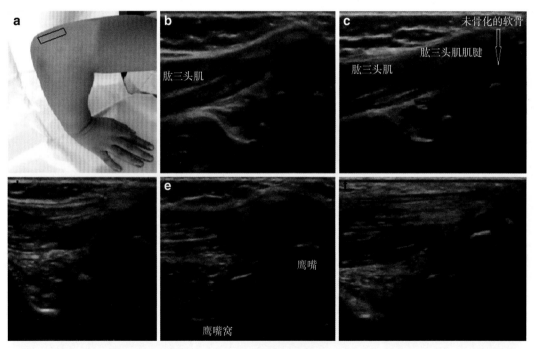

图7.7　不同年龄组肘后间室纵切扫查：（a）探头位置，（b）11个月，（c）2岁，（d）5岁，（e）9岁，（f）14岁

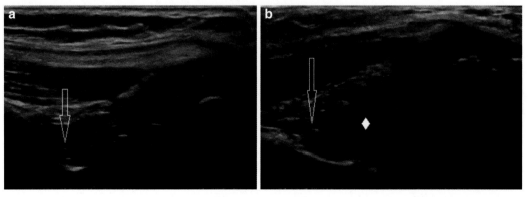

图7.8　肘后间室纵切扫查，13岁男童的后脂肪垫（空心箭头）处于（a）正常位置，（b）7岁男童滑膜炎（菱形）导致脂肪垫移位

容易识别；然后探头向近端移动，以识别它们的肌肉来源。

前臂的全面检查包括前间室（屈肌间室）、后间室（伸肌间室）的评估。

· 屈肌间室（图7.9和图7.10）：屈肌间室比伸肌间室厚，这可能与其对抗重力作用有关。屈肌间室由9块肌肉组成，分成两组：浅群和深群。屈肌间室主要受正中神经支配。

屈肌间室浅群均起源于肱骨内上髁，包括5块肌肉，由外向内分别为旋前圆肌、桡侧腕屈肌（FCR）、指浅屈肌（FDS）、掌长肌、尺侧腕屈肌（FCU）。上述肌肉深部有两块肌肉：指深屈肌（FDP）或拇屈肌和旋前方肌（PQ）。正中神经走行于旋前圆肌的两个头之间，然后在指浅屈肌和指深屈肌之间的屈肌间室中间走行，尺神经在尺侧腕屈肌（FCU）深方走行于屈肌间室的内侧，其远段与尺动脉伴行。

· 伸肌间室：包括外层和后层。后层又分为浅群和深群两组。伸肌间室主要由桡神经的运动终末支——骨间后神经支配。

外层包括桡侧腕长伸肌（ECRL）和肱桡肌，起源于肱骨外侧髁上嵴。后层浅群包括4块肌肉：桡侧腕短伸肌（ECRB）、指伸肌（ED）、小指伸肌（EDM）和

尺侧腕伸肌（ECU），起源于肱骨外上髁的总伸肌起点（CEO）。后层深群也包括4块肌肉：拇长展肌（ABL）、拇长伸肌（EPL）、拇短伸肌（EPB）和指伸肌。

在前臂背侧近端，拇长展肌和拇短伸肌肌腱构成第一伸肌间室，桡侧腕长伸肌肌腱和肌肉构成的第二伸肌间室在其外侧（图7.11）；继而，在靠近手腕处第一伸肌间室的肌腱由内向外跨越第二伸肌间室的肌腱，形成近端交叉，该处易发生病变，称为交叉综合征（图7.12）。

骨间后神经在旋后肌的两个头之间穿过，在伸肌间室的浅群和深群之间走行，然后在腕部水平深入到指伸肌深方。

五、风湿性肘关节病变

1.滑膜病变

婴幼儿肘关节易患多种风湿性疾病，如青少年慢性关节炎、化脓性关节炎、血友病性关节炎等。

2.幼年型特发性关节炎（JIA）

JIA的诊断仍然是临床诊断。尚无可用的检验方法能够证实或排除诊断。因此，需要有经验的临床医师通过判断关节肿胀、压痛或活动受限来进行诊断。缺乏经

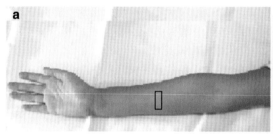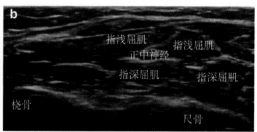

图7.9　前臂屈肌间室中部横切扫查：（a）探头位置；（b）超声解剖

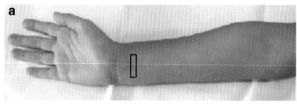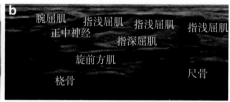

图7.10　前臂屈肌间室远端横切扫查：（a）探头位置和（b）超声解剖

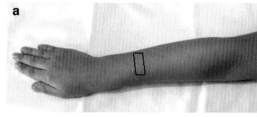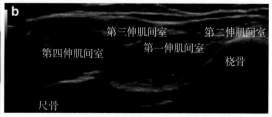

图7.11　前臂伸肌间室横切扫查：（a）探头位置和（b）伸肌间室的超声解剖

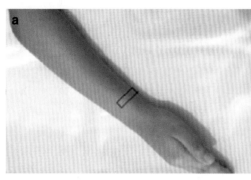
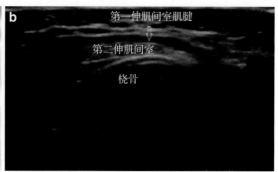

图7.12　近端交叉的横切扫查：（a）探头位置和（b）超声解剖，显示第一伸肌间室肌腱与第二伸肌间室肌腱的交叉

验的医师很难做到，即使对于经验丰富的临床医师，这也是一个挑战。

肌骨超声对于JIA中的亚临床型滑膜炎的诊断特别有帮助，能够改善JIA亚型患者的分类，确定病情是否缓解，可以指导关节内皮质类固醇的注射，以及发现早期关节损伤。

肘关节是JIA常见的受累部位，尤其是多关节型和少关节型。

超声检查对确定肘关节积液或滑膜炎很有帮助。多项研究表明，在检测儿童肘关节滑膜炎方面，超声检查比临床检查和X线检查更敏感。

根据2017年发表的OMERACT中关于儿童滑膜炎超声特征的初步定义，超声对儿童滑膜炎的检测包括灰阶超声和多普勒超声（彩色多普勒和能量多普勒）的评估。单纯的灰阶超声可检出滑膜炎，而单纯多普勒超声却无法做到。灰阶超声可显示滑膜积液和滑膜肥大。滑膜积液表现为异常的、关节内可移动的低或无回声（图7.13）。滑膜肥大表现为关节内不可活动的异常低回声（图7.14）。增生的滑膜内必须检测到多普勒信号才是滑膜炎的征象。

渗出液和滑膜肥大最常见于肘关节的外侧或后部，但是在前部或内侧也会出现。正常关节腔内超声检查可检出1ml的液体。

无论是炎性、感染性还是血友病性关节病，超声都无法可靠地判断渗出液的性质。超声能够很好地指导抽吸关节积液，这也是诊断关节异常的关键。

多普勒超声（能量或彩色多普勒）可用于检测滑膜的炎症活动，这对于超声全面评估儿童炎性关节炎至关重要（图7.15）。

需要强调的是，在儿童，骨骺是有血管血供的，而且干骺端血管通过生长板与骨骺血管相吻合。在健康儿童生理状态下，肌骨超声也可在该区域检测到血管。根据OMERACT对超声检出的儿童滑膜炎的定义，病理性是指在滑膜增生/肥大的区域检出超声多普勒信号。

3.化脓性关节炎

感染引起的婴儿和儿童急性单关节炎（化脓性关节炎）具有潜在的严重后果，被认为是风湿病的急症，应在数小时内确诊，以避免关节破坏，造成不可挽回的后果。

虽然化脓性关节炎在婴儿期比较常见，但儿童化脓性肘关节炎却很少见。

在最近一项对12例儿童化脓性关节炎的研究中，

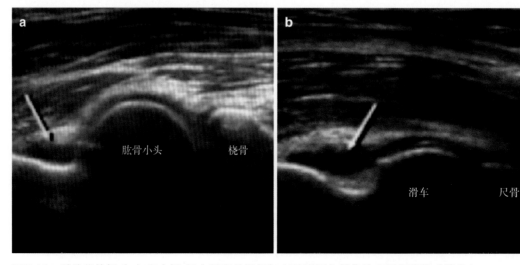

图7.13　肘关节外侧（a）和内侧（b）间室的纵切扫查显示两个部位均有轻度积液（箭头）

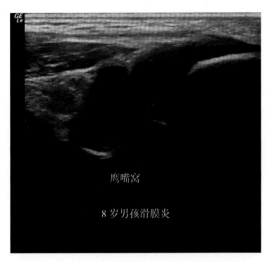

图7.14 肘关节后间室纵切扫查显示滑膜肥大，不可活动的关节内可见异常低回声

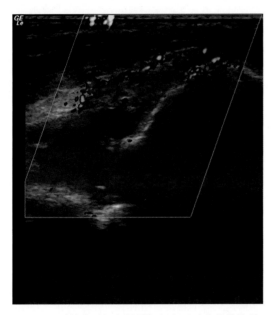

图7.15 肘关节后间室的纵切扫查显示多普勒信号

金黄色葡萄球菌是最常见的病原菌。由于临床表现无特异性，即突然出现疼痛和关节不适，诊断往往被延误，多数情况下，炎性标志物水平升高（红细胞沉降率＞40mm/h，C反应蛋白＞2mg/dl）。

尚无一项临床征象对化脓性关节炎高度敏感或特异。超声有助于鉴别诊断。化脓性关节炎的超声特征是关节积液，回声不均匀，滑膜增厚，能量多普勒超声显示滑膜血管丰富。

在另外一项12例疑似儿童化脓性肘关节炎的研究中，所有儿童都进行了X线和超声检查。6例患儿超声检查发现关节积液，其中4例行超声引导下关节腔穿刺，2例确诊为化脓性关节炎，2例排除。在X线片仅显示软组织肿胀的9例患儿中，7例经超声检查有一个或多个重要发现：3例关节积液（侧位片未见脂肪垫升高），2例出现骨膜反应，3例可见滑车上肿块。有2例患儿超

声证实仅有软组织肿胀，因此排除了化脓性关节炎的诊断，避免了不必要的关节腔穿刺抽液。

需要强调的是，超声并不能作为确诊化脓性关节炎的可靠依据，诊断的金标准仍然是抽吸滑液进行分析，超声可以为介入提供很好的引导。

4. 血友病性关节病

血友病是一种X连锁隐性遗传的出血性疾病，血液中凝血因子缺乏，导致出血倾向。

关节内出血是血友病的一个标志，并可能导致一系列细胞因子分泌和炎症介导的变化，最终导致软骨缺失和关节病。膝关节、肘关节和踝关节等对称性关节最常受到影响。

灰阶超声可以检出关节内积液、滑膜肥大、含铁血黄素沉积和软骨破坏。超声在鉴别异位钙化、滑膜囊出血和肌肉间/肌肉内出血方面也有重要作用。

新近的出血可有回声，这与新鲜血液的高反射率有关。出血48～72小时后，随着血细胞溶解，回声逐渐减弱，渗出液逐渐变为无回声。

血友病关节发生几次关节血肿后，滑膜常表现为一条增厚的不规则低回声带，位于无回声透明软骨表面。在软骨退行性变的情况下，软骨中可能会出现撕裂，表现为明显的、不规则的软骨下囊肿。

彩色多普勒通常显示滑膜血供增加，这是炎症过程的一部分。

Poonnoose等对体检结果进行血友病关节健康评分（HJHS 2.0版）并和放射学评估结果进行了一致性研究。研究者对严重血友病或血管性血友病受试者的55个关节使用Pettersson X线片评分，这是国际血友病预防治疗研究组（IPSG评分）针对磁共振成像及超声制定的量表。

在这个队列中，体检正常受试者的超声或磁共振成像可出现软组织改变或骨软骨改变；此外，33%的关节超声或磁共振检查有异常，但其X线片无病理改变，因此正常的X线片或体检结果并不能排除血友病性关节疾病。

在最近的一项专家共识中，对有严重肌骨症状的患者建议在每一次随访中都应对出血性关节炎进行肌骨超声的评估，而对于无或有中度症状的患者，只在有需要时才进行评估。

六、滑囊病变

肘部滑囊炎最常见于鹰嘴滑囊，是尺骨近端鹰嘴突表面的皮下滑膜囊炎症。鹰嘴滑囊对鹰嘴有缓冲作用，减少鹰嘴与皮肤之间的摩擦，尤其是在运动过程中。

鹰嘴滑囊位于尺骨和肘后部尖端的皮肤之间。其位置浅表，因此容易因急性或反复创伤发生炎症；而感染（化脓性滑囊炎）或青少年慢性关节炎引起的炎症不太常见。

在正常肘关节，肘后鹰嘴滑囊在超声上不易显示。

对于鹰嘴滑囊炎和鹰嘴部位其他软组织病变，超声是非常有效的诊断手段，超声能够快速显示渗出液、滑膜增生、疏松体、炎症所致的血流增加，肌腱炎伴钙化，以及滑囊炎的其他表现。

在肘部伸直的情况下能够更好地显示增大的鹰嘴滑囊，避免探头加压，同时使用较多耦合剂，因为即使是轻微的压力也会导致滑囊内的液体流出探头显示区域。

鹰嘴滑囊炎的典型超声表现为较薄的囊壁和无回声的液体。

超声不能确定滑囊炎的原因，但囊液回声不均、出现高回声提示感染的可能。

抽液和囊液分析仍然是诊断化脓性滑囊炎的金标准。超声可引导抽液以达到诊断目的。此外，超声还可以引导局部注射皮质类固醇治疗。

七、肌腱和韧带病变

儿童与青少年的肘部会因急性和慢性过度使用而受损，从而影响肌腱和韧带。此外，在青少年慢性关节炎的许多亚型中，肌腱和附着点也容易发生炎症改变。

1. 牵拉肘

又称为保姆肘、桡骨头半脱位，是6岁以下儿童最常见的上肢损伤。5岁以下儿童的环状韧带相对较松，当前臂处于旋前位（这是成人牵引儿童时前臂的通常位置）时受到突然牵拉，桡骨头可以半脱出环状韧带。虽然环状韧带暂时嵌在桡骨头和肱骨小头之间，但不会引起桡骨头-肱骨小头关节的明显增宽。因此，肘关节放射学检查结果是正常的。

牵拉肘的诊断通常取决于病史，如父母的被动牵引和临床查体。但牵拉肘的患者年龄太小，难以获得确切的病史和进行全面的临床查体。因此，可能会将骨折误诊为牵拉肘。

超声检查可用于确认牵拉肘，以减少不必要的辐射，尤其是在损伤机制不明显或查体不确定时。此外，患者手臂处于中立位时进行超声检查，可以最大限度地减少未识别的并发症，如隐匿性骨折。牵拉肘与对侧正常肘关节的超声图像很容易进行对照。此外，它还可用于检测环状韧带增厚或撕裂、桡骨头脱位，以及测量前臂内旋时桡骨头与肱骨小头之间的距离。超声可作为一种工具来测量复发性脱位治疗过程中的进展和结果。

牵拉肘的超声表现主要是患侧关节间隙较健侧增大，这是由环状韧带滑脱及桡骨头与肱骨小头间距增宽≥2mm所致。Minagawa报道了其进行桡肱关节前表面超声纵切研究时遇到的32例牵拉肘，由于环状韧带嵌在桡肱关节内，与相邻肌肉一起形成"J"形的低回声。他将这一表现命名为"J征"。根据他的研究，超声诊断"J"形低回声的敏感度、特异度和准确度均为100%。

2. 肱骨内侧上髁炎/小联盟投手肘综合征

小联盟投手肘（LLE）综合征是一种过度外翻或过度受力导致的肘内侧损伤，通常发生在反复的投掷动作后。LLE综合征最常见于投手，但也可见于捕手，或发生在其他手过头顶的动作或投掷动作，如网球和橄榄球。诊断取决于特定运动相关损伤的病史和临床检查。

超声检查可以确诊。超声表现主要包括肱骨内上髁碎裂和肱骨小头剥脱性骨软骨炎。

3. 附着点炎

附着点炎相关性关节炎占青少年炎症性关节炎的20%。其特点是附着点炎。通常情况下，附着点炎在下肢更常见，而在上肢，肱三头肌肌腱附着点炎比较常见。成人附着点炎的定义也同样适用于青少年患者，包括异常低回声（失去正常的纤维结构）和（或）增厚的肌腱或韧带，在两个相互垂直的超声平面上可见其骨附着处（可能包含与钙化一致的高回声灶）显示多普勒信号和（或）骨改变，如附着点骨质增生、侵蚀或不规则。

需要注意的是，在儿童中，肌腱和韧带附着在纤维软骨层，低回声的软骨覆盖于二级骨化中心表面，不应误认为是病理发现。

此外，正常情况下可在未骨化的骨突骨骺和骺软骨内检测到多普勒信号。

八、骨骼病变

超声检查在鉴别儿童和青少年肘关节疼痛患者的骨病变方面具有重要作用。超声能够可靠地诊断骨折和检测炎性关节炎的骨侵蚀。

1. 肘关节骨折

肘关节骨折是儿童最常见的骨折类型。肘关节骨折有多种类型（髁上骨折、髁骨折、鹰嘴骨折、桡骨头骨折），这些骨折都会导致肘关节积液。

在许多情况下，很难获得可靠的外伤史，尤其是婴儿。因此，即使没有明显的外伤史，肘关节疼痛的儿童也应排除骨折。

肘关节相关骨折自发矫正的可能性很小，因此必须准确诊断。大多数（70%）临床怀疑骨折的病例最终诊断为挫伤，通过超声筛查可以避免X线检查。

超声检查对肘关节骨折非常敏感，肘关节超声检查未发现骨折的患儿可不必进行X线检查。130例患者中（平均年龄7.5岁），43例（33%）的X线检查结果提示骨折。Rabiner等发现肘关节超声诊断骨折的敏感度为98%，特异度为70%。

肘关节骨折最重要的超声征象之一是SOFA征（超声脂肪垫征）阳性，是指关节积液导致鹰嘴后脂肪垫移位。

超声脂肪垫征可在单一的背侧横切面，即肘关节弯曲 70°～90° 时显示，该体位可显示鹰嘴窝；如不能确定，可检查对侧。

了解儿童肘关节发育过程的解剖学是非常重要的，这对于发现损伤时的结构改变很有帮助。例如，内上髁通常在滑车之前骨化。因此，如果在预期位置见不到内上髁，并且在肱骨远端干骺端内侧下方见单个小骨，那么这个小骨应是滞留在关节中的撕裂内上髁，而非正常滑车。

2. 骨侵蚀

幼年炎性关节炎患儿经常出现肘关节骨结构的侵蚀。和其他关节部位一样，肘关节的侵蚀表现为正常光滑骨轮廓的不连续，看起来像骨头被"咬"了一口。当超声在两个垂直平面上均显示骨侵蚀或明显的骨缺损时才能明确提示，这样才能区分真正的骨侵蚀和骨表面不规则。

区分病理性侵蚀和生理性的生长板是很重要的，生长板在超声上表现为年长儿童骨皮质不连续和某些骨化中心表现出来的生理性不规则。

九、神经病变

研究证实超声对于肘关节神经病变的诊断是有价值的，特别是尺神经病变。

尺神经部分脱离其在尺神经沟内的正常解剖位置可能是正常的变异或病理性改变，当伴有感觉异常、感觉障碍或肌无力等症状时，往往为病理性。尺神经半脱位的患儿在肘关节屈伸运动过程中，超声动态扫查可显示尺神经移至肱骨内上髁上方。据报道，约17%的儿童存在尺神经不稳定。因为在儿童常见骨折的治疗过程中，包括肱骨髁上骨折，可能会引起潜在的神经并发症，所以准确评估是很重要的。韧带松弛的患者更容易出现尺神经不稳定的情况。超声是评价和评估韧带松弛的辅助工具，可用于评估肘关节解剖和确定儿童发生医源性神经损伤的风险。6～10岁的患儿神经脱位或半脱位的发生率最高。

肘关节尺神经卡压对于儿童并不常见，但常伴发于血友病或骨折后的肘管综合征。

与成人一样，超声可显示神经肿胀或水肿，表现为神经增粗和低回声，压迫部位近端神经的正常斑点状或束状结构消失。

将受累神经与对侧非受累神经进行对比是很有帮助的。

总之，儿童肘关节的超声检查在多种疾病的诊断中都发挥了很重要的作用。此外，它对于评估疾病活动和后续治疗也非常有价值。

（译者：张　璟）

第8章

腕部和手部

一、引言

近几十年来，儿童的骨龄都是通过X线片观察腕骨的骨化中心来确定的。对儿童进行手腕部肌骨超声（MSUS）检查时，骨骼系统的发育及不同年龄段腕骨骨化中心的成熟程度也能被显示。头状骨（1～3月龄）和钩骨（2～4月龄）是腕骨中首先发生骨化的部位，随后是三角骨（2～3岁）、月骨（2～4岁）、舟骨、大多角骨、小多角骨（每隔4～6年），最后是豌豆骨（8～12岁）。

MSUS在显示儿童腕部骨化中心方面有很大的潜力。最近，儿科OMERACT超声组的两项研究检测了健康儿童腕部和手指的年龄相关性骨化与血供状态。MSUS对一些腕骨的骨化状态分级具有较高的可靠性，其血管分布也具有年龄特征性，特别是幼童，软骨和骨骺部位的血管较多。

为了区分正常的生理表现和病理异常表现，了解年龄相关性的差异是非常重要的。特别是在非常年幼的儿童中，可能很难区分正常的低回声关节软骨和炎性关节炎的病理性积液。

各种风湿性疾病容易累及手腕和手指，表现为滑膜炎、腱鞘炎和骨皮质侵蚀。高频浅表超声和高分辨率的软组织及骨表面成像可以发现和诊断这些大部分病理状况。

对于手腕纵向标准切面，近端部分应该显示于图像的左侧。在横切面上，尺骨通常位于内侧，显示于图像左侧。腕关节包括下尺桡关节、桡腕和尺腕关节间隙、腕中关节及腕骨-掌骨近端的关节。手指关节包括掌指（MCP）关节、近指间（PIP）关节和远指间（DIP）关节。

二、儿童腕部和手部的标准扫查

1.手腕背侧纵切面（尺侧/中线/桡侧）

对于儿童的腕关节来说，中线位置的纵切面非常适于作为扫查的起点，可显示桡骨骨骺、月骨和头状骨。月骨和头状骨的骨面特征明显，可作为解剖标志

（图8.1）。扫查时手和腕部应处于同一个平面上的中立位置。从这个起点开始，连续移动探头到尺侧，显示尺腕侧与三角骨和钩骨（图8.2）。探头向桡侧移动，显示桡舟关节和中部腕骨、大多角骨和小多角骨（图8.3）。所有纵切背侧区域探查时均应进行腕关节屈伸的动态检查，以发现积液和腱鞘炎。伸肌腱于腕关节后部走行，周围包裹滑膜鞘。纵切面可以分别显示6个伸肌腱间室（图8.4）。在腕部的横切面中，更容易区分伸肌腱间室。

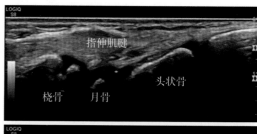
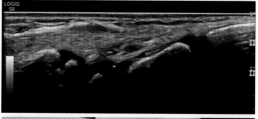
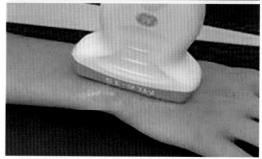

图8.1　腕关节中线位置背侧纵切面图像，显示桡骨骨骺、月骨和头状骨

2.手腕背侧横切面

对腕关节进行纵切扫查后，探头旋转90°以横向显示尺桡关节。从这个起点开始，探头应该向远端移动到腕中区域。背侧横切面显示第二至五伸肌腱间室（图

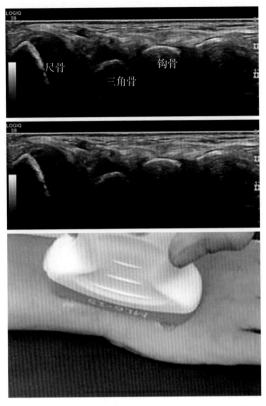

图8.2 尺侧腕骨背侧纵切面图像，显示尺腕侧三角骨和钩骨

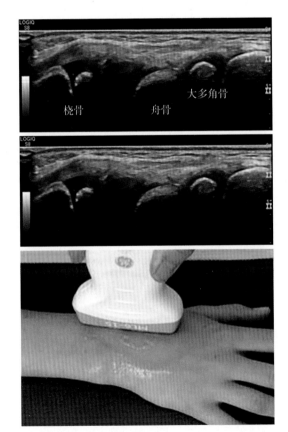

图8.3 腕关节桡侧纵切面图像，显示桡舟关节和大多角骨

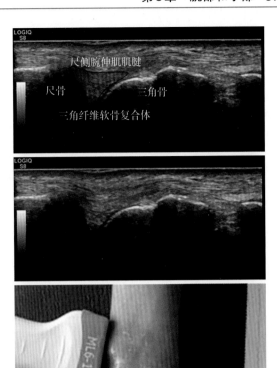

图8.4 手腕尺侧纵切面图像，显示走行于三角纤维软骨复合体（TFCC）浅方的尺侧腕伸肌肌腱

8.5）。第二伸肌腱间室和第三伸肌腱间室由桡骨结节（Lister结节）隔开。为了获得第一伸肌腱间室的横切面图像，探头必须进一步向桡侧移动，并显示拇短伸肌肌腱和拇长展肌肌腱。为了获得第六伸肌腱间室和尺侧腕伸肌肌腱的横切面，探头必须移动到尺侧。

各向异性可以帮助区分肌腱和积液。

第一伸肌腱间室包括拇长展肌肌腱和拇短伸肌肌腱。第二伸肌腱间室包含桡侧腕长伸肌肌腱和桡侧腕短伸肌肌腱。第三伸肌腱间室包含拇长伸肌肌腱。第四伸肌腱间室包含指伸肌肌腱和示指伸肌肌腱，而第五伸肌腱间室包含小指伸肌肌腱。最后，第六伸肌腱间室包含尺侧腕伸肌肌腱。

3.儿童腕部掌侧纵切面

与背侧类似，探头起点应在掌侧纵切中线，显示示指屈肌肌腱和正中神经的纵切面。神经平行于肌腱上方走行，超声图像表现为含少量纤维的低回声（图8.6）。动态检查时，肌腱的活动度比神经更大。

从纵切中线向桡侧或尺侧移动，所有屈肌腱均可纵切显示。桡腕关节和尺腕关节的掌侧面可以作为病变评估的部位。

4.儿童腕部掌侧横切面

掌侧横切面可显示通过腕管的指浅、指深屈肌肌腱。在指浅屈肌肌腱的桡侧可探查到正中神经

（图8.7）。拇长屈肌肌腱有一个单独的滑膜鞘，但也在腕管内通过。在尺侧，屈肌支持带上方的豌豆骨和钩骨之间的空隙可探查到尺神经及旁边的尺动脉，称为Guyon管。豌豆骨可用作解剖标志。为了更好地识别肌

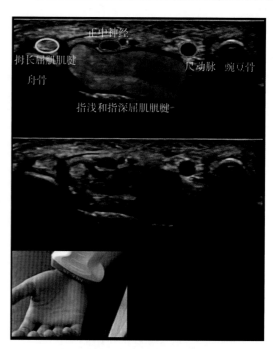

图8.7　腕部掌侧横切面图像

腱之间的神经，可以倾斜探头到一定位置，通过各向异性使高回声肌腱变成低回声。

5. MCP、PIP和DIP关节掌侧切面

探头应从手指的近端向远端纵向移动，以显示MCP、PIP和DIP关节的掌侧纵切面图像。这种检查可以用一个高频线阵探头在一个图像中显示多个关节，或者用小的线阵曲棍球探头单独显示每个手指关节（图8.8）。掌侧纵切面图像显示屈肌肌腱穿过小的关节间隙，内有较薄的无回声软骨（厚薄取决于年龄）、囊下脂肪和关节近端生理小隐窝，尤其是MCP关节。指屈肌肌腱分为浅层和深层。指浅屈肌肌腱在PIP关节处分叉，分别走行至中节指骨近端。指深屈肌肌腱附于远节指骨基底。掌侧纵切面可探查小的手指关节滑膜炎和指屈肌腱鞘炎（图8.9～图8.11）。

6. MCP、PIP和DIP关节掌侧横切面

横切面有助于确认屈肌腱鞘炎，在PIP关节水平可区分浅屈肌肌腱和深屈肌肌腱（图8.12）。

7. MCP、PIP和DIP关节的背侧纵切面

患者应将手平放于检查台，处于内旋位。动态检查时，手指弯曲和伸展。从手指近端到远端，MCP、PIP和DIP关节显示具有薄层软骨的小关节间隙（软骨厚薄取决于年龄）、囊下脂肪和滑膜囊（图8.13和图8.14）。在较小的儿童中，关节面显示更厚的无回声软骨和骨骺结构。通常手指关节的背侧近端滑膜隐窝不显示。伸肌腱没有滑膜鞘，通过中央束插入到中节指骨，并在靠近DIP关节的远节指骨基底部形成两个侧束。背侧纵切面可检测小的手指关节滑膜炎和伸肌腱鞘炎。在患有风湿性关节炎的儿童中，MCP关节屈曲90°时，有时可在背侧纵切面中检测到掌骨头的侵蚀或软骨损伤（图8.15）。

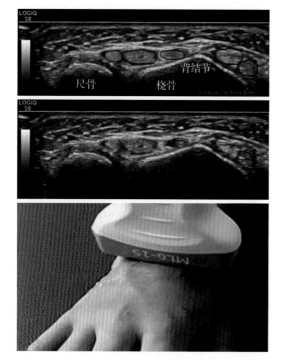

图8.5　腕部背侧横切面扫查，显示第二至五伸肌腱间室

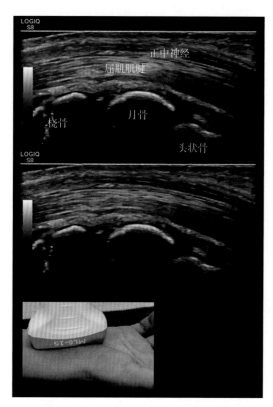

图8.6　手腕掌侧纵切面图像，显示示指屈肌肌腱和正中神经

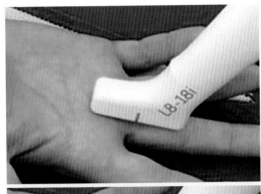

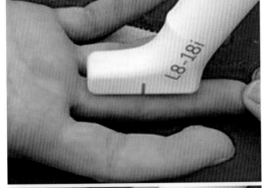

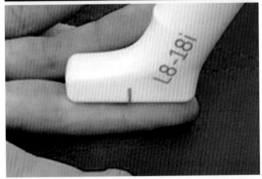

图8.8　小型线阵曲棍球探头沿手指掌侧方向移动

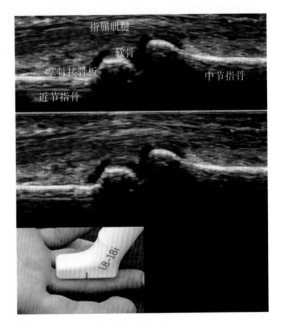

图8.10　PIP关节掌侧纵切面

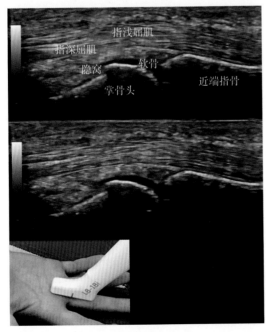

图8.9　MCP关节掌侧纵切面

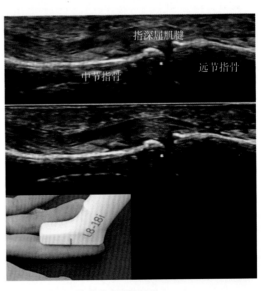

图8.11　DIP关节掌侧纵切面

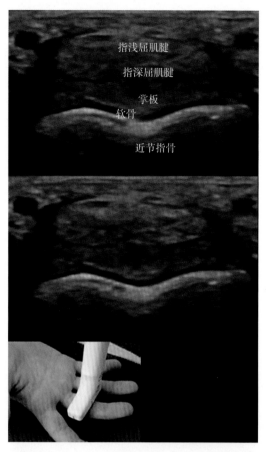

图8.12 PIP关节掌侧横切面，显示指浅屈肌和指深屈肌

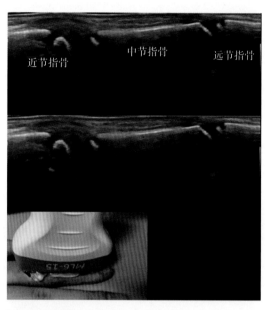

图8.14 PIP和DIP关节的背侧纵切面

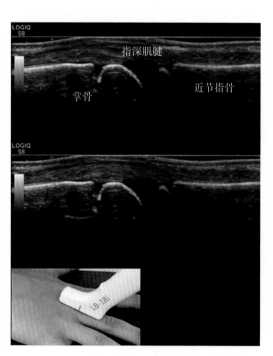

图8.13 MCP关节的背侧纵切面

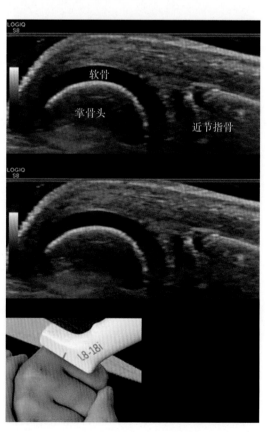

图8.15 MCP关节屈曲90°后的背侧纵切面

8. 第二MCP关节的内侧纵切面和第五MCP关节的外侧纵切面

这两个手指的内侧或外侧扫查可以识别幼年型特发性关节炎的MCP、PIP或DIP关节水平的骨侵蚀（图8.16）。

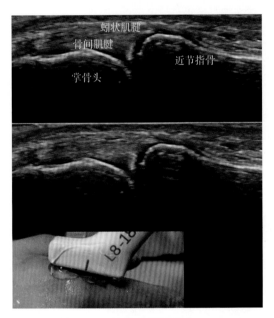

图8.16 第二MCP关节内侧纵切面

三、腕部和手部的年龄特征性发现

在年幼的儿童中，短骨的软骨和骨骺很明显，呈无回声或低回声（图8.17）。尤其在非骨化的腕骨中，超声图像只能看到一个边界清晰的无回声或低回声结构。超声可以清晰显示儿童时期的骨化，多观察者间的研究显示超声具有很高的可靠性。其他软组织结构，如肌肉、肌腱或韧带结构的年龄相关性变化较少。儿童长骨的初级和次级骨化中心不完全融合的典型表现为干骺端与骨骺之间的无回声区，为生长板结构。在桡腕关节和尺腕关节间隙及小的手指关节可见生长板。

最近发表的儿童腕关节规范性数据描述了健康儿童的桡腕关节和腕中关节隐窝。在超声检查中，超过50%的健康儿童可见桡腕关节和腕中关节的背侧隐窝，每1/10的桡腕隐窝和1/5的腕中隐窝可出现隆起。

儿科OMERACT超声组最近发表的一项研究，旨在描述血管的年龄相关性差异。该研究对4个关节区域的生理血管进行了评估，包括不同年龄健康儿童腕部和第二MCP关节。与其他关节相比，腕关节的血管较多，且2～12岁儿童的血管数量高于13～16岁。特别是位于骨骺、生长板和小骨软骨的血管在2～12岁的儿童中更常见。总的来说，骨骺是血管数量最多的部位，但也取决于不同关节，如腕部小骨软骨内的血管和脂肪垫的血管较生长板与骨骺多，第二MCP关节生长板和骨骺处的血管最多。

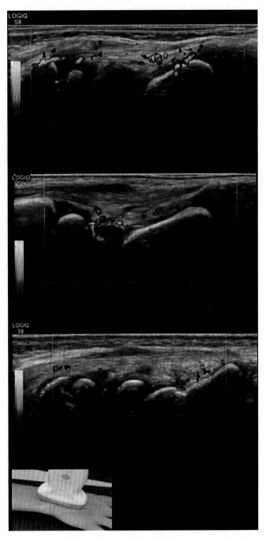

图8.17 腕部正中位置背侧纵切面，显示2岁、7岁、17岁3个不同年龄的桡骨骨骺、月骨和头状骨的正常生理血管

四、儿科风湿病中腕部和手部病理学

1. 关节炎

儿童腕部和手指的关节炎以滑膜肥大及积液为特征。与皮下脂肪相比，滑膜肥大通常表现为低回声。滑膜组织是可压缩的，但不能移位，能量多普勒或彩色多普勒超声检查时可显示高血供（图8.18和图8.19）。滑膜肥大可累及手腕和手指的所有关节隐窝（图8.20）。积液是无回声的关节内物质，可压缩，正常情况下可移动，没有任何多普勒信号。软骨表面清晰的高回声边界线可能对于区分积液和无回声的软骨有一定提示作用。认识儿童腕部和手指正常的生理性血管分布对于解释炎症性关节炎引起的病理性高血供是很重要的。在较小的儿童软骨和骨骺中可以检出正常的血管。

2. 骨侵蚀

骨侵蚀可以出现于慢性炎症性关节炎，如幼年型特发性关节炎，甚至更小的儿童也可出现此表现。骨侵蚀

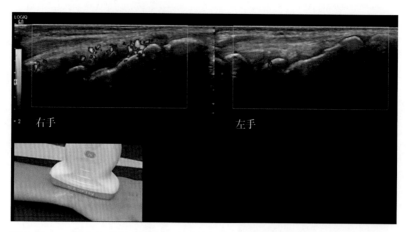

图8.18 一位患有多关节炎的9岁女孩的腕部正中背侧纵切面显示，右手桡腕和腕中隐窝积液及滑膜肥大，在头状骨上方显示肥大的滑膜内血流丰富

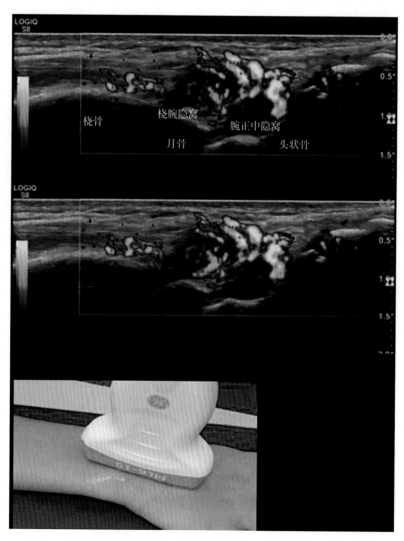

图8.19 一位患有多关节炎的16岁女孩的腕部正中背侧纵切面显示有积液和高度滑膜肥大，能量多普勒显示高血供

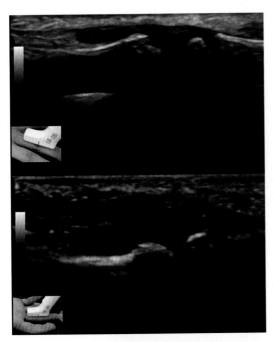

图 8.20　第三 PIP 关节背侧和掌侧纵切面，5 岁少关节炎女孩的背侧和掌侧关节显示隐窝增宽

被定义为在两个垂直平面上均可以见到骨表面局部不规则或不连续（图8.21和图8.22）。儿童中由骨化和骨骼发育引起的正常生理性骨形态不规则，不应被误认为病理性骨侵蚀，这一点很重要。

3.腱鞘炎

手腕和手指的腱鞘炎在幼年型特发性关节炎病程中经常发生，通过超声可以清晰检测到。腱鞘炎的特征是腱鞘扩张，充满无回声或低回声液体，有时合并腱鞘内滑膜肥大和肌腱增厚。肌腱在无回声液体中回声增强，并可能显示高血供（图8.23和图8.24）。

4.附着点炎

小指附着点炎的特征是附着点处低回声区扩大和高血供。附着点炎发生于附着点炎相关的关节炎或幼年型特发性关节炎的银屑病性关节炎。有时与儿童过度使用计算机玩游戏或长时间使用智能手机有关。

5.鉴别诊断和创伤性病变

超声是鉴别儿童腕部和手部创伤性病变的重要工具，如骨折、肌腱撕裂或其他浅表部位损伤。腱鞘囊肿通常表现为无回声或低回声，靠近关节或腱鞘，边界清晰（图8.25）。

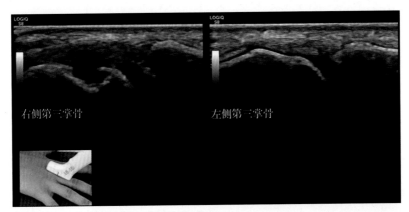

图 8.21　13 岁女孩的 MCP 关节背侧纵切面，与健侧相比，右手第三掌骨出现骨侵蚀

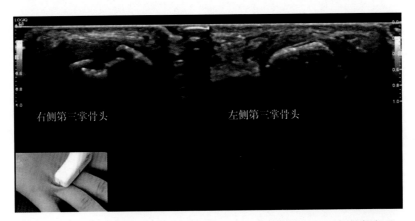

图 8.22　13 岁广泛性少关节炎女孩的 MCP 关节背侧横切面，与健侧相比，右手第三掌骨存在骨侵蚀

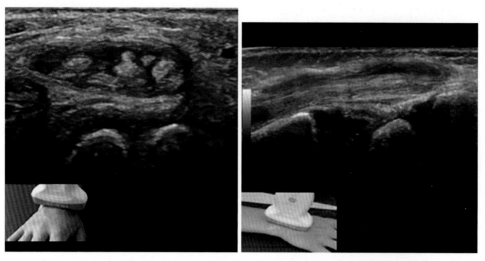

图8.23 2岁少关节炎女童的腕关节正中背侧横切面、纵切面，表现为伸肌腱鞘炎

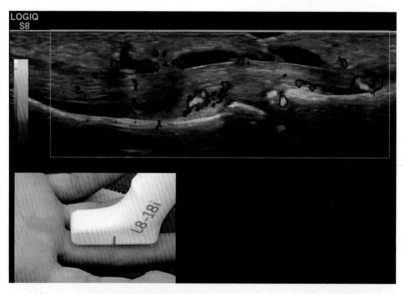

图8.24 一例9岁女童的第四PIP关节掌侧纵切面，表现为屈肌腱鞘炎

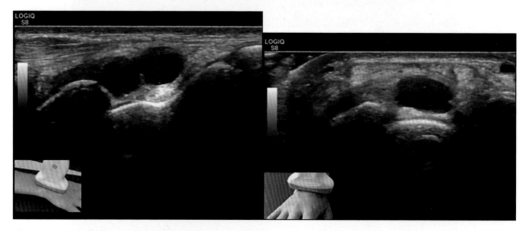

图8.25 17岁男孩的手腕正中背侧纵切面、横切面，显示头状骨上方的腱鞘囊肿，患者伴有手痛

（译者：李京璘）

第 9 章

髋部和大腿

一、引言

超声在儿童髋关节检查中有很重要的作用。Graf 使用超声评估发育性髋关节发育不良（developmental dysplasia of the hip，DDH）是超声在该领域最早的临床应用之一。目前，髋关节超声是评估 DDH 早期病变的金标准，并被用作筛查工具。DDH 的超声扫查技术及评估有效性将在其他章讨论。

当怀疑髋关节有炎症时，超声检查尤为重要。儿童髋关节炎症高发，与此同时，部分儿童体格检查受限，临床症状不明确，而其中某些炎症有可能导致不可逆转的关节内破坏而造成骨性关节炎。超声检查具有较高的灵敏度，可以及早发现髋关节病变，并可在某些临床情况下穿刺取液以进行分析，为病因诊断和治疗方法的选择提供证据。

儿童骨骼中软骨的比例相对较高，且儿童体格较小，可使高分辨率的超声探头发挥最大的优势，同时超声评估不需要镇静，以上优势使超声成为儿科髋关节炎症性疾病首选的影像学评估方法。

超声对髋关节的评估在其他适应证中也有帮助，非炎性病变和涉及髋关节周围结构的病变，如与骨突骨骺损伤相关的典型发育期异常或髋关节内的局部病变。在这种情况下，超声检查的作用取决于病变类型；超声在哪些病变中具有重要作用及其典型的超声图像将在下面讨论。

髋部和大腿在解剖学上关系密切，在某些病变（特别是创伤后病变）中二者的临床表现和影像学表现有部分重叠，因此将大腿超声与髋部超声一起讨论。例如，大腿受伤肌肉的近端附着点位于骨盆没有完全骨化的骨突骨骺上，在发育过程中，盆骨有独立的次级骨化中心，导致抵御外力损伤的能力弱，更容易受伤。

臀部和大腿超声的讨论首先要从超声解剖和扫查技术开始，其次是基本正常和异常的关节图像，以及临床应用和典型疾病的超声表现。

二、超声解剖和扫查技术

髋部超声扫查通常使用线阵探头进行，探头根据孩子的年龄和关节的大小进行选择；高频探头用于幼儿，而中频探头用于稍大些的儿童。对于皮下组织较厚和髋关节位置较深的患者，使用适合儿科频率范围（如 9-2MHz）的凸阵探头可能更有优势。

根据检查目的、患者年龄、临床资料、症状及检查方式（计划或紧急）的不同，髋部超声扫查技术有很大的不同。

发育性髋关节发育不良的超声扫查技术和图像解析将在另一部分中介绍。

一般情况下，髋部超声首先从髋关节开始评估，然后再对关节周围软组织进行评估。

1. 髋关节超声扫查技术

正确评估髋关节的基础是获得股骨颈超声纵切面，显示髋关节前隐窝（图9.1）。患者取仰卧位，探头垂直放置于髂前下棘远端内侧。图像中最重要的结构是股骨头。当显示股骨头后，探头稍微向远端移动，使股骨头和股骨颈交界处位于图像的中央。调整探头位置使股骨颈骨皮质呈清晰线状的强回声。正常情况下，前隐窝不扩张，股骨颈处可见双层关节囊，即呈带状高回声结构的关节前隐窝。

在探头的远端部分轻微加压能够改善关节囊和前隐窝的图像显示，因为此时探头与股骨颈最接近平行的关系，可以增强关节囊回声，便于区分正常图像和轻微炎症（图9.2）。扫查时还需要消除因关节囊与声束不垂直出现的各向异性伪像。在肌肉骨骼系统超声检查中，各向异性伪像会影响检查者对图像的判断，妨碍正确评估。

用这种超声方法检查髋关节足以评估关节炎症，且可以清晰显示前隐窝，以便进行关节穿刺抽取关节液。如果在超声的指导下抽取关节液，必须首先以上述方式清晰显示前关节隐窝，然后从远端外侧沿股骨颈以平行于探头长轴的方向进针，然后将针尖指向股骨头和股骨颈交界处。

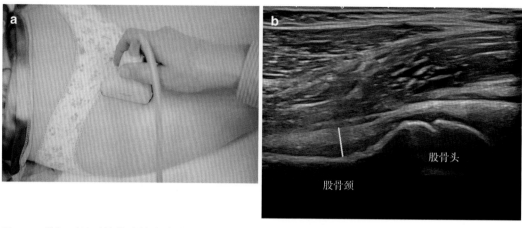

图9.1　纵切面显示关节囊的髋关节前隐窝。(a)探头位置。(b)对应的超声图像。黄线示髋关节囊的厚度

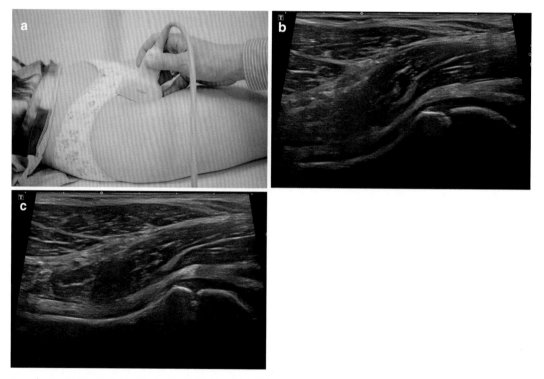

图9.2　髋关节前隐窝纵切面。(a)探头远端轻微加压。(b)探头不加压：关节囊因与探头呈一定角度，回声较低。(c)探头远端轻度加压时的超声图像：关节囊与探头呈平行关系，关节囊回声正常

超声评估髋关节内的结构时应包含以下内容：股骨头及其骨化中心的轮廓、近端骨骺透明软骨的轮廓和回声。检查还应显示髋臼边缘和盂唇的高回声三角结构，在超声检查中，盂唇最容易显示的部位是前上部。

儿童髋关节也可以在大转子区域进行横向和纵向扫查（图9.3）。此时探头的位置与评估大转子相比更偏向头侧，其位置与Graf方法相似。在此切面，可以见到髋关节位于大转子轮廓上方。这个切面很利于评估盂唇的上部及股骨头和髋臼的关系。

如果怀疑髋关节有炎症，应同时扫查对侧关节，这有助于发现受累髋关节的异常并检测出另一侧的炎症

征象。

2.髋部软组织扫查技术

髋关节通常分为4个区域：前侧、内侧、外侧和后侧。每一个区域都包含可能引起临床体征和症状的关节外结构。对发育年龄的儿童进行髋关节检查时，应特别注意骨突骨骺，因为该部位容易发生损伤。

必须强调的是，在评估儿童髋关节时，应根据临床病例特点调整检查方式，并将评估的顺序与临床体征、症状和最异常的部位联系起来。在排除了髋关节炎症后，应仔细扫查可疑区域，以确保因孩子躁动而必须缩短检查时间时，最可疑的区域不会被忽略。

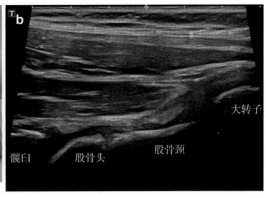

图 9.3　探头放置在大转子区域纵向扫查，从外侧评估髋关节。（a）探头的位置。（b）超声图像

·髋关节前侧：髋关节前侧最需要评估的重要结构包括：

- 髂前下棘（AIIS）和止于 AIIS 的股直肌直头（图 9.4）；反折头止于髂骨髋臼上方，此处很少发生病变。

- 髂前上棘（ASIS）（图 9.5）和附着于其上的缝匠肌和阔筋膜张肌。

这两个结构均应在横切面和纵切面上观察，以评估骨突骨骺形态，骨突骨骺的超声表现取决于年龄，在生命初始阶段，可完全由软骨构成，呈无回声；对于年龄较大的儿童，软骨内可见较小的强回声，轮廓稍不均匀；在青少年，表现为清晰的线性强回声，轮廓清晰规整，与骨干间有较窄的低回声区域相隔。

如果怀疑为前侧弹响髋，则髋前侧是检查的关键。股骨头水平的横切扫查有助于在横切面中见到髂腰肌腱，该结构位于关节囊浅方。在该切面进行内旋、外旋动态检查，若观察到肌腱弹跳现象，可以诊断该病。

在髋关节的前方有髂腰肌滑囊，可以在横切面上显示，类似于动态评估前侧弹响髋的切面。然而，患者中该滑囊很少出现扩张。

·髋关节内侧：在这个区域要评估的主要结构是与耻骨相连的内收肌总腱。为此，应该获得耻骨区域的纵切面图像（图 9.6）。图像应该显示总腱和各内收肌肌腹的近端部分（从浅层到深层分别为长收肌、短收肌和大收肌）。随后，在横切面上对这些肌肉的肌腹进行评估。可根据体征和症状、触诊最痛的部位及图像上的异常表现调整扫查区域。

如果症状位于小转子区域，应扫查止于小转子的髂腰肌远端附着点，此时将探头纵向放置于髋与大腿交界处内侧，大腿外旋、外展并轻微屈曲时可显示。

·髋关节外侧：髋部外侧检查主要是评估附着于大转子的臀小肌和臀中肌肌腱。此外，我们还可以观察到扩张的滑囊和越过大转子的髂胫束。

探头通常横向置于大转子上，超声显示大转子骨皮质表面轻微成角，将其分为前侧面与外侧面（图 9.7）。臀小肌肌腱附着于大转子前侧面，在横切面显示该肌腱后，探头旋转 90°，即可在纵切面中显示止于大转子的该肌腱长轴。臀中肌肌腱的评估可采用相似的方法。该肌腱分为两部分：前部和后部。前部附着于大转子外侧

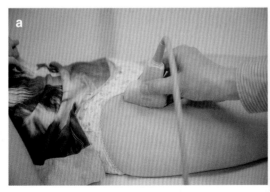

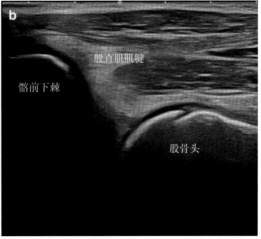

图 9.4　髂前下棘（SIAI）。（a）纵切扫查的探头位置。（b）对应的超声图像

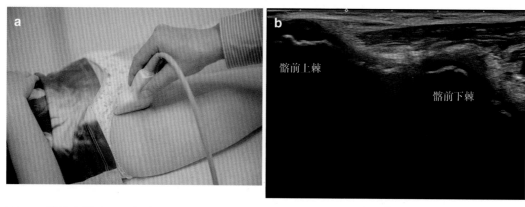

图9.5　髂前上棘（SIAS）。（a）纵切扫查的探头位置。（b）对应的超声图像

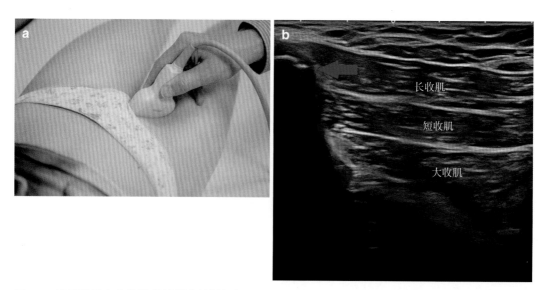

图9.6　显示耻骨上内收肌总腱附着处纵切扫查的探头位置。（a）纵切扫查的探头位置。（b）的超声图像。红色箭头示耻骨

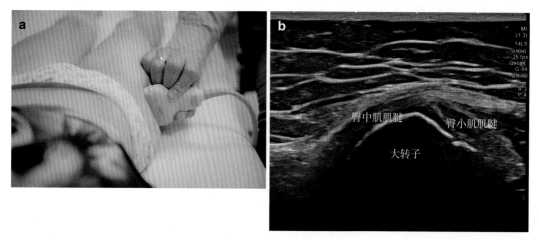

图9.7　大转子区域横切扫查的探头位置。（a）纵切扫查的探头位置。（b）对应的超声图像

面的偏前侧，而后部附着于后方的偏头侧。

　　对大转子区域的评估可在患者仰卧位或健侧卧位时进行。在患者仰卧位时，可进行外侧弹响髋的评估，观察髂胫束或臀大肌与大转子的相对关系。在髋关节旋转

或屈伸时，将探头横向置于大转子上，观察髂胫束或臀大肌相对于大转子的滑动。动态检查评估这些结构是否可以无障碍自由滑动，还是在大转子弹响后出现张力异常。超声还可以清楚地观察到大转子的滑囊扩张。

当疼痛位于大转子头侧的髋关节外侧时，应检查臀中肌近端的髂骨翼附着处，因为此时疼痛可能是由近端附着处病变引起的。

·髋关节后侧：超声扫查该区域的目的主要是评估腘绳肌近端坐骨结节附着处。患者俯卧位，探头横向置于臀部和大腿交界处的坐骨结节上（图9.8）。评估包括坐骨结节骨皮质及其附着肌腱的形态。半腱肌肌腱和股二头肌肌腱多附着于较浅的位置，而半膜肌肌腱可附着在较深的位置。随后探头旋转90°，可以在纵切面上评估坐骨结节和腘绳肌腱的形态（图9.9）。

在坐骨结节外侧很容易找到坐骨神经。在横切面上，可使用"电梯扫查法"在大腿后方进行坐骨神经的扫查，从梨状肌水平骨盆出口向下扫查坐骨神经至接近腘窝的位置，直至分支为胫神经和腓总神经。

3.大腿超声扫查技术

超声主要通过由近至远的横切面扫查来评估大腿软组织；检查方法类似于外周神经评估的"电梯扫查法"。

这种方法可以对该区域进行初步扫查。我们须谨记，超声扫查范围应包含整个软组织的厚度，并对股骨骨皮质进行必要的观察（图9.10）。

在某一超声切面上发现任何的病变，都必须在其他切面进一步评估，纵切面尤为重要。

大腿分为3个间室：前间室内有股四头肌；内侧间室内有长收肌、短收肌和大收肌；后间室内有腘绳肌。内收肌、腘绳肌及股直肌（股四头肌的一部分）的近端附着点已在上文描述过。

若发现局部异常，如触诊张力增大、局部增厚或局部疼痛，应从这个部位开始重点扫查。

在超声检查中发现任何异常，我们均应对其进行准确定位。首先，应该评估它们是位于深筋膜浅方（皮下组织和皮肤内），还是位于深筋膜深方。对于后一种病变，应评估其相对于周围组织的位置，是位于肌肉之间还是位于肌肉内，且应从肌肉附着点开始，全面扫查受累肌肉。

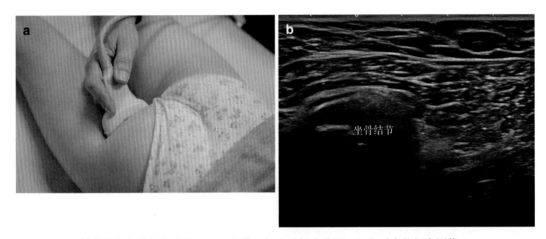

图9.8　坐骨结节横切扫查的探头位置。（a）横切扫查的探头位置。（b）对应的超声图像

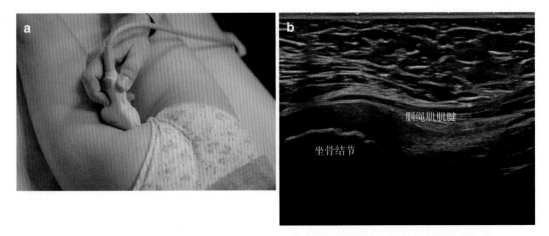

图9.9　坐骨结节区域纵切扫查的探头位置。（a）纵切扫查的探头位置。（b）对应的超声图像

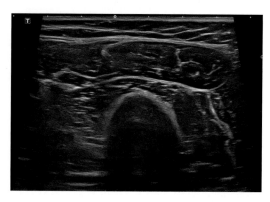

图9.10 大腿前方超声横切面图像；正常结构的肌肉图像。在图像较深方，可以见到典型的股骨骨皮质的弧形强回声结构

三、正常和异常的髋关节及大腿超声图像

1.髋关节的超声图像

儿童髋关节超声检查的主要目的是评估髋关节。随后，对关节周围结构进行评估，重点关注临床可疑区域。髋关节超声评估的内容应包括以下方面。

－关节囊及其潜在异常，如增厚或回声减低。

－关节囊的炎症表现为积液和（或）滑膜增厚。

－多普勒超声（能量和彩色多普勒）：用于检查关节囊血供变化和可能的关节内炎症变化。

－股骨头形态，股骨近端骨骺软骨回声，股骨近端骨骺骨化中心形状。

－髋臼的形态及盂唇的前上部和上部。

髋关节超声在评估可疑炎症的病例中起重要作用，超声对其检测的敏感度接近100%。超声检查髋关节时未发现炎症性改变，代表髋关节没有炎症改变。如果存在炎症，则在超声检查中可观察到积液、滑膜增厚、关节囊增厚且回声减低等表现。

·关节囊：应在前隐窝水平进行评估，该切面股骨颈骨皮质呈强回声。在该切面可以观察到前后两层相邻的关节囊。在前隐窝内，经常可以观察到"条纹征"，即两层关节囊之间呈高回声，表明关节腔无扩张。为了显示该征象，探头应该与股骨颈部骨皮质表面平行，这可以通过在"髋关节扫查技术"章节中提到的不对称探头加压来实现。髂股韧带加强了关节囊的前层，使其略厚于后层（图9.11）。

在正常的髋关节，髋关节外旋位时关节囊回声呈凹形。在髋关节中立位时，前隐窝可能呈凸形（图9.12）。在儿科人群中，前隐窝水平两层关节囊的平均厚度为5mm。前隐窝厚度是常规髋关节超声评估的一个良好且可重复性高的参数。前隐窝的厚度测量应取其最大厚度，通常取其中部节段，测量股骨颈骨皮质表面至前关节囊外缘的距离；测量应在前隐窝长轴切面上进行。该

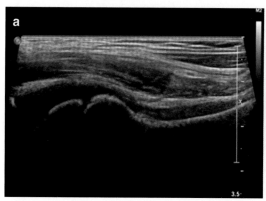
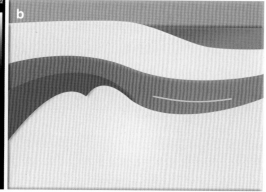

图9.11 超声图像，股骨颈和髋关节前隐窝水平纵切面，（a）显示"条纹征"；（b）图像示意图

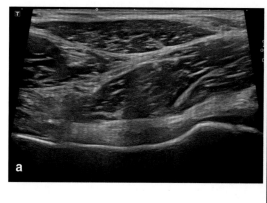
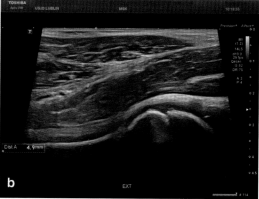

图9.12 髋关节中立位前隐窝纵切面；（a）关节囊呈凸形。（b）髋关节外旋时横切面厚度正常的关节囊呈凹形

参数与儿童的年龄和身高相关，并随其变化；不同年龄组的关节囊厚度不同，从 1 岁的 3.7mm 到 16 岁时的 6.7mm。此外应比较两侧前隐窝关节囊厚度，这有助于评估髋关节轻微炎症变化（图 9.13）。正常两侧髋关节之间的差异小于 1mm。两侧髋关节之间差异大于 2mm 具有临床意义，表明存在炎症。髋关节中立位和髋关节外旋时关节囊厚度的差异不超过 1mm。此外，超声还可以评估关节软骨的厚度，其随年龄的增长而变化。

髋关节受累首先出现的征象是前隐窝关节囊轮廓向凸形变化、回声减低及关节囊增厚；同时"条纹征"消失（图 9.14）。

· 滑膜和积液：当发生更严重的炎症时，关节可能出现积液量增加或滑膜增厚，或二者同时出现。炎症的严重程度应采用半定量的量表进行评估，程度分为轻度、中度和重度。此外，连续多次测量受累关节前隐窝有助于监测疾病进展过程（图 9.15）。测量前隐窝的总厚度包括两层关节囊和它们之间扩张的关节间隙，或者在允许的情况下，测量前隐窝扩张间隙的厚度，同时应记录测量的方式（图 9.16）。

滑膜和关节囊在能量/彩色多普勒中可显示血供增多，这与炎症反应活跃有关。在检查报告中应注意写明有无血供增多及其分级。正常关节囊无血供增多征象（图 9.17）。

超声成像在确定髋关节炎症的病因方面价值有限，因为超声表现特异性较低。在这些病例中，鉴别诊断主要依靠临床资料和实验室检查，如 Kocher 标准。积液呈高回声，在幼童多提示化脓性关节炎，仅依据积液回声并不能明确积液性质。在这些情况下，超声可用于引导抽吸液体并进行微生物检查。此外，关节囊和关节周围软组织血供明显增加则提示可能存在关节感染。

· 股骨头：儿童髋关节超声检查中股骨头是必须评估的一个结构。股骨头的超声图像随儿童的发育而发生显著变化。即使微小的骨化中心也能在超声图像中观察到，在婴儿最初的数周到 4 ～ 5 月龄，股骨头通常完全是软骨成分。在 5 ～ 6 月龄，大多数儿童股骨头开始出现骨化中心，最初呈不规则形，位于股骨头内。2 ～ 3 岁时骨化中心向外周偏心性生长，呈典型的弧形强回声。幼儿期骨骼的一个重要特征是透明软骨的比例较

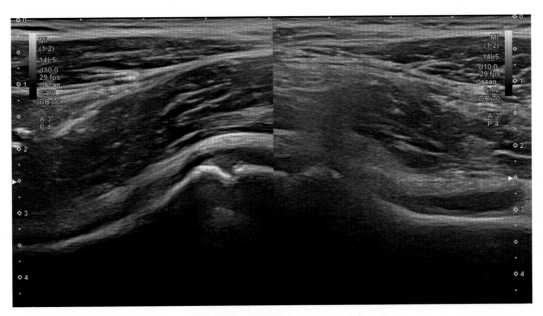

图 9.13　左右侧髋关节比较；积液导致左髋关节前隐窝扩张——炎症表现

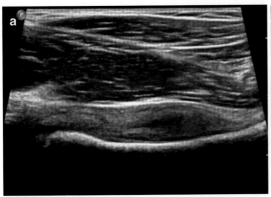
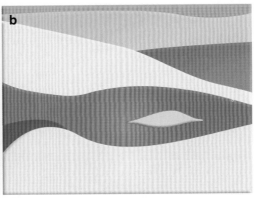

图 9.14　幼年型特发性关节炎病程中髋关节轻微炎症变化。（a）超声表现。（b）炎症变化示意图

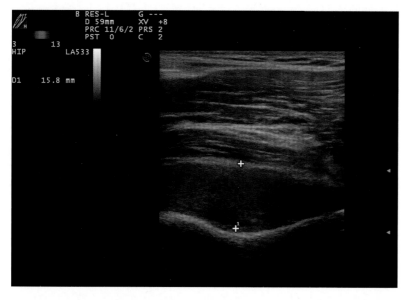

图9.15 Ⅰ型黏多糖病（MPS Ⅰ）患者的髋关节囊厚度测量。关节囊明显增厚且回声增强；厚度为16mm。连续多次测量关节囊厚度可监测疾病的病程进展（由Zbigniew ŻUBER博士提供）

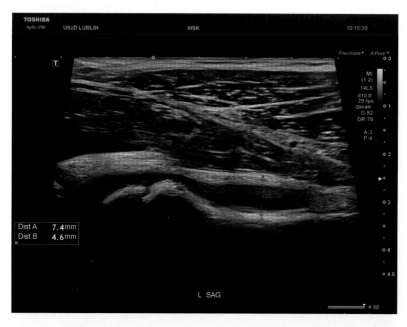

图9.16 左髋关节暂时性滑膜炎。关节腔内液体增多。测量前隐窝有两种方法：测量前隐窝关节囊总厚度（本例为7mm）或测量隐窝扩张间隙的厚度（本例为5mm）

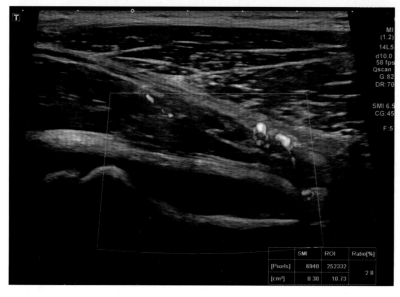

图9.17 髋关节暂时性滑膜炎；能量多普勒评估关节囊血供。关节囊内无血供。关节周围软组织内可见单一条状血流

大，透明软骨包括骨骺透明软骨及关节透明软骨，在骨骺透明软骨中超声可以显示血管走行和单支的血管节段，关节透明软骨是乏血供的。随着年龄的增长，股骨头透明软骨的厚度减小。在较大的儿童，股骨头的超声图像类似于成人。不同之处在于，股骨近端骨骺和干骺端之间的强回声在生长板处是不连续的。

股骨头的评估主要包括透明软骨的形状、回声和骨化中心的轮廓。结合这些参数并与健侧进行比较（要注意可能累及双侧髋关节的疾病），可以发现在髋关节疾病过程中可能发生的股骨头畸形。例如Legg-Calvé-Perthes病，它可能导致股骨头形态扁平和干骺端膨胀，透明软骨回声增强，骨化中心形态明显不规则并碎裂（图9.18）。可能导致髋关节炎症的疾病，如幼年型特发性关节炎或发育性髋关节发育不良，在超声图像中也可能会出现股骨头形态异常（图9.19）。

股骨头上缘轻微变平及股骨的近端骨骺和干骺端之间低回声区域消失可能是股骨头骨骺滑脱（slipped capital femoral epiphysis，SCFE）的超声征象。然而，很少病例出现这个征象。因此，鉴别和诊断SCFE需要其他诊断方法。

·髋臼和盂唇：髋臼形态的评估与股骨头的评估相关，对这两种结构的联合评估可以用于破坏性或退行性疾病的诊断。

评估髋臼边缘的主要内容是观察盂唇前上部，盂唇的这部分在超声上很容易显示。超声图像上盂唇呈三角形高回声结构，与髋臼边缘紧密结合。超声扫查若发现以下表现则提示盂唇撕裂：盂唇与髋臼间出现液性回声的裂隙，盂唇内出现线状或不规则形的低回声区，盂唇区域出现液性区并与盂唇相连（即盂唇旁囊肿）（图9.20）。盂唇撕裂在儿科人群中是相当罕见的，偶见于患有股骨髋臼撞击综合征（femoroacetabular impingement，FAI）的年龄较大的患者。超声发现异常提示需进一步影像学诊断，如MRI或MR关节造影。

2.髋关节周围结构的超声检查

除检查髋关节的结构外，也应检查可能引起髋部疼痛的关节外结构。在儿科人群中，检查重点应先放在可能引起疼痛的区域，这可能是首先发现异常的部位。在某些情况下，如急诊检查或患者不配合时，可能难以做到全面检查，扫查内容可以减少到仅对可疑区域进行评估。

髋部分为4个部分：前侧、内侧、外侧和后侧。

髋部超声扫查需要重点关注的结构，前侧包括髂前下棘和髂前上棘；内侧包括内收肌肌腱的共同止点和腹股沟区域；外侧包括大转子形态和附着于其上的肌腱，如臀小肌和臀中肌肌腱，后侧包括坐骨结节和腘绳肌肌腱近端附着点。

超声在评估非常见区域的疼痛时同样有价值。通常超声能够在疼痛最显著的部位发现异常表现，如附着于小转子的髂腰肌肌腱附着点病变（图9.21）或附着于髂嵴的臀中肌近端肌腱的病变。

超声在评估髋部软组织时必须谨记这个区域有许多肌肉附着点。髋部有大量骨突骨骺结构，是肌肉骨骼结构抵抗力较弱的部位，可能发生急性或慢性损伤。髋部软组织病变可分为炎性、外伤性和局灶性。然而，值得注意的是，儿科患者的病史和临床检查情况可能与超声的发现并不一致。

髋部常见软组织病变的超声图像将在"四、髋部和大腿超声的临床应用及典型病变表现"部分讲述。

3.大腿超声图像

大腿软组织主要由肌肉组成。因此，了解超声肌肉结构在理解超声图像时很重要。在检查中应以一定的顺序来评估超声图像中的软组织结构。超声检查中，肌肉表现为低回声，纤维脂肪隔呈线性高回声。中央腱表现为较厚的高回声带，这是肌肉结构在超声图像中的典型表现（图9.22）。大腿肌肉分为前间室、内侧间室、后间室，了解它们的解剖结构及区分识别单个肌肉，对于评估局部病变的范围和明确病灶的确切位置是非常必要

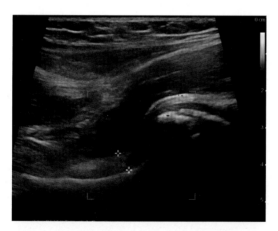

图9.18 Legg-Calvé-Perthes病中的股骨头畸形，近端骨骺扁平，股骨干骺端明显膨胀。能量多普勒没有发现关节腔内炎症或关节囊血供增多的征象

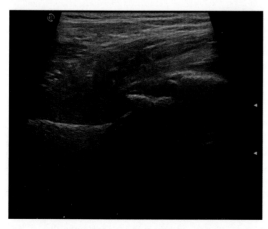

图9.19 幼年型特发性关节炎治疗过程中明显的股骨头畸形（由Zbigniew ŻUBER博士提供）

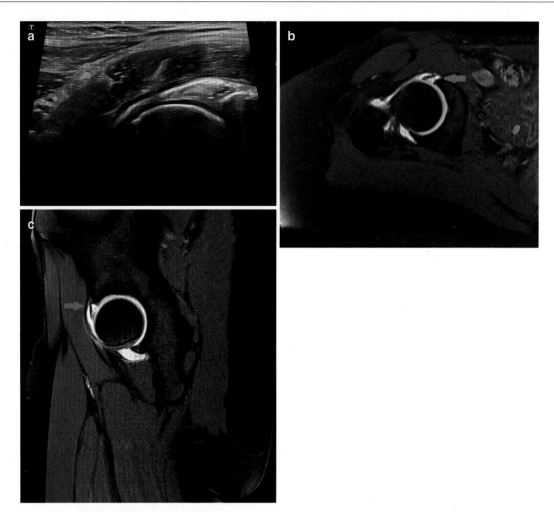

图9.20 盂唇前上部分损伤的超声图像（a），随后由MRI关节造影的横切面（b）和矢状面（c）证实。红色箭头示盂唇撕裂

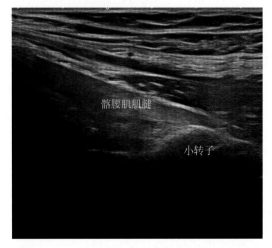

图9.21 纵切面超声图像。髂腰肌肌腱于小转子上附着处的正常超声图像

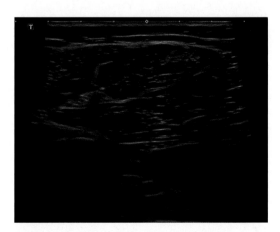

图9.22 大腿后方肌肉的横切面超声图像，显示正常的回声和肌肉结构。图像中部可见坐骨神经

的，可判断病变是位于某个间室、某块肌肉，还是位于大腿的正常组织结构之间。对于浅表的局部病变，应确定其与深筋膜的关系，以便区分是位于皮下组织还是位于筋膜下的深层组织。

检查中应注意观察肌肉纹理结构是否模糊，如纤维

肌间隔和中央腱结构模糊，有无肌肉回声改变或肌肉内有无出现积液。这些异常（除了积液）通常比局部病变更难发现，需要更仔细地评估，这些异常可能是创伤后或者炎症性改变。当检查区域怀疑有病变时，多普勒血流显像是非常有用的，因为炎症和创伤性病变往往伴有

血供增多。

超声对强回声骨皮质的评估也很重要，因为部分病变来源于骨骼或可引起骨组织改变。

四、髋部和大腿超声的临床应用及典型病变表现

本部分讨论儿童髋部超声可能遇到的常见病变。其包含多种病变，特征是随着儿童年龄增长，超声表现多样。超声检查在评估髋关节炎症方面有重要的应用价值；炎性病变在本章第一部分介绍。第二部分讨论了超声可以评估的其他病变。这些病变主要见于关节周围软组织。超声在引起髋关节疼痛的关节及周围软组织疾病的鉴别诊断中有非常重要的作用。

炎性病变

·髋关节暂时性滑膜炎：是儿童髋关节疼痛和跛行的最常见原因之一。它有几个同义词，包括易激髋、中毒性滑膜炎、急性一过性骨骺炎、暂时性髋关节滑膜炎等。这是一种自限性的关节滑膜急性炎症，并不是髋关节特有的。

该病的确切病因尚不清楚，一些理论认为与病毒感染有关，而其他研究表明，该病通常继发于上呼吸道感染。创伤、疫苗接种和过敏通常也被认为是与该病相关的因素。

据目前的报道，暂时性滑膜炎通常发生于2～12岁的儿童；然而，报道最多的好发年龄段为3～8岁，男孩的发病率几乎是女孩的2倍。本病为良性病程，无严重的长期并发症。尽管如此，在这个年龄段该病的临床症状和体征与其他严重的髋关节病变有重叠，因此是一个排除诊断。化脓性关节炎、幼年型类风湿关节炎和Legg-Calvé-Perthes病也可引起髋关节疼痛与跛行，且会发生相关并发症，是需要首先排除的病因。

该病患者的临床表现为急性腹股沟区或大腿疼痛，伴患侧跛行或抗拒患侧负重。髋关节屈曲、外展和外旋可使疼痛缓解，因为这些动作可降低关节囊内压力。在患者的检查过程中会出现髋关节被动活动范围受限。暂时性滑膜炎没有特异性的实验室指标来协助诊断。

X线检查对诊断暂时性滑膜炎的作用有限，因为X线片无法显示积液，通常表现为正常或仅表现为轻度关节间隙增宽。超声诊断关节积液的敏感性高，因此成为非常有价值的检查方法。X线检查在排除急性髋关节疼痛的其他病因中具有重要的价值，包括骨折、Legg-Calvé-Perthes病和股骨干骺骺滑脱（SCFE）。

超声检查髋关节暂时性滑膜炎的目的是发现关节前隐窝积液。

超声检查应在髋关节的前方扫查，按照"二、超声解剖和扫查技术"部分所述（图9.1），探头平行于股骨颈长轴放置，获得矢状面图像。患者取仰卧位，髋关节

处于中立位，稍向外旋。即使另一侧关节无症状，也应检查双侧关节并进行比较。这种检查技术由Seltzer等最先描述，至今仍在使用。

关节积液表现为股骨颈前方的低回声区，并伴有关节囊前层向前凸起。积液并不总是清亮的，在某些病例中也可以见到浑浊积液，因此浑浊积液并不一定意味着化脓性关节炎。在暂时性滑膜炎中关节囊的前后层没有增厚，同时可以观察到关节囊前层向浅方膨出；无论哪种情况，关节囊前层呈"凹"形，是关节内没有积液的更可靠指标。有报道显示关节液可通过向前凸起的关节囊前层向外形成憩室样的囊性结构，并认为这是积液通过关节囊的缺损处向外流出形成的假憩室。

髋关节前方关节囊前层与盂唇相连的部位在超声上表现为类似泪滴形的三角形低回声区，认识该正常结构有助于避免将其误认为病变。另一个容易被误认为病变的正常结构是关节囊与股骨颈相连的位置，在超声上表现为驼峰样的隆起，有可能被误解为浑浊积液（图9.23）。

超声检查无法准确鉴别暂时性滑膜炎或化脓性关节炎，最终诊断需要髋关节穿刺。超声引导穿刺抽液有以下优点：无辐射，可避开血管结构，快速且实用性强、安全性高。这项技术操作在急诊科很容易应用。在获得患者父母或监护人的知情同意且患者被告知后选择镇静或局部麻醉即可进行。该操作应在完全无菌的条件下进行，包括皮肤消毒和使用无菌探头套。可以使用19G或22G的针，对准股骨头和股骨颈连接处沿着股骨颈长轴由远端至近端进针，进针位置用标记笔提前标记在皮肤上，穿刺针由探头引导，应用平面内进针技术，在图像上观察进针和针向前进的情况。一旦针尖到达目标位置就可以进行液体抽吸。该手术的绝对禁忌证是腹股沟区域的皮肤感染。

·化脓性关节炎：常见于婴儿期和幼儿期，这与生

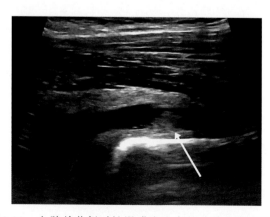

图9.23　左髋关节暂时性滑膜炎患者的髋关节超声显示关节内有积液，积液中可见关节囊膨出，形成驼峰样隆起（箭头），这是暂时性滑膜炎的常见表现。不论在该疾病中，还是在其他情况下，都不要将其误认为是浑浊积液

长活跃时关节血液供应丰富有关。常见的病原体包括金黄色葡萄球菌和流感嗜血杆菌。感染通过血行传播至关节，可能起源于上呼吸道、皮肤、邻近骨髓炎或体内任何感染病灶。在婴儿期，血供丰富的干骺端毛细血管进入邻近的骨骺，为感染性病原体的直接传播提供了便利，导致化脓性关节炎常与骨髓炎相关。婴儿感染性关节炎在临床上很容易诊断，因为患者通常表现为急性发作的疼痛、跛行和发热。最重要的是及早诊断，以避免并发症的发生，如关节破坏和退行性关节炎。

在新生儿，化脓性关节炎有不同的表现，除非临床高度怀疑，不然有可能较晚才得以诊断。最早的迹象是婴儿受累关节或肢体不活动，其他炎症征象随后出现。超声在髋关节暂时性滑膜炎中是很有用的检查方法，可以显示带有碎片的透明或浑浊的关节积液，并在超声引导下进行关节积液抽吸手术。多普勒超声也可显示继发于感染和炎症的关节囊血供增多的征象（图9.24～图9.26）。

五、其他病变

1. Legg-Calvé-Perthes病（Kayser）

Legg-Calvé-Perthes（LCP）病也称为Perthes病，为股骨头缺血性坏死，最常见于4～9岁儿童，且更常见于男孩（男∶女约为4∶1）。该病可发生于2岁至青春期阶段。10%～20%的病例双髋受累。该病由外侧骨骺血管向股骨近端骨骺的血供短暂中断引起。它可导致缺血

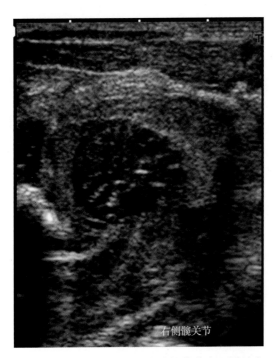

图9.24 新生儿右髋关节化脓性关节炎，同时有败血症，临床表现为关节被动活动时持续性右髋关节屈曲和压痛。超声图像显示在股骨头周围的关节内有大量浑浊积液

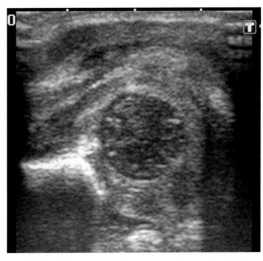

图9.25 新生儿右髋关节化脓性关节炎，与图9.24为同一患儿，标准冠状面图像显示关节内浑浊积液导致股骨头向外移位，类似于关节脱位，然而髋臼的测量和形态正常

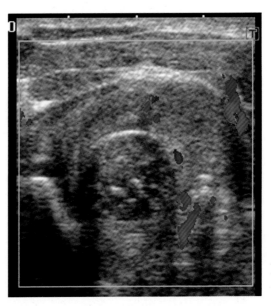

图9.26 新生儿髋关节化脓性关节炎；超声图像显示股骨头周围的关节内有大量浑浊积液；彩色多普勒显示关节囊内血供增多

和骨梗死。不同患者的自然病程可能不同；一些患者会发生不可逆的变化和畸形（髋膨大、髋内翻和扁平髋），随后发生继发性髋关节骨关节炎。

该病的临床症状和体征包括疼痛（常放射至膝关节）和跛行。年龄较小的儿童表现为不愿行走和不愿受累肢体负重。

用于该病的检测及监测病程的基本影像学检查是常规X线检查，表现为股骨头碎裂、硬化，股骨近端骨骺外缘膨胀、不规则，周围常有囊性病变。后期可以观察到典型的股骨头畸形。

在早期，没有明显的X线变化，MRI检查可能更有价值，它可以显示股骨近端骨骺的信号改变，增强扫描

可观察到股骨头内血供受损的征象。

超声并不是评估LCP病的常规方法。值得注意的是，在疾病早期可能表现为髋关节积液，这在超声检查中很容易被发现，并且临床也经常要求对怀疑为髋易激综合征的患者进行超声检查，以检测有无关节积液。如果关节积液持续3～6周及以上，鉴别诊断始终应包括LCP病。同时应评估股骨头的形态：球形外观的完整性和骨骺回声的均质性。如果发现髋软骨增厚或回声改变，超声应提示为非暂时性滑膜炎。

在更晚期的病例中，LCP病的典型表现经超声也可观察到，如近端骨骺形态不规则，骨骺骨化中心碎裂且回声明显不均质，股骨头大小改变且变扁平，过度向外侧及腹侧移位（图9.27）。为了超声在评估髋关节中获得更多的确定性，可以同时评估对侧髋关节，要考虑到双侧受累的可能性。

该病的病程进展需要常规的X线检查来监测。

2. 髋关节超声评估创伤性改变

常规用于评估髋部创伤后异常的影像学检查包括X线、CT和MRI检查，具体选择取决于损伤的结构。当怀疑有骨改变时，应选择X线检查，但骨盆解剖结构复杂，应首选CT。CT对高能创伤或多发创伤特别有价值；髋关节/骨盆检查是多发性创伤治疗方案的一个组成部分。

存在慢性改变和怀疑软组织损伤是进行MRI检查的指征。

在髋关节创伤性病变中，超声检查主要用于累及关节周围软组织的特定病例。这些组织位置较浅表，因此在超声检查中较容易观察。在某些情况超声可以避免辐射暴露或药物镇静的使用，可作为首诊且确诊的检查方法。

超声检查在儿科患者典型的髋关节损伤中最重要的应用之一是评估髋部和骨盆的各种骨突骨骺上的肌腱附着点。

·撕脱骨折/骨突骨骺损伤：超声在评估局灶病变方面特别有价值，可以用于评估和确认或排除病变。在紧急情况下，超声成像可以在短时间内仅使用单个探头做出正确的诊断。

这类病变的典型例子是骨突骨骺损伤。

骨盆骨的肌腱附着点通常具有独立的骨化中心，对儿童而言是抗阻力较弱的区域；在成人会导致肌腱和肌腱附着处损伤的创伤，在儿童就可能导致撕脱骨折。

骨突骨骺损伤和撕脱骨折多见于10岁以上儿童，

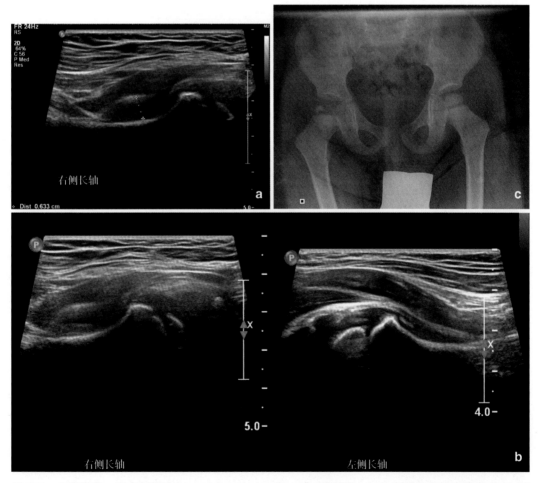

图9.27　3岁男童，超声怀疑为Legg-Calvé-Perthes病，经X线证实。（a）右髋关节超声图像；（b）双侧髋关节超声图像（左髋关节正常）；（c）X线片

特别是14岁以上儿童。创伤可以是急性的，也可以是慢性的。

急性骨突骨骺撕脱属于骨折，以疼痛和肿胀为典型的临床症状和体征。反复损伤和慢性骨突骨骺应力过载可导致微骨折，可引起继发性炎症改变。这种类型的损伤常发生于体育活动较多的儿童，如从事踢、跳或跑等动作和涉及大量加速与减速运动的体育活动，如年轻的足球、曲棍球和体操运动员。

髋部撕脱骨折的典型部位：①髂前下棘，股直肌直肌腱的止点；②髂前上棘，缝匠肌止点；③小转子，髂腰肌止点；④坐骨结节，腘绳肌止点。

常规影像学检查包括放射学检查。当病变只是较小骨碎片伴轻度的骨突骨骺不规则时，检查结果可能存在争议，因为此种病变在X线片中可能不明显，甚至无法检测到。

在急性撕脱骨折中，超声可显示分离的骨碎片，并评估它的脱位情况及撕脱骨片附着处肌腱的连续性和水肿情况。此外，在能量/彩色多普勒显像中也可显示肌腱附着点周围软组织的水肿，并显示其内的血供增多。撕脱的骨碎片的典型超声表现为线状强回声，常伴明显声影，与肌腱相连，肌腱仍有较清晰的腱性结构，但因水肿而回声较低。在撕脱部位，损伤的骨皮质表面不规整（图9.28和图9.29）。在年龄小于10岁的患者中，超声可显示仅由软骨构成的分离碎片。

在慢性病变的情况下，肌腱附着处骨皮质表面明显不规则，也可出现因钙化或骨膜反应产生的强回声结构和附着肌腱的结构改变、回声减低、腱性结构模糊（图9.30）。能量/彩色多普勒显示受累肌腱附着处血供明显增多。此种病变称为骨骺炎（图9.31）。

· 肌肉损伤：超声是髋部肌肉损伤首选的理想影像学检查方法。特别是年龄较大的儿童和青少年体育活动的增加，是这类疾病频繁发生的原因。肌肉损伤部位的寻找和评估应首先从相关临床体征及症状明显的部位开始（图9.32）。在髋部，必须特别注意腹股沟/髋关节内侧区域的病变。在这个区域，创伤后疼痛可能是由内收肌近端附着点损伤引起的，特别是最浅面的长收肌和股薄肌。超声检查可评估损伤的程度，有助于区分轻度损伤和肌肉完全撕裂引起的肌腹回缩与血肿。然而，如需要更详细地评估单个内收肌在共同止点处的损伤，则需要进行MRI检查。

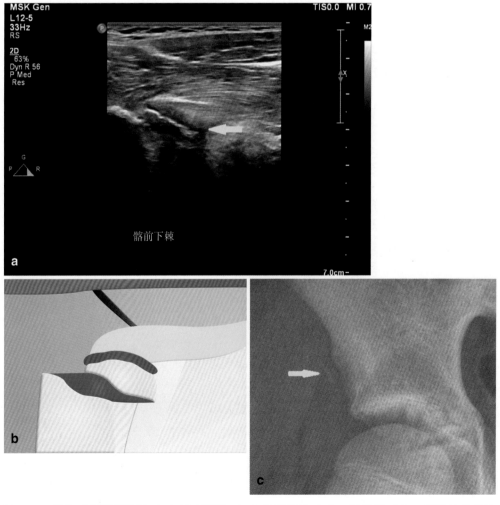

图9.28　髂前下棘撕脱骨折：(a)超声图像，(b)示意图及(c)X线片的对比；剥脱的骨碎片在X线片中显影差。黄色箭头示脱落的骨碎片

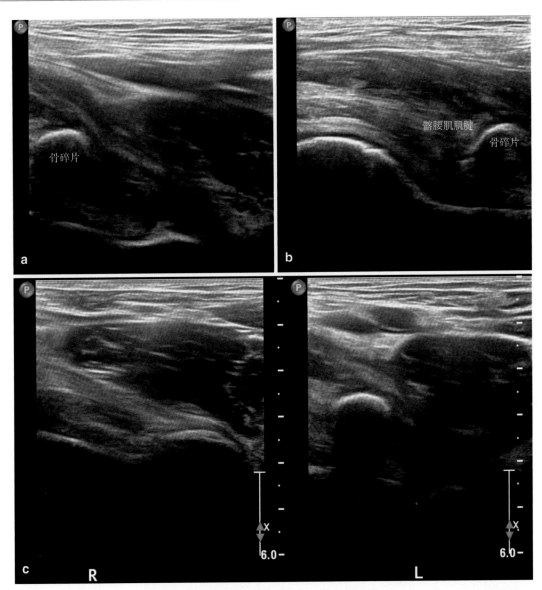

图9.29　超声图像。小转子撕脱骨折：髂腰肌肌腱附着于分离移位的骨碎片（a、b）。对侧超声图像（c）

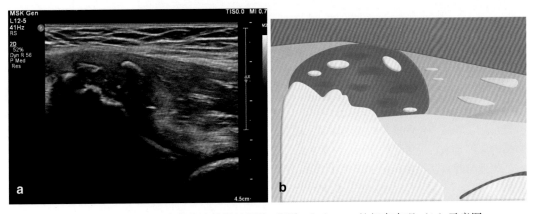

图9.30　髂前下棘（SIAI）肌腱附着处的慢性损伤/撕脱。（a）SIAI的超声表现；（b）示意图

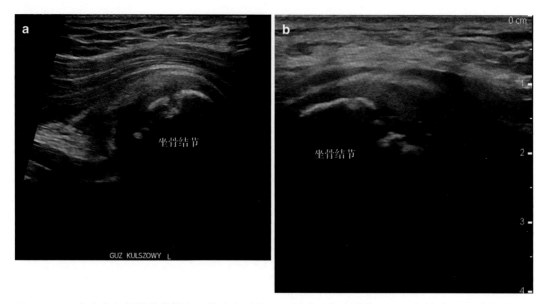

图9.31　15岁女孩坐骨结节骨骺炎。临床表现及MRI异常，超声图像显示坐骨结节骨皮质表面明显不平整。对侧坐骨结节表面平整。横切面（a）和纵切面（b）

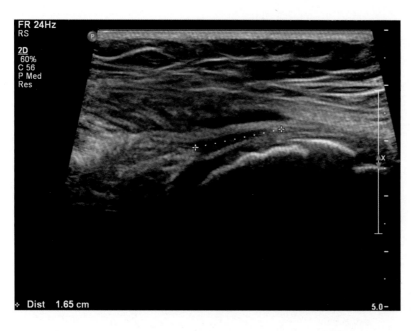

图9.32　髋关节外侧最明显疼痛部位的纵切面。9岁女孩，臀肌肌腱前部完全性损伤；测量肌腱从附着处至回缩处的距离

　　儿童髋部肌肉损伤比成人少，但其超声表现和评估原则是相同的。更多关于肌肉损伤的超声表现、评估和分级在"肌肉损伤"部分讨论。

3. 大转子疼痛综合征

　　超声检查可用于髋关节外侧疼痛的鉴别诊断。该部位疼痛最常见的原因是大转子区域的病变：滑囊炎、肌腱末端病、外侧弹响髋，以及在儿童中较少发生的大转子肌腱附着处损伤。

　　髋关节外侧疼痛最常见的原因之一可能是大转子区域的滑囊炎，主要是大转子滑囊炎。大转子滑囊炎位于髂胫束和大转子之间潜在的扁平间隙。其特征是多种回声同时存在：增厚滑膜呈低回声，积液呈无回声（图9.33）。因炎症活跃程度不同，多普勒显像可能显示不同的血供状况。滑囊扩张可以通过动态超声扫查确认。在这种情况下，滑囊不与髂胫束和大转子一起运动，在动态扫查中可以区分。

　　大转子的肌腱附着点病变可能是另一个引起疼痛的原因。这些异常可能是局部的，与长期超负荷或大量微损伤有关，也可能是全身性疾病的表现，如幼年型特发性关节炎。在肌腱末端病中，典型表现为骨皮质明显不平整，结构模糊，能量/彩色多普勒显示邻近软组织血供增多。附着于大转子的肌腱水肿、增厚、回声减低，但仍可显示腱性结构。

　　此外，超声也有助于评估臀肌肌腱的病变。肌腱退行性变时，回声减低，腱性结构模糊，肌腱常增厚（图9.34）。在部分肌腱损伤中，根据损伤程度不同，可观察到较小或较大的肌腱缺损，表现为低回声区或无回声区，局部无肌腱结构。完全撕裂时，超声显示大转子

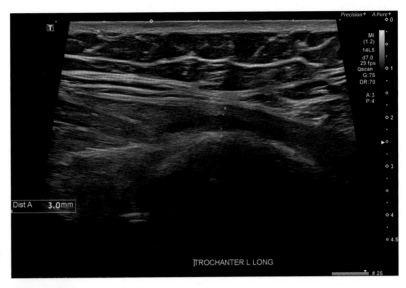

图9.33　大转子滑囊炎。滑囊轻度扩张，低回声区为增厚的滑膜

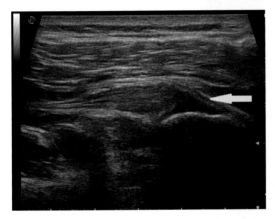

图9.34　16岁男孩臀中肌肌腱后侧部分肌腱病，可见肌腱增厚、回声减低。黄色箭头示臀中肌肌腱的后部（由 Zbigniew ŻUBER 博士提供）

骨皮质表面无肌腱附着。

外侧弹响髋将在以下内容中讨论。

4. 弹响髋

超声可应用于诊断髋部弹响。超声检查的作用主要是可以对弹响的原因进行动态评估，并可以直接看到结构之间的撞击和弹跳。弹响髋的原因通常分为关节外和关节内两类。超声检查在关节外病变中应用较多，因为病变部位较浅，超声能很好地探查到受累组织。关节外弹响髋最常见的两种类型是外侧弹响髋和前（内）侧弹响髋。

在臀部，超声动态检查可显示髂胫束或臀大肌肌腹和股骨大转子的撞击，通常伴有弹响和疼痛。髋关节旋转或屈伸时，将探头横向放置在大转子上进行评估。有时，大转子表面结构的弹跳发生在更复杂的关节活动中，应要求患者在检查时重复这一动作。髂胫束可增厚，回声减低（图9.35）。在髂胫束和大转子之间可以看到扩张及病变的大转子滑囊。

髂腰肌对周围组织结构的撞击会导致前侧（内侧）弹响髋。内侧弹响髋最常见的原因是肌腱撞击自己的肌腹或肌腱撞击髂耻隆起，可以在患者进行一系列引起弹响的运动，或髋屈曲、外展和外旋后回到中立位的动态过程中观察到。

在某些情况下，超声可以协助检查弹响髋的关节

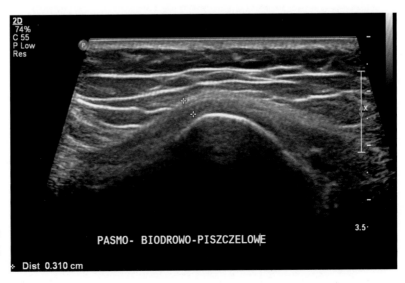

图9.35　外侧弹响髋综合征患者的大转子区域；动态超声扫查证实此病变。髂胫束轻度增厚和水肿

内原因，包括盂唇撕裂，尤其在前上部盂唇损伤的评估中有较大优势，该部位也是盂唇损伤最常见部位。超声表现为盂唇内或基底部的低回声或无回声区。在某些病例中，在盂唇或前层关节囊处可以观察到盂唇旁囊肿，超声表现为囊性病变。应与发生在关节囊前部的滑膜囊肿相鉴别；超声在滑膜囊肿的检查中也起重要作用（图9.36）。

盂唇撕裂可能继发于股骨髋臼撞击引起的髋关节变形，需要MR关节造影精确评估髋关节的形态及其内部结构。

弹响髋的关节内其他原因可能包括关节内异物或继发于髋关节病变的骨关节炎。这些情况可以通过MRI来评估。

六、常见大腿部疾病及临床应用

小儿大腿超声检查的临床指征主要是局部体征和症状，如疼痛、水肿、发红、压痛、触诊张力增大或疑似肿瘤样病灶。这些表现可能是各种病变的结果，通常分为三大类原因：炎症、创伤/应力过载和局灶性病变。无论哪种病因，患者的临床表现都很相似，问诊和体格检查无法得到有意义的信息，因此超声检查对儿童的正确诊断特别有帮助（图9.37）。评估可疑区域时，首先要判断所观察到的图像与正常图像之间的差异。接下来，这些差异必须与病史、体格检查结果相联系，如果有实验室和影像学检查结果，也要一同参考，进行综合判断。对于软组织病变，超声检查通常是首选。

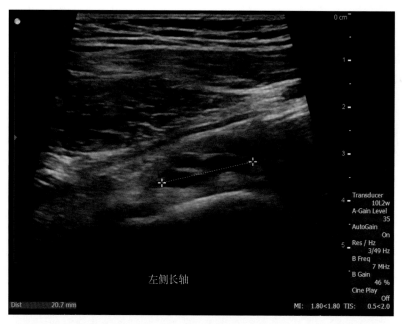

图9.36 髋关节前方的滑膜囊肿

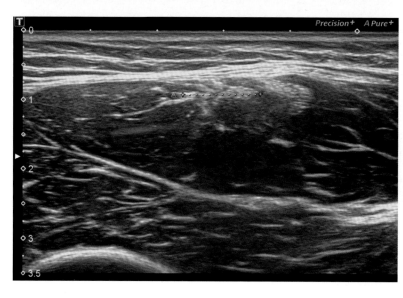

图9.37 大腿前侧超声显示肌腱损伤后，在股直肌中央腱部位出现瘢痕。14岁患者，无受伤记忆。临床检查怀疑为假瘤

1. 创伤

超声检查在评估儿童大腿软组织创伤后的异常表现方面很有用，通常是首选检查。在许多情况下，它可明确最终诊断。但是，必须谨记超声的局限性。

（1）超声可能很难发现轻、中度的异常，其评估可能需要MRI检查。

（2）早期的创伤后异常表现可能会被超声低估，损伤程度也可能会被低估。由于创伤处的影像变化多样，且随时间变化，因此必要时，短期内应重复检查来监测病情变化。超声是监测病情演变和治疗效果的理想工具。

大腿软组织的创伤后改变可能由直接或间接的机制引起。直接机制造成的病变与力的强度及范围相关，并且局限于力作用的区域。在间接机制造成软组织损伤的区域会超出力作用的部位，范围通常很大。必须知晓，在儿童受伤时，通常无法获得创伤发生的相关信息，他们经常意识不到或忘记轻微的损伤。

・肌肉损伤：肌肉损伤的严重程度分为三级。

1级表示在肌肉拉伸的状态下，肌肉有轻微改变，未见明确肌肉损伤。

2级表示肌肉连续性存在，但其结构和功能部分受损。

3级表示肌肉完全损伤，肌肉连续性和功能完全丧失。

对于直接肌肉损伤，根据损伤程度的不同，超声可能会有以下表现：肌肉水肿，表现为肌肉结构正常，但局部回声减低；肌腹挫伤表现为回声增强，肌纹理及肌间隔结构因出血或渗出而模糊；更严重的损伤表现为肌肉连续性破坏伴积液与血肿（图9.38）。这些血肿大小不一，可表现为局限于肌腹的小病灶，也可表现为导致肌腹分离和（或）其连续性破坏的肌间大病灶。血肿的

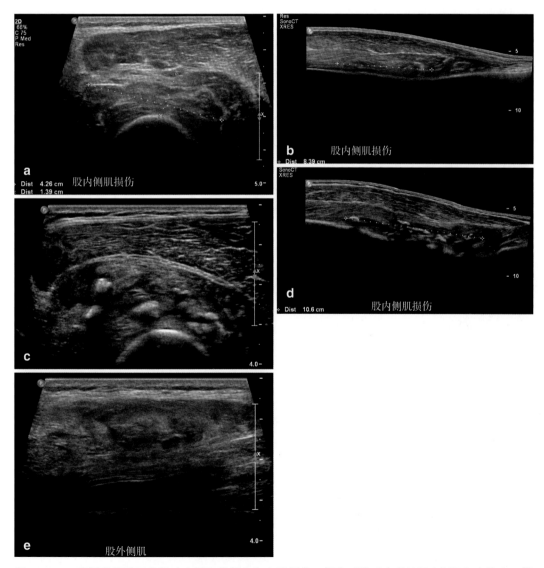

图9.38　15岁男孩的股四头肌（内侧和外侧头）直接损伤。损伤后数天内进行股内侧肌超声检查；横切面和全景成像显示肌肉挫伤（2级损伤），表现为肌肉回声改变，并对损伤范围进行评估（a和b）。2周后的随访检查显示大量创伤后钙化（c和d），这些钙化在后续检查中消失。第一次超声检查时的股外侧肌挫伤（e）

一个重要特征是随时间推移而变化；最初，血肿表现为高回声液体，与周围组织的界限不明显。随着时间的推移，液体回声减低接近无回声，血肿的边界逐渐清晰，轮廓变得光滑，与周围组织间可见窄的过渡带，周围软组织的异常改变逐渐消退。

必须谨记，在挫伤的部位，即使既往的超声没有发现血肿，血肿也可能会随着时间的推移而出现。血肿可以在超声引导下进行穿刺。如果经过治疗，血肿仍持续存在，表明可能伴有其他诱因，如凝血功能障碍。

超声的另一个重要作用是监测创伤愈合过程和发现潜在的愈合并发症。愈合过程中出现的异常包括创伤后钙化和异位骨化，即骨化性肌炎或肌肉萎缩。明确做出骨化性肌炎的诊断有时较为困难，因为难以观察到受损部位逐渐发生骨化的过程。因此，超声动态观察肌间隔逐渐模糊、在损伤部位周围短期内出现异常钙化是提示骨化性肌炎的重要依据。在一些病例中，超声只有与其他诊断方法（特别是CT）相结合才能最终明确诊断，CT可显示典型的钙化呈带状分布。

对于间接损伤，邻近骨结构的肌腹更容易受到创伤，如大腿前间室的股中间肌。

肌肉间接损伤的特点是损伤范围和程度更大，伴有更严重的功能损害，并伴有肌腹的撕裂。同时存在的皮肤瘀点和瘀斑经常与肌肉实际损伤的部位不相关。广泛水肿和弥漫性疼痛提示必须对大腿进行更大范围的扫查来定位病变及评估组织损伤。在间接损伤中，评估肌腹的连续性非常重要，如果肌腹连续性中断，则需确定残端的位置，评估其回缩程度和两断端间的距离。此时可以应用超声全景成像以显示病变区域内较长范围的图像（图9.39）。

股直肌是最常受伤的大腿肌肉之一，通常由直接损伤导致。"肌中肌"的肌腹结构使其易于损伤，通常位于近端和内侧1/3处的中央腱。中央腱的走行为矢状方向。中央腱轮廓模糊伴周围肌肉组织轻度水肿是损伤的早期迹象（图9.40）。更严重的损伤会导致中央腱的连续性中断，导致其结构缺损。在股直肌较小的次级中央腱中也可以看到类似的图像。这种类型的损伤在年轻

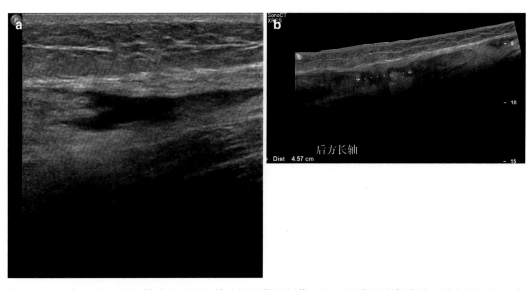

图9.39　一名16岁女孩在做劈叉时发生单纯性股薄肌损伤。（a）近端肌腹断端被血肿包围。（b）全景成像显示两断端之间的距离

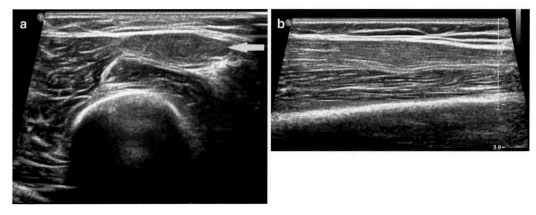

图9.40　股直肌轻度损伤，中央腱明显模糊，肌腹局部水肿、回声减低。横切面（a）和纵切面（b）。黄色箭头示股直肌；红色箭头示股直肌的病变

男性体育运动员中很常见，如足球运动员。瘢痕可能是中央腱陈旧性损伤的残留，而肌腹的回缩部分在临床检查中可能与局灶性病变相似（这是所谓的假瘤样病变的原因）。

此外，损伤还可能引起皮下组织的改变。创伤性改变包括皮下组织水肿和出血，表现为较周围组织回声增强，结构模糊。创伤后变化还包括皮下血肿和积液，称为Morel-Lavallée损伤，位于皮下组织和深筋膜之间，由皮下组织的分离和扭曲形成。这些病变最常发生于大腿。

2. 大腿组织炎症

超声检查是受到广泛认可的检查大腿组织炎性病变的影像学方法。儿童大腿组织的评估比成年人更容易，扫查区域较小和皮下组织较薄更有利于使用高频探头，可全面评估大腿的整体结构，包括股骨骨皮质表面的深层组织。超声检测肌肉骨骼系统炎症的重要性还包括检查时间短、不需要镇静、实用性强及敏感性高，使超声经常成为紧急状况中唯一可用的能做出正确诊断的方法。

在怀疑骨髓炎的紧急状况下，超声检查尤为重要。

超声检查甚至可以在发病后2～3天就发现提示骨髓炎的病变，这比X线检查发现要早得多（X线检查至少在发病后10天）。

超声的早期征象是骨皮质周围软组织水肿，能量多普勒显示血供增多（图9.41）。出现骨膜下积液或骨周软组织积液可以确诊骨髓炎。由于儿童骨膜与骨皮质的连接疏松，且随着骨内压力的增加，二者更容易被积液分离，这些变化在儿童中发生得更早。骨膜可能肿胀或增厚，厚度超过2mm，回声减低，血流增加。在后期，随之可见的是骨膜反应导致的典型骨质破坏和骨皮质表面明显不平整（图9.42和图9.43）。此外还可出现广泛的软组织改变、结构紊乱、广泛浸润和脓肿形成（图9.44）。病原体通常由血行播散。在新生儿和婴儿，炎性改变往往起源于邻近的关节或骨骺。在这个年龄，生长板并不能构成炎症过程扩散的屏障，股骨或大腿软组织的炎症多与关节炎相关，通常发生在膝关节。在年龄稍大的儿童中，这些病变主要发生于干骺端。

儿童大腿炎症的另一个原因是蜂窝织炎。典型的表现是局部红肿热痛。导致感染的常见病原体是金黄色葡萄球菌和化脓性链球菌。超声检查可显示皮下组织明

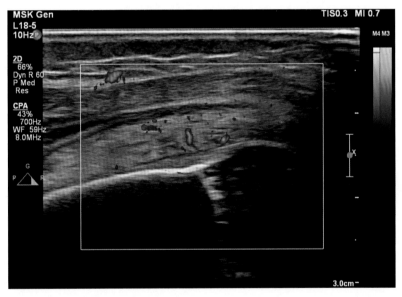

图9.41 股骨远端干骺端骨皮质周围软组织水肿和明显充血；超声图像为骨髓炎的典型改变

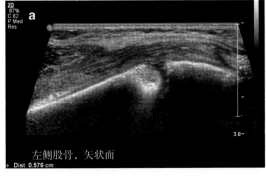
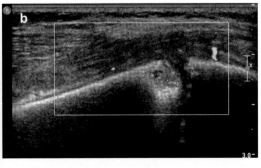

图9.42 骨髓炎图像。股骨远端干骺端骨皮质缺损（a）伴血供增多（b）

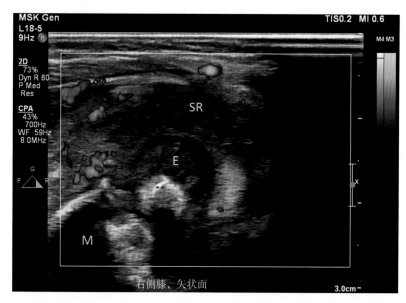

图9.43　另一位骨髓炎患者。6月龄女婴。股骨远端干骺端较大范围骨质破坏，伴有邻近软组织明显炎性浸润。E.股骨远端骨骺；M.股骨远端干骺端；SR.髌上囊炎症改变

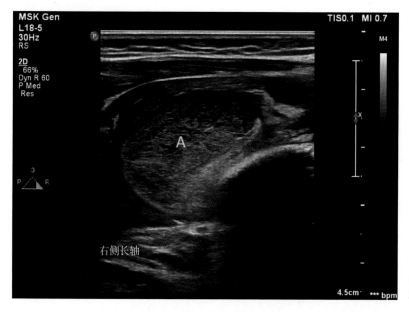

图9.44　与图9.43为同一位患者。大腿软组织内的大脓肿（A）

显水肿，回声明显增强，结构模糊，纤维间隔消失。此外，受累区域可能出现积液。多普勒超声显示受累软组织血流增多。超声检查也可用于疾病监测和判断是否有脓肿形成。

坏死性筋膜炎是一种罕见的由上述病原体引起的暴发性病程。早期超声图像与蜂窝织炎相似，伴有广泛的软组织水肿。增厚的筋膜结构和筋膜周围及深层组织内的积液提示该诊断。坏死性筋膜炎若进一步进展，软组织内可能会出现气体。

另一种罕见的病变是化脓性肌炎。超声检查有助于确定疾病的局部进展。在初始阶段，超声表现为肌肉炎性浸润，边界不清晰，组织结构破坏，纤维脂肪间隔模糊，出现不规则的液性暗区。随后肌内脓肿形成，与邻近组织回声存在差异，回声可以较低、中等或较高。如果存在厌氧细菌感染，可以观察到脓肿内的强回声气体反射。

如果肌肉炎症性疾病只有较大范围水肿改变，没有肌肉结构改变，可能很难在超声检查中显示，这种情况就必须进行MRI检查，如皮肌炎，经常累及四肢近端肌肉，包括大腿肌肉。在这种情况下，肌肉超声图像没有变化也并不能排除该病变。

3.大腿的局灶病变

不论年龄大小，超声都是儿童大腿局灶性病变的首选检查。超声的作用是确认是否存在局灶性病变。如果局灶性病变被排除，超声检查可能有助于发现所谓假瘤性病变，如皮下脂肪分布不对称或肌肉陈旧损伤及异常回缩。

如果大腿存在局灶性病变，接下来最重要的就是区分它的性质（实性或囊性，囊实性和实囊性病变均被视为实性）并确定位置，特别是与深筋膜的关系，是位于皮下还是深筋膜深方。

当病灶被确定为实性或包含实性成分，或怀疑为实

性时，应用彩色多普勒和能量多普勒评估其血供情况则成为检查的重要部分（图9.45）。病变中血管的存在可证实其组织性质，而血管数量和分布可提供鉴别诊断的有用信息。尽管"软"病变比"硬"病变更倾向良性，弹性成像在影像学诊断上仍然缺乏公认的诊断价值。

儿童最常见的良性局灶病变是源自血管组织的病变，如血管瘤、血管畸形，以及源自脂肪组织的病变，如脂肪瘤、脂肪母细胞瘤（图9.46）。源自血管组织的病变特征是血管的数量增多和密度增高；通常呈低回声，可能包含静脉石。与血管畸形相比，血管瘤属于软组织肿块。

脂肪瘤起源于脂肪组织，通常为椭圆形、边界清

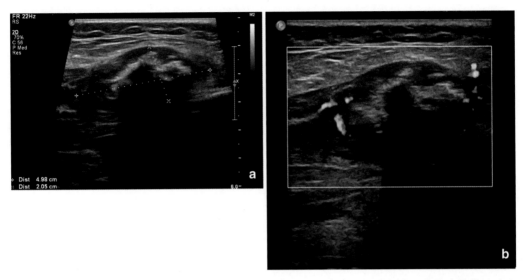

图9.45 7岁男童臀大肌下段局灶性病变。病灶呈低回声、实性，中央有钙化，能量多普勒显示血流明显增多。切除标本的组织病理学检查显示中心部异位骨化

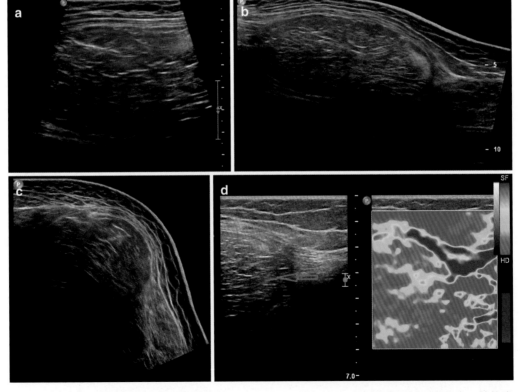

图9.46 7岁男童大腿前间室肌内脂肪瘤。一个大的（超过6cm）边界清晰的低回声肿瘤，结构类似于脂肪组织。超声显示肿瘤的长度大于探头的长度，导致图像无法完整显示病变（a）。全景成像显示肿瘤的大小和形态：纵切面（b）和横切面（c）。在弹性成像中，肿瘤的硬度大于周围组织（d）。红色箭头示大腿肿瘤，肌内脂肪瘤

楚、有包膜、均质性的软组织肿块。与周围组织相比，往往是高回声或等回声，在大腿的位置可多种多样（皮下、肌内、肌间）。脂肪瘤的特征是乏血管。然而，脂肪母细胞瘤是一种罕见的病变，发生于发育期儿童，其结构异质性更大，与相邻结构的分界可能不清晰。

沿神经（如坐骨神经）走行的肿块，可能是神经源性肿瘤。1型神经纤维瘤病可见大量大小不一的神经纤维瘤，沿坐骨神经分布，呈"蠕虫袋"样外观。

另一个引起大腿瘤样病变的原因是创伤，如前述的血肿、Morel-Lavallée损伤或创伤后皮下组织病变。这组病变还包括伴有深筋膜损伤的肌疝和肌肉向皮下组织突出。

大腿的恶性肿瘤在儿科中罕见，最常见的是横纹肌肉瘤类型的肿瘤（RMS）。如怀疑为恶性，有必要进行MRI和组织病理学检查。超声也能够检测出原发于骨骼的恶性肿瘤，这些病变往往很大（通常长径可达5cm以上），导致骨质破坏并向软组织突出/浸润，如尤因肉瘤（一种局限于股骨干的恶性骨肿瘤）（图9.47）。

此外，在怀疑大腿软组织内有异物时，超声是一个非常有用的检查方法。能够检出异物，并定位和监测可能的并发症，如化脓性疾病、血管或神经损伤。

七、发育性髋关节发育不良

发育性髋关节发育不良（DDH）是一种常见的婴儿疾病。根据年龄、种族和检查方法估计其患病率为0.5%～4%。DDH包括一系列的股骨头和髋臼之间的对位关系异常。范围可从轻度的髋臼覆盖不良到股骨头完全脱位。

DDH多见于女性，危险因素包括婴儿臀位、阳性家族史、襁褓时下肢位置不正确等。

DDH的临床表现包括双下肢不等长、腿纹或臀纹不对称及患侧髋关节活动受限。Ortolani试验和Barlow试验可评估髋关节稳定性。Ortolani试验时，患儿取仰卧位，髋部屈曲90°，检查者拇指沿大腿内侧放置，示指和中指置于大转子上方握住大腿，然后在抬起大腿的

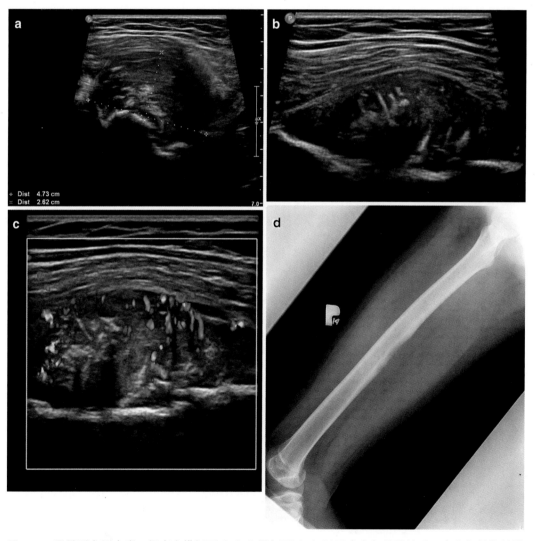

图9.47　股骨干尤因肉瘤。超声在横切面（a）和纵切面（b）显示病变与骨的关系，病变与骨的界限不清，并可见病理性钙化。（c）肿瘤内血流明显增多、分布杂乱。（d）X线片，注意病变内垂直于骨皮质的线样钙化为"恶性"骨膜反应的表现

同时轻柔地外展髋部。此手法可复位脱位的股骨头，可感受到股骨头复位伴"咯嗒"弹响声。Barlow试验时，患儿取仰卧位，髋部屈曲90°；然后检查者内收患儿髋部，并对髋关节进行轻柔的推拉动作。如感受到髋关节松弛、股骨头活动度过大，或感受到股骨头脱出髋臼伴"咯嗒"弹响声，则认为是阳性（图9.48）。

1.髋关节的超声解剖

髋关节是一个球窝关节，在多个平面提供稳定性和灵活性。它由骨、纤维软骨、韧带和滑膜等组成。肌肉、肌腱、滑囊和神经血管等也参与关节的结构与功能。

髋臼为一个容纳圆形股骨头的杯状空腔，髋臼盂唇能增大髋臼的凹面、增大髋臼与股骨头的接触面积，还为关节囊和韧带等结构提供附着。

股骨头在髋臼内的正确位置影响髋臼和股骨头的正

常发育。

婴儿股骨头主要是软骨性的，可以通过超声检查来识别和评估股骨头与髋关节的纤维软骨结构。目前有数种超声检查方法可用于评估DDH患儿髋关节。通常对髋关节进行静态和动态评估。应用最广泛的方法是Graf法和Harcke法。

在这两种方法中，标准的冠状切面超声图像是评估髋关节的关键图像。声像图显示的结构可与髋关节前后位X线片对照（图9.49）。

标准冠状切面声像图应显示髂骨为平直线状，显示盂唇尖部及Y状软骨，在这个平面上可以看到软骨-骨交界，由于穿过生长板的声束被股骨的骨结构全反射，软骨-骨交界表现为线状高回声，它是确定股骨颈和周围解剖结构的重要髋关节超声标志，它还可以指导正确的操

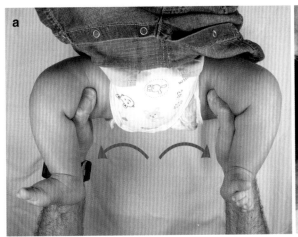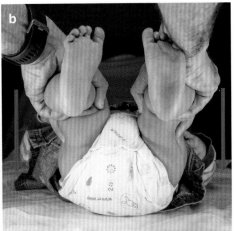

图9.48 （a）Ortolani试验；（b）Barlow试验

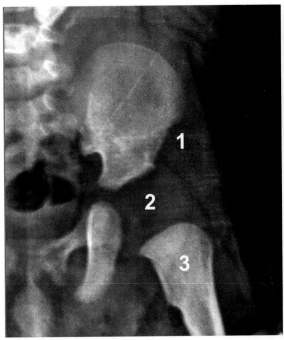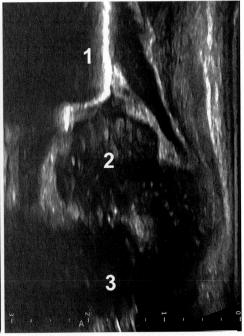

图9.49 与髋关节前后位X线片对照，了解髋关节标准冠状切面超声图像。1.髂骨；2.股骨头；3.股骨颈

作，如果探头位置放置不正确，其形态会发生变化。

新生儿股骨头是软骨性的，为略呈椭圆形的低回声结构。股骨头骨化中心可能在出生时或5～7周时出现。骨化中心形状多变，常呈椭圆形，其对评估髋臼内股骨头的位置没有价值。较大的骨化中心后方的声影可能会导致骨性髋臼的髂骨下支显示不清，髂骨下支是确定超声扫查切面穿过髋臼中心的标志。

关节囊覆盖股骨头外侧，并与大转子的软骨膜相连。它牢牢地附着在股骨颈上。关节囊从股骨颈反折并与软骨膜相连的部位被称为滑膜皱襞。它表现为一个模糊的高回声结构或两条平行的高回声线。了解这个解剖结构对于避免将其误认为盂唇非常重要。

髋臼由骨和软骨组成。盂唇是髋臼最外侧的部分，由纤维软骨构成。超声显示为三角形结构，而髋臼顶部的透明软骨则是股骨头与骨性髋臼之间的低回声区域。

髋臼窝内存在几个结构，从超声的角度来看最重要的是髂骨下支，在髋关节的标准冠状切面应该被清楚地显示，它几乎位于髋臼前缘和后缘之间，在Y状软骨的上方。髋臼的骨缘转折点是骨性髋臼凹面最外侧的点，在超声上为骨性髋臼凹面向髂骨凸面转折的区域（图9.50和图9.51）。

2.扫查技术

根据美国放射学会（American College of Radiology，ACR）的建议，使用频率为7～10MHz的线阵探头，在两个正交平面扫查髋关节。冠状面扫查髋关节时婴儿应处于静息状态，横切面扫查髋关节屈曲位时应处于有或无应力的状态。超声检查最好在出生后的4～5个月进行，因为此时股骨头主要是软骨性的，其骨化中心较小或不存在。

超声检查时可采用侧卧位或仰卧位，也可使用特殊的摇篮或泡沫垫使患儿保持侧卧位。在检查时给婴儿喂

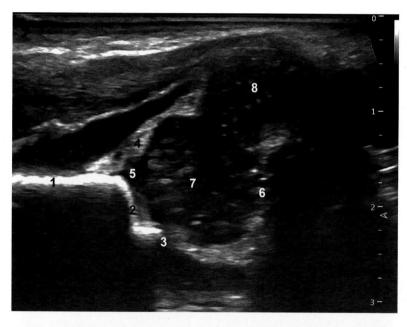

图9.50 正常髋关节标准冠状切面声像图。1.髂骨；2.骨性髋臼顶；3.Y状软骨；4.髋臼盂唇；5.软骨髋臼顶；6.软骨-骨交界；7.股骨头；8.大转子

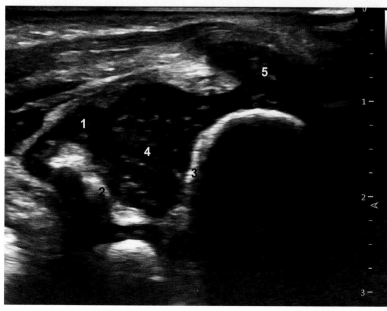

图9.51 正常髋关节内收位横切面声像图。1.髋臼后部软骨盂唇；2.骨性髋臼（Y状软骨呈小的低回声区）；3.软骨-骨交界；4.股骨头；5.大转子。注意骨性髋臼和软骨-骨交界之间的正常"V"形关系

食可帮助他们安静下来，减少他们的活动。

　　髋关节超声应评估髋臼形态、股骨头位置及观察稳定性。婴儿取侧卧位或仰卧位，髋关节中立位（屈曲15°～20°）或屈曲位，探头放置在髋关节外侧，基本平行于婴儿的背部，轻微旋转调整探头以获得标准冠状切面，以便正确评估（图9.52a）。

　　进行横切面扫查时髋关节应屈曲90°。在此切面显示髋关节的结构类似于CT的轴向断面（图9.52b），在冠状面和横断面图像中，软骨-骨交界是重要的识别股骨头的标志。横切面用于评估髋关节在静息时的状况和被动外展、内收时，施加轻微的应力以检查髋关节的稳定性。在髋关节横切面上，软骨-骨交界与骨性髋臼的关系在髋关节外展时呈"U"形，内收时呈"V"形（图9.51）。

3. 正常表现

　　Graf分型是一种定量（形态学）评估髋臼顶的方法，以α角评估骨性臼顶，以β角评估软骨臼顶。为了描述和区分不同的髋关节的形态类型，需要考虑患儿的月龄、软骨臼顶结构的变化，以及应力下的软骨臼顶软骨膜的形态和β角等因素。

　　α角为髋臼顶与髂骨垂直部分之间的夹角。这个角度主要决定髋关节分型。正常髋关节α角大于60°。β角是软骨髋臼盂唇与髂骨垂直部分的夹角。β角大于55°为异常；这可以解释当股骨头脱位时会引起盂唇向上移位（图9.53a）。

　　另一种广泛应用的评估DDH的方法是Harke法，它依赖于在静息状态和施加应力时获得多个髋关节横切面和冠状切面图像。Harke定义的切面包括髋关节中立位和屈曲90°的冠状切面，以及髋关节中立位和屈曲90°的横切面。美国超声医学协会（American Institute of Ultrasound in Medicine，AIUM）和美国放射学会（ACR）建议的超声图像包括静息时的冠状切面和有应力或无应力时髋关节屈曲90°的横切面。

　　在标准冠状切面上，髋臼应覆盖至少50%的股骨头。沿着髂骨的平直部分绘制一条基线，在正常婴儿中，这条线穿过股骨头，将其分为两部分，一部分位于髋臼内，一部分位于髋臼外，在基线与髋臼窝内股骨头最内侧之间画一条垂线，然后再画一条与此垂线平行的并穿过股骨头最宽处的平行线。然后第一条线的长度除以第二条线的长度并乘100为髋臼覆盖率。可应用Graf法和Harke法两种方法评估髋臼覆盖率，儿科影像医师

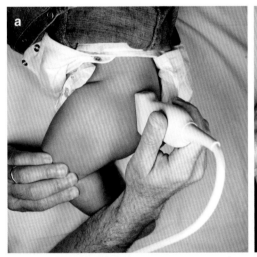
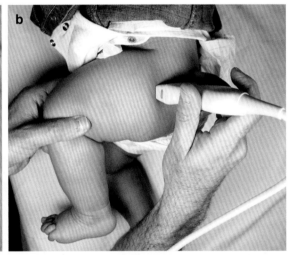

图9.52　显示扫查技术和探头放置。（a）标准冠状面扫查方法；（b）横切面扫查方法

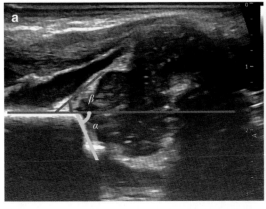
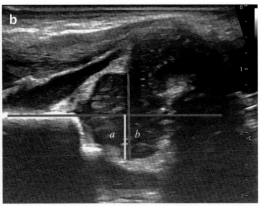

图9.53　（a）α角和β角测量。（b）髋臼覆盖率的计算公式为（a/b）×100，其中a为股骨头基线以下的宽度，b为冠状切面股骨头最宽处的宽度

多使用这两种方法评估髋关节发育状况，已被 AIUM 和 ACR 采用（图 9.53b）。

4.病理表现

可以通过髋臼覆盖股骨头的程度来判断髋臼是否发育异常，髋臼覆盖率低于 50% 被认为是异常的。发育不良髋关节的髋臼较浅，髋臼顶部不规则且较陡。软骨性髋臼顶通常增厚，回声增强，股骨头脱位时向上移位。在严重的脱位病例中，它会随着盂唇反折而变形。正常情况下，骨性髋臼缘尖锐成角，而在发育不良的髋关节，它会变得圆钝或扁平。

另一种评估股骨头移位的方法是在冠状位扫查髋臼后缘；正常情况下可以见到一个小的软骨突起，在这个区域应见不到股骨头。在髋关节脱位的晚期病例中，股骨头可位于髋臼后方、外侧或上部（图 9.54）。

在 Graf 方法中，根据髋关节 α 角和 β 角的测量结果，将髋关节分为 4 种类型。如前所述，股骨头覆盖率超过 50%，α 角超过 60° 视为正常（Ⅰ 型）髋关节，无须治疗。Graf 认为 Ⅱ 型髋关节为未成熟髋关节。根据患儿月龄小于或大于 3 个月，根据 α 角和 β 角测量，可进一步分为 4 类。Ⅱ 型的患儿需要临床随访，以检查患儿的髋关节是否发育成熟或是否会发展为半脱位和脱位。Ⅲ 型和 Ⅳ 型均为需要治疗的脱位髋关节。Ⅳ 型更严重，表现为盂唇位于股骨头与髋臼之间（表 9.1，图 9.55 ～ 图 9.58）。

表 9.1　髋关节超声的 Graf 分型

Graf 分型	年龄	髋关节状态	α角	β角	备注
Ⅰ	任意	正常	≥60°		髋关节发育成熟，骨性髋臼缘锐利，股骨头覆盖良好
Ⅱ					
Ⅱa	小于 3 个月	髋关节生理性不成熟	50°～59°		骨性髋臼缘圆钝
Ⅱb	大于 3 个月	骨化延迟	50°～59°	<77°	
Ⅱc	任意	临界状态	43°～49°	<77°	骨性髋臼缘圆钝或扁平，骨性白顶发育缺陷，软骨臼顶仍覆盖股骨头
Ⅱd	任意	半脱位	43°～49°	>77°	软骨臼顶向上移位
Ⅲ	任意	脱位	<43°	>77°	髋臼浅，脱位
Ⅳ	任意	脱位	<43°	>77°	髋臼浅，脱位，盂唇位于股骨头与髋臼之间

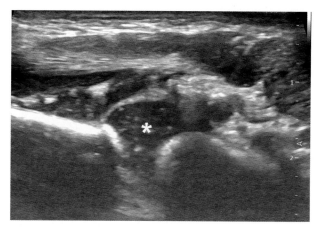

图 9.54　正常髋臼后缘冠状切面，位于标准冠状切面后侧，显示软骨盂唇的后部（星号）；在此平面内不应见到股骨头

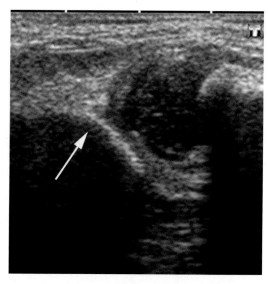

图 9.55　患儿 1 月龄，骨性髋臼（箭头）形态圆钝，α 角 ＝ 55°，符合 Graf Ⅱ a 型髋关节（生理性不成熟）

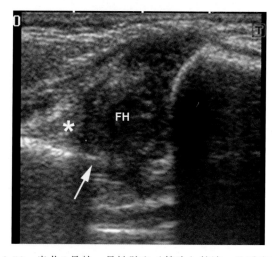

图 9.56　患儿 2 月龄，骨性髋臼（箭头）较浅，几乎扁平，股骨头（FH）脱位；髋臼盂唇（星号）向上移位，符合 Graf Ⅲ 型髋关节（脱位，盂唇未反折）

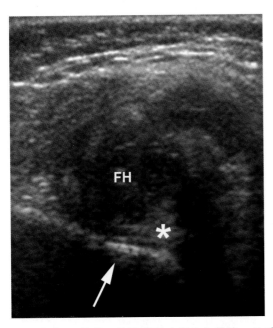

图9.57　患儿1.5月龄，骨性髋臼（箭头）较浅，几乎扁平，股骨头（FH）脱位并向上移位，位于髂骨上方；可见盂唇（星号）在股骨头下方反折，符合Graf Ⅳ型髋关节（脱位，盂唇反折）

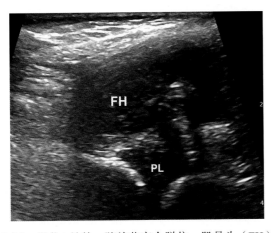

图9.58　患儿9月龄，髋关节完全脱位。股骨头（FH）向上和向后移位；这是髋后侧冠状切面，通过显示髋臼后盂唇（PL）来识别

根据Harke法，髋关节可以分为几类。正常髋关节是指在静息状态、活动和受力时，股骨头均位于髋臼内。髋关节脱位是指股骨头没有髋臼覆盖。如果在活动和应力加压过程中股骨头的覆盖发生变化，则可进一步描述为松弛、半脱位和可脱位。髋关节松弛显示股骨头在静息状态下位置正常，在加压下股骨头发生异常活动，但仍在髋臼内。半脱位髋关节在静息状态下股骨头向外移位，但在施加压力时不会发生脱位。可脱位的髋关节是指在静息时表现为股骨头半脱位，在加压时表现为脱位。如前所述，根据髋臼和臼顶的形状，髋臼被分为正常、未成熟或发育不良。

5.误区

与任何超声检查一样，检查者的经验是一个重要因素。最常见的误区是非标准的冠状面可以使正常的髋臼看起来很浅。

在髋关节横切面中，探头应置于髋关节后外侧；如果放置于外侧可能导致正常关节错误地被显示为异常。

如果患儿股骨颈挛缩或内翻畸形，股骨大转子可能会被误认为脱位的股骨头。

6.临床应用

多项临床和影像学研究显示轻度DDH与髋关节不稳定的患儿可自行缓解及改善。相反，重度患儿如果不及时治疗，则会出现跛行、下肢不等长和髋关节活动受限等问题。

超声是评估婴幼儿早期DDH的有效工具。对于新生儿髋关节筛查的方法仍存在争议，是否仅临床检查就足够，还是应该对所有新生儿或仅对高危婴儿进行超声检查，目前仍没有定论。

应用髋关节超声对DDH普遍筛查尚缺乏强有力的临床证据；然而，已有几个项目在世界不同地方开展。奥地利和德国分别自1992年与1996年开始应用超声普遍筛查。在英国和欧洲其他地区进行选择性筛查。美国儿科学会的指南不建议进行普遍筛查，在高危婴儿4～6周龄时应考虑选择性髋关节超声检查。

髋关节超声已被用于DDH治疗过程中的随访检查，因为它比临床和放射学评估更敏感，特异性更高。在使用如Pavlik等支具后，通常进行连续超声检查以观察髋关节是否复位，同时监测髋臼的成熟度。在治疗期间多不用动态超声检查，因患儿佩戴支具导致髋关节运动受限。在治疗结束卸下支具后可以做一次全面超声扫查。在治疗过程中，通常每隔2～3周对髋关节进行一次超声检查。

7.结论

DDH是婴儿期的一种常见疾病，表现可从髋关节轻度松弛至完全脱位。漏诊病例可能会发生并发症，导致不同程度的残疾，给患儿造成生理、心理和经济负担。

及早发现和诊断会显著改善患儿的预后。DDH可以通过临床、放射学和超声来评估。超声更有优势，因无辐射，在疾病早期和治疗随访期间敏感性与特异性高，实用性好及费用合理。超声评估DDH需使用标准的检查方法，需做髋关节形态评估和动态评估。最成熟的两种方法是Graf法（形态学/静态）和Harcke法（动态）。Graf法将髋关节分为4种类型，从Ⅰ型（正常）到Ⅳ型（关节脱位且盂唇位于股骨头和髋臼之间）。Harcke法根据关节受力时的表现将髋关节分为正常、松弛、半脱位、可脱位和脱位。只要遵循标准切面扫查，注意识别和避免误区，这两种方法都很容易学习和应用。

（译者：张淑敏　王丹丹　边　臻）

第 10 章

膝关节和腿部

一、引言

目前，超声是评估关节和软组织的有力工具。膝关节和周围的软组织也不例外。超声可以提供膝关节及其周边的大量重要信息。与其他影像学方法相比，超声检查的副作用和负面因素更少，因此超声非常实用，这在软组织检查中尤为突出。

本章将讨论超声在膝关节和腿部的重要作用，描述正常的超声解剖和最常见的疾病表现。

膝关节在临床上可以多次检查，影像技术的应用取决于具体的诊断指征。

在发育的早期阶段，膝关节的解剖结构十分复杂，因为它含有大量的软骨和支持结构，此时这些结构仍在发育之中。

膝关节的超声检查操作简单，可以为诊断关节结构或软组织的损伤提供足够的信息。

二、正常解剖和变异

1.膝关节

儿童膝关节的特点是结构稳固，能保证大腿和小腿结构稳定，完成特定运动。

膝关节的伸肌由股四头肌群组成；股四头肌群包括浅表的股直肌，以及深方的股内侧肌、股外侧肌及股中间肌。股内侧肌、股外侧肌及股中间肌在股直肌的内侧或外侧缘的末端与髌骨相连，维持髌骨稳定。此外，股直肌还为髌腱主体提供了前部纤维。髌骨是人体内最大的籽骨，刚出生时是软骨结构，在 4～7 岁骨化；其骨化中心是分散的，分别在三个关节面进行，不能很清楚地看到。髌骨在儿童期是扁平的，在青春期髌骨骨化可以有多个骨化中心，可导致不同的病变。

胎儿的半月板充满血管，但出生后随着年龄的增长，半月板内血管减少，直到10岁时几乎消失，只在外周分布有血管和神经。

对于膝关节其他结构的研究较少，这些结构从儿童到成人的形态变化也知之甚少。膝关节存在一些变异或不完整的解剖形式，常见于半月板、副韧带和腘窝韧带等稳定关节的结构。

2.小腿

儿童和成人的解剖结构没有区别；只不过儿童骨骼仍在发育，骨化中心出现于骨的边缘并于青春期与骨干融合而消失。

该区域解剖结构复杂，可能导致血管和神经受累。在肌肉方面，肌肉的分布和生物力学特点决定了该区域的病变特征，如骨折移位和筋膜室综合征。

胫骨的骨化来自于三个骨化中心，近端的骨化中心在出生时已经存在，第二个骨化中心在12岁左右出现，并很快与骨骺融合；远端的骨化中心在1岁左右出现，近端和远端骨骺都在15岁或16岁左右融合。胫骨表面软组织覆盖少，容易受伤。

外侧腓骨结构较胫骨简单，但它的每个边界都与一组特定的肌肉相关。

小腿有三个主要的肌肉间室：前间室（伸肌）、外侧间室（腓骨肌）和后间室（屈肌）；每个肌肉间室都由深筋膜包围，被骨和骨间膜隔开。这些肌肉间室也可根据其相对于筋膜的位置和（或）其功能进行划分（前外和后内）。

小腿的肌肉包括一组控制踝关节背屈的伸肌群，一组控制跖屈的屈肌群，以及一组有助于行走的外侧肌群。

伸肌功能由延伸到足部并参与行走动作的姆长伸肌和趾伸肌肌腱完成；胫前肌和第三腓骨肌也参与伸肌功能，同时，它们也分别参与了足内翻和足外翻。

外侧群包括腓骨长肌和腓骨短肌。这两块肌肉都能使足外翻，使踝关节跖屈。这两块肌肉形成肌间隙，腓浅神经走行其中。

后间室比前外间室大，其肌肉也更有力。它被横筋膜分开，分为深层和浅层的肌肉。浅层组是腓肠肌（内侧头和外侧头）、比目鱼肌和足底肌。所有这些肌肉都参与足的跖屈。比目鱼肌是唯一仅参与踝关节运动的肌肉，其他肌肉都既参与踝关节运动，又参与膝关节运动。

深层屈肌群包括胫骨近端的腘肌，控制膝关节旋转，帮助稳定膝关节；趾长屈肌、姆长屈肌和胫后肌均为踝关节的跖屈肌。

三、超声

婴儿膝关节的超声检查相对容易，可以非常清晰地显示肌肉骨骼结构，是评估未成熟骨骼中软骨结构的好方法。骨骺的外观取决于骨化的阶段，表现为均匀的低回声或无回声的条带样结构。骨骺软骨有独立的血液供应血管，可用多普勒超声进行评估。生长板可以清楚地显示为骨皮质的中断，勿与骨折或骨侵蚀相混淆。

在股骨远端的内侧有一条短而细的高回声界面，代表软骨周围环，这是一条致密的带状骨化结缔组织，对软骨骨骺有支撑作用。骨和软骨间的界面表现为一条锐利、纤细的高回声线。由股骨髁和胫骨平台组成的软骨声像图为斑点状低回声，与婴儿其他大关节（如股骨头）的软骨相似。

肌腱的超声表现和成人类似，为纤维状高回声结构；腱旁组织表现为肌腱周围的低回声结构。我们可以很容易地追踪髌腱，方法是从软骨成分的、低回声的胫骨结节扫查到股四头肌末端的髌骨。由于软骨成分在青春期之前较为丰富，该结构比成人显示得更清晰。

四、检查设备、扫查技术和超声解剖学

1.膝关节

超声设备需配备肌骨软件，关节评估通常使用频率为12～18MHz的线阵探头，也可以使用曲棍球探头。

儿童的扫查技术与成人类似，但有一些特殊的因素还应特别注意。

第一步：开始检查时，患儿取仰卧位，膝关节屈曲30°。探头置于大腿的矢状面正中，探头的远端放在髌骨的上极。这个位置较为容易观察纤维状的股四头肌肌腱。在髌上隐窝和滑囊中通常可以见到少量液体，均为无回声，探头加压可发生形变。幼童的髌骨是完全无回声的椭圆形结构；随着儿童年龄增长，髌骨将显示少许回声（图10.1）。

第二步：膝关节屈曲45°扫查髌腱，探头置于髌骨下端，垂直于肌腱以观察附着点。儿童髌腱与成人一样呈纤维状，位于髌骨远端，这种纤维样结构可以随着儿童的年龄和胫骨平台的骨化程度增加而进一步延伸。

第三步：患儿完全伸展膝关节，以扫查内侧和外侧的隐窝。探头横切，观察隐窝，探头的一端放在髌骨上，另一端放在股骨髁上（内侧或外侧）；外侧隐窝可见无回声区，代表有少量液体；通常在内侧，可以见到一个致密的层状带，代表髌骨支持带。外侧支持带不那么致密，有时难以与邻近的软组织区分。在儿童中，目前尚无上述结构的影像学或解剖学的相关数据（图10.2）。

第四步：扫查内侧和外侧区域，扫查过程和体位与成人相同，但由于儿童股骨和胫骨的软骨结构较多，因此通过超声分辨组织结构可能较为困难（图10.3和图10.4）。

评估膝关节后方时，患儿最好采取俯卧位，足伸出床外。评估的主要结构包括腘窝区的血管和神经，由于腓肠肌-半膜肌滑囊在成年后才开始发育，因此见到滑囊的可能性很小，但有时我们可以在新发育的滑囊中见到少量液体。

2.小腿肌肉

超声扫查小腿前部肌肉时，患儿取仰卧位，腿部轻微内旋。可以从横切面开始，以方便定位肌腹和胫骨骨皮质。儿童肌肉的超声表现与成人一样，肌肉束为低回

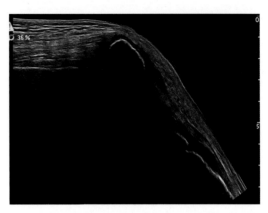

图10.1 一名7岁儿童的正常膝关节全景成像。髌骨已完全骨化。胫骨的皮质处于骨化过程中

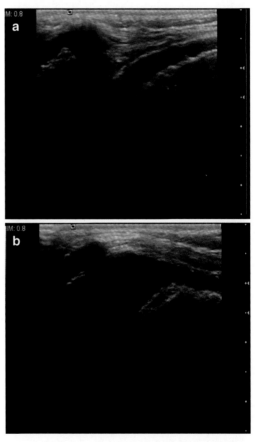

图10.2 （a）膝关节内侧隐窝，可见髌韧带的三层结构，无液体。（b）外侧隐窝处有少量液体，此为正常表现。两幅图中股骨软骨都处于骨化过程中，软骨呈不均匀低回声

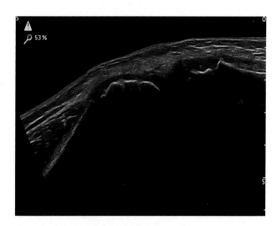

图10.3 内侧区域的全景成像

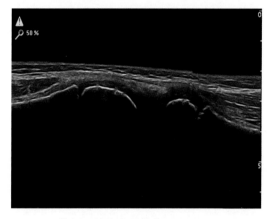

图10.4 外侧区域的全景成像

声，线样高回声带清楚地勾勒出肌束膜；横切面上正常图像表现为低回声背景上的点状回声，这是典型的肌肉超声特点。

超声扫查必须考虑到每块肌肉的组织和方向，以便完成清晰有序的扫查。大多数肌肉有一个斜面，在前间室，筋膜是一个需要评估的重要结构。肌肉内的血管常可见，可以使用彩色多普勒和频谱多普勒进行评估。

筋膜呈高回声，结构比肌腹更规则。推荐动态扫查。在肌肉收缩过程中，肌肉大小和筋膜结构发生变化，横切面肌肉变厚，回声变低；动态扫查在诊断肌疝时尤其有用。

胫骨后肌位置较深，为羽状肌，位于趾长屈肌和蹬长屈肌之间，而腓骨长肌近端为圆形，远端扁平。

腓神经在小腿外侧易于探查，在远端更表浅，可在腓骨长肌、腓骨短肌及趾长屈肌的肌腹之间找到该神经，该处定位较为容易。

小腿三头肌（腓肠肌和比目鱼肌）解剖结构特殊；腓肠肌在远端边缘、与跟腱的肌肉肌腱连接（myotendinous junction，MTJ）的上方，呈扁平状；内侧腓肠肌为圆形，较厚，比外侧腓肠肌延伸更远。与腓肠肌相比，足底肌更厚、更小。为了评估后侧的情况，患者应取俯卧位，足悬在床外。

五、疾病

1.膝关节

超声的优势在于可以在日常工作中实时扫查所有结构。除炎症性疾病外，膝关节的超声检查还能发现肿块、骨折、感染性疾病和韧带病变。

儿童软骨结构比成人多，扫查时需尤其注意考虑这一点。

除幼年型特发性关节炎外，对膝关节和腿部进行超声检查的主要指征如下：

- 非炎症性附着点病变（骨突骨骺炎）。
- 髌骨脱位或袖状撕脱性骨折。
- 肌腱撕裂。
- 关节撞击综合征。
- 软组织感染和脓肿。
- 腿部的其他肿瘤或肿块。
- 异物。

2.非炎症性附着点病变

在儿童和青少年中，该疾病与膝关节过度用力运动有关，如跆拳道、网球、足球或类似运动。主要症状为疼痛，胫骨结节骨软骨病（Osgood-Schlatter disease，OSD）常见。

OSD是由髌腱的重复性劳损和胫骨结节的撕脱引起的牵拉性骨骺炎。该病通常是临床诊断的。然而，放射或超声影像学检查十分有用，后者可以早期诊断。病程中可见异常的胫骨结节次级骨化中心，这可能导致胫骨结节形态不规则，甚至碎裂。评估髌腱远端附着点及软骨和胫骨粗隆的表面十分重要，其成熟度和纤维附着表现出现异常。OSD被分为三种类型或阶段。Ⅰ型：胫骨结节内部骨化组织发生冰屋状变形，伴深部髌下滑囊炎和髌腱炎性改变。Ⅱ型：胫骨结节骨折，伴有深部髌下滑囊炎和髌腱炎性改变。Ⅲ型：骨化中心的骨折和胫骨结节的不规则变形，深部髌下滑囊炎，以及髌腱的炎症性改变，伴或不伴钙化（图10.5～图10.7）。

另一种与运动有关的疾病是Sinding-Larsen-Johans-

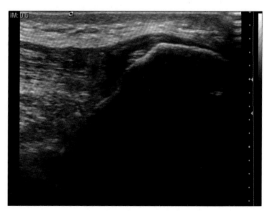

图10.5 练习跆拳道的青少年，髌腱远端有轻微改变，附着点出现点状高回声

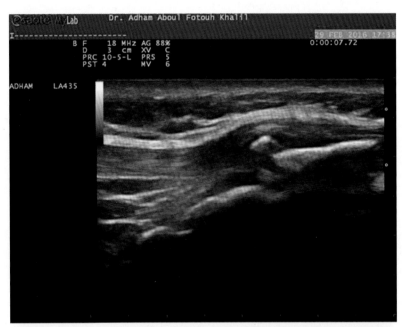

图10.6 13岁男孩，髌腱远端出现明显改变，可见附着点炎

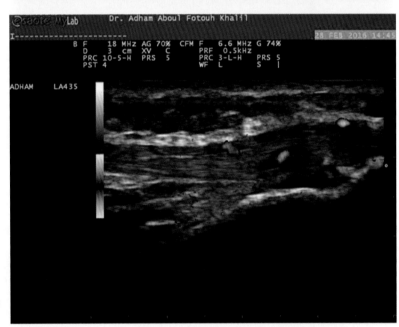

图10.7 练习跆拳道的青少年，髌腱远端可见明显的肌腱变化和彩色多普勒信号

son病，常发生于10～14岁的儿童，由于髌腱受力收缩，髌骨下极发生单纯骨性病变，而没有主要软骨受累。需与髌骨袖套状撕脱伤相鉴别，该病发生广泛的袖套状软骨撕脱。首选的影像诊断技术是磁共振，但超声也可用于这两种疾病的鉴别诊断。钙化灶和深层的髌下滑囊受累可将该病与OSD相区别。

3. 髌骨不稳定

髌骨不稳定是膝关节生长过程中最常见的病变，平均发病高峰为15岁左右，女性发病较男性多。内侧移位最常见。根据受影响结构的不同，分为四型。确定疾病类型和严重程度的影像学技术主要为X线片，其次是磁共振。超声被用于评估软组织相关的病变，特别是确定软骨和骨质的解剖结构，重点是滑车沟的形态。超声对寻找早期急性损伤十分有用。

4. 髌骨袖套状撕脱伤

该类型骨折十分独特，在儿童的X线片上特别明显。它与直接跌倒造成的髌骨骨折区别较大。

髌骨骨折发生于髌骨下极，其损伤机制是较大的力量导致骨膜和髌骨支持带内侧或外侧袖套状的损伤，同时伴有屈膝时股四头肌肌腱快速收缩，常导致滑板样运动。发生袖套状撕脱的髌骨骨形成组织来自髌骨的整个环周撕脱的组织可以继续独立骨化，这与骨软骨碎片的情况是不同的。髌骨本体发生破坏，并向远端滑动，导致股四头肌伸长。该病需要尽早诊断和影像学检查；影像学表现的特异性不强，可用超声探查髌骨袖套状撕脱的软骨或骨质损伤，以及量化评估移位的骨质或软骨碎片的数量。

5.肌腱/韧带撕裂

内侧髌股韧带是膝关节最易发病的韧带之一，也位列儿童中最易发病的韧带；78%的内侧髌股韧带病变与髌骨近端插入点的部分或全部撕裂有关。该病的撕脱机制与袖套状撕脱伤不同，是近端或远端撕裂，而不是中央撕裂，而且容易导致较严重的髌骨软骨病变。部分性撕裂表现为韧带增厚和形态不规则，伴纤维不连续，并伴有腱周水肿；完全性撕裂表现为纤维形态消失，伴有广泛水肿，动态检查时可观察到撕裂端之间的距离超过5mm。另外，超声检查可以发现肌肉病变，特别是大腿内侧肌的损伤（图10.8）。

6.滑膜撞击综合征

该病与运动相关，是运动员膝关节前部疼痛的一个常见原因。病因是Hoffa脂肪垫炎症、水肿及髌骨外侧半脱位引起的髌骨腱鞘炎。由于诊断是通过临床查体和磁共振检查进行的，既往报道的关于超声检查的相关信息有限；一些超声研究报道了Hoffa脂肪垫血管的增加，在出现临床症状的膝关节及髌腱局灶性炎症区域尤其明显。

7.软组织感染和脓肿

儿童软组织感染通常由于创伤发病，主要的致病微生物是金黄色葡萄球菌。该病以蜂窝织炎起病，之后形成脓肿。超声检查表现多样，可伴或不伴占位效应，其超声表现从低回声到高回声均有可能，边界清晰，边缘有回声，软组织水肿，伴或不伴多普勒信号；检查者使用探头或手轻压可见声像图改变。多普勒信号对区分炎症性疾病和感染性疾病非常有用，因为在感染性疾病中，内容物无多普勒信号，但周围有多普勒信号。然而，多普勒超声不能区分感染性积液和非感染性积液。此外，超声可以在骨科植入物伪像（金属伪像）之间探查到积液和脓肿（图10.9）。

骨髓炎是骨髓的感染，与儿童软组织感染类似。金黄色葡萄球菌是骨髓炎最常见的致病微生物，其次是链球菌、大肠埃希菌、铜绿假单胞菌和流感病毒。症状与年龄有关，多由血源性途径所致；在婴儿中，穿行于骨干的滋养血管会有利于病原体扩散到生长板，到达骨骺。超声检查可以评估深部水肿，发现骨膜下部位受累和增厚、骨膜下脓肿形成和软组织炎症，这些超声征象的出现甚至可以早于放射性检查数天。

超声检查可以在病程中评估骨皮质受损；多普勒超声能够检测周围组织充血，只能在发病数日后发挥作用；在慢性病例中，超声检查也可以探查到骨皮质受损和瘘管。

8.肿瘤和其他肿物

在膝关节中不常见，一些需要重点关注的肿瘤（如骨软骨瘤和腱鞘巨细胞瘤）常发病于刚成年或青春期后期。超声检查不是评估这些肿瘤的金标准。

9.异物

通常与穿刺伤有关，常发生于足底，与运动或娱乐相关的异物可出现于腿的外侧。常导致患儿跛行，也可

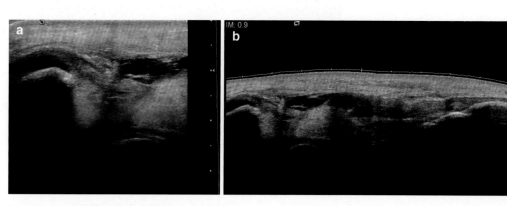

图10.8 （a）髌腱近端完全断裂；（b）全景图

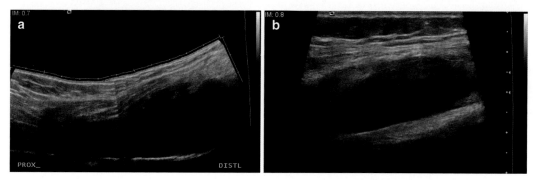

图10.9 一名青少年外伤后，金黄色葡萄球菌感染引发膝关节外侧隐窝脓肿。（a）全景成像图。（b）脓肿图像，在股骨骨皮质和大腿外侧肌肉间呈低回声，内容物难以压瘪

合并软组织感染。

尽管超声检查对检测异物不敏感，但超声检查对确定异物性质具有特异性，特别是木质、塑料和金属异物；超声可以检测到周围软组织反应，若为金属异物，可显示出高反射，伴声影或混响；若为慢性病变，超声可以显示肉芽肿反应，即异物周围可见无回声晕。多普勒超声可用于探查金属。

六、幼年型特发性关节炎

据报道，幼年型特发性关节炎是儿童最常见的慢性关节炎。

超声检查作为一种实用的工具，与临床查体相结合，对该病作用很大。

一些组织学上活跃的疾病状态可出现于无症状的关节。在幼年型特发性关节炎中，肌骨超声检查可用于评估临床表现正常的病例（如亚临床滑膜炎）。

上述观点均强调了在幼年型特发性关节炎中肌骨超声检查的重要性。

此外，附着点炎也可以用超声探查到。在肌腱炎相关的关节炎、其他类别的幼年型特发性关节炎及无临床表现的肌腱炎中，超声检查都能检测到附着点炎的存在。

OMERACT 对幼年型特发性关节炎中一些基本概念定义如下：

- 滑膜积液：关节内异常的、可移动的低回声结构。

- 滑膜肥大：关节内异常的、低回声的、不可移动的组织，只有该处滑膜肥大并存在多普勒信号时才能作为滑膜炎的一个标志（图 10.10）。

七、结论

肌骨超声是临床体格检查的补充，使用方便，可以快速诊断没有严重问题的儿科患者。在某些疾病中，超声检查对检测无症状病例的病变非常敏感，也可用于疾病分型、治疗决策及随访。在修订这些疾病的治疗缓解标准时可考虑纳入超声检查结果。

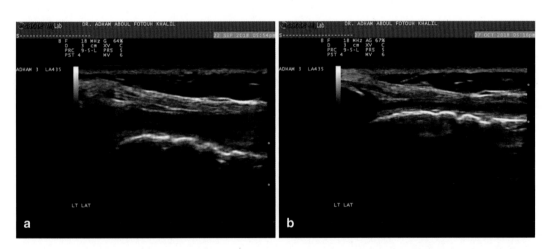

图 10.10　幼年型特发性关节炎灰阶超声。（a）疾病活动期，伴有滑膜积液和滑膜肥大。（b）治疗后

（译者：陈雪琪）

第 11 章

踝 和 足

一、引言

超声检查对于足和踝关节非常重要，此区由多种关节、肌腱及附着点组成，解剖结构复杂。幼年型特发性关节炎（JIA）可累及此区的所有结构并引起相应结构的炎性病变。研究表明，踝关节是JIA的第二常受累关节，进一步表明该区域病变与JIA关系密切。此外，由于一些病变引起的足和踝关节区的临床表现及炎症改变与JIA类似，因此往往需要鉴别诊断。特定部位的超声检查可以为临床医师评估病情提供重要的影像信息，并且提供详细的实时诊断。

如果严格按照标准操作，超声检查可以准确地显示胫距关节、距下关节及中足和足趾关节，以及腱鞘的炎性病变。由于超声成像的空间分辨率及细节分辨率较高，其在附着点的成像优于包括磁共振成像在内的其他成像技术。JIA受累区多变，因此不同患儿的临床表现也常不同，可为不同部位的滑膜炎和（或）腱鞘炎。研究表明，大部分少关节型JIA患者伴有踝关节肿胀但并不是滑膜炎，而是腱鞘炎。因此，推测这种不同的炎症受累模式或许能够解释以下现象：踝关节内注射治疗JIA病变的疗效欠佳率及早期炎症复发率为膝关节注射治疗后的2倍。

由于踝关节区骨性解剖标志结构复杂，同时部分结构发生炎性病变，因此踝关节部分区域的超声扫查相对困难，尤其是在未完全骨化的年幼儿童中。因此，为了能够准确获取所需信息，了解骨化过程和踝关节的解剖结构是很重要的。超声科医师应在临床检查的基础上，结合解剖知识、体格检查及超声成像知识进行超声扫查和诊断，而不应将自己局限化。在放置探头之前，超声科医师应特别注意先触诊关键解剖标志，并使患者及自身均处于最佳体位以最好地显示病灶。本章将简要介绍踝关节和足的骨化过程，描述踝关节和足的正常超声解剖图像，同时介绍相关病变的异常超声表现。

二、踝和足的骨化

儿童最终形成骨及骨附着点的区域通常由透明软骨及纤维软骨（附着点区域）组成，在超声图像上表现为低回声或无回声。附着点由骨、透明软骨、纤维软骨、脂肪、滑囊及肌腱组成，由于篇幅有限，本章不做具体介绍。童年和青少年时期这些不同组织的发育使特定解剖区域的成像变化明显，这种现象在骨突骨骺区域和踝关节区域的跟腱附着点处尤其明显，跟腱附着点会在下文详细描述。骨化的过程和性别有关，在同一性别的人群中，骨化也会受个体发育程度差异的影响。值得注意的是，像JIA这样的特殊炎性病变会显著改变骨化的某些时间点，事实上通常会加速受累骨骼区域的骨化过程。

儿童2岁时会在胫骨和腓骨远端骨骺处形成次级骨化中心，因此胫骨和腓骨远端的骨化开始较早（图11.1）。但是内踝和外踝处则会长期处于软骨期，一直到12岁时才能接近完全骨化，因此在超声检查时应注意上述特点。

踝和足部不同骨的骨化开始时间及速率不同。距骨、跟骨和骰骨的骨化较早，在胎儿期就已开始（图11.2），但其余部分骨的骨化可能较晚。

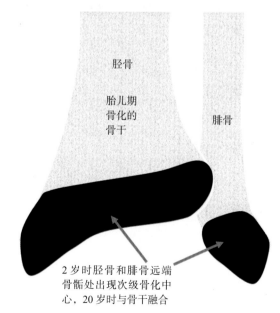

胫骨

胎儿期骨化的骨干

腓骨

2岁时胫骨和腓骨远端骨骺处出现次级骨化中心，20岁时与骨干融合

图11.1 胫骨和腓骨远端的骨化。黑色示位于骨骺的次级骨化中心

距骨后侧与临床关系密切，此区可出现次级骨化中心，如果此骨化中心在生长过程中不与距骨的其他部分融合，就会形成距后三角骨。距后三角骨的出现会影响距骨外侧的成像，而距骨外侧为检查距下关节时的重要解剖标志。载距突骨化较晚，在较大年龄的儿童中为大量软骨，因此检查跟骨的过程中观察载距突时需要与距下关节积液区分。幼儿跟骨外侧的绝大部分未骨化，因此评估距下关节后侧具有很高的挑战性。早期跟骨后侧由透明软骨组成，随着年龄的增长，骨化逐渐出现明显的形状改变。此外，跟骨后侧及跟腱附着点处的次级骨化中心处也存在纤维软骨，检查时需注意。次级骨化中心处可出现生理性碎裂。跟骨后侧的骨化过程如下：①2个月至3岁，无次级骨化中心；②4～6岁，次级骨化中心开始出现；③7～11岁，初级骨化中心后侧骨轮廓呈波浪状；④12～18岁，次级骨化中心形成，骺软骨完全骨化（图11.3）。

与距骨、跟骨和骰骨相反，足舟骨的骨化开始较晚，4岁左右才开始，而楔骨则在1～4岁开始骨化。

足舟骨上有胫后肌肌腱的附着点，该区域的次级骨化中心如与足舟骨不融合，则会形成舟骨的附属骨（参见"四、11.足副舟骨"）。

如图11.2所示，足趾的骨化模式与手指非常相似。出生时，骨干就已完全骨化，但干骺端和骨骺仍由透明软骨组成。趾骨的次级骨化中心位于所有足趾的近端骨骺。相反，除第一跖骨的次级骨化中心位于近端骨骺外，其余各跖骨的骨化中心均位于远端骨骺。这就提出了一个问题：第一跖骨是否应该被认为是第一足趾的近端趾骨。至少骨化模式提示是这样。

第五跖骨近端是腓骨短肌肌腱和第三腓骨肌肌腱的附着点。此附着点区的次级骨化中心可能出现生理性碎裂，在解释此区病变时，需要考虑这一点（图11.4）。

籽骨骨化也较晚，超声检查第一跖趾关节掌侧时不要将病变区与未骨化的籽骨混淆。图11.5为一名10岁男孩足底检查时的图像。

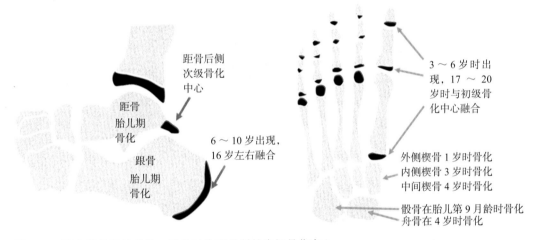

图11.2　踝和足各骨的骨化。黑色示位于骨骺的次级骨化中心

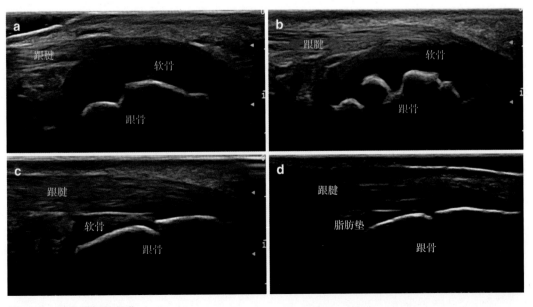

图11.3　跟骨后侧的骨化

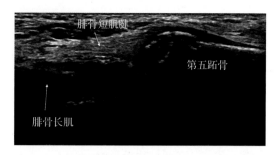

图11.4 腓骨短肌腱附着于第五跖骨近端，附着点处骨化中心出现生理性碎裂

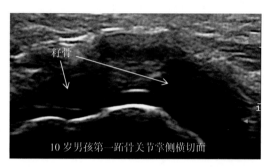

图11.5 一名10岁男孩的第一跖趾关节掌侧籽骨（箭头所示）

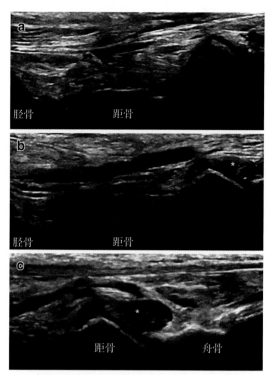

图11.6 通过移动扫查关节区域发现距舟滑膜炎。（a）胫距关节纵切面，距舟关节位于其右侧。当探头移动扫查时可见到距舟关节的滑膜隐窝扩张（图b中的星号），在图a中不可见。（c）滑膜炎的详细图像，扩张的滑膜隐窝中可见低回声和无回声成分（＊）

三、踝和足的正常超声解剖

本节将介绍踝和足不同部位的超声评估方法。成人的超声评估标准切面已经发表，但儿科标准的制定尚处于起步阶段，现已有胫距关节检查的相关指南。需要注意的是，标准切面并不是一个静止的检查切面，而是一个扫查的起点，在超声检查过程中，移动超声探头以便对关节及其周围区域进行全面扫查并调整关节的位置是非常必要的（图11.6）。

按照标准切面扫查更有利于发现局部病灶及鉴别软骨和软组织，尤其是对幼儿。尽管超声检查在单个平面上是一种二维成像方式，但超声科医师通过移动探头将多个平面的图像融合，从而实现关节的断层扫查。此外，超声科医师在评估时可通过调整各关节的位置以进一步确定病灶。每次检查时应使足处于最佳角度，以便为探头提供最佳的接触位置，同时也要确保患者和超声科医师都能保持舒适的姿势。对于年幼不合作的儿童，可在父母怀抱中接受检查。

最后，由于踝关节的各结构处于不同的平面，在检查过程中超声科医师需要调整仪器的深度、频率和焦点等。

图11.7是超声评估踝关节时需扫查的结构列表，但是实际检查中也可根据患者临床情况直接扫查某一区域以节省时间。

1.胫距关节

踝和足的超声检查通常从胫距关节的纵切面开始（图11.8）。患者将足平放在检查床上，膝关节弯曲。这

种体位与最新的标准化超声检查指南一致，该指南建议检查时足背屈，而实际操作中应让足跖屈。对踝关节和其他关节的标准化超声评估方式在不断改进，或许有助于未来进一步优化扫查策略。

另一种检查体位是使患者双腿伸直，检查者一手持探头，另一手使患者足部跖屈。这种姿势有利于检查过程中移动胫距关节，从而更好地观察病灶。

开始检查时，将超声探头置于胫骨远端和距骨处，观察胫距关节的纵切面。重点观察整个距骨穹窿及其顶部的软骨，以及距骨远端和距舟关节。能否显示这些结构及这些结构的超声图像特征取决于探头放置的位置及儿童的年龄。对于胫骨来说，只需观察其最远端。除骨性标志外，关节囊的识别也很重要。超声图上关节囊通常表现为从胫骨到距骨远端的纤维结构。关节囊下方和关节内有脂肪垫。关节内的脂肪垫位于滑膜外，其内可见生理性的多普勒血流信号。健康关节中，胫骨和距骨连接的转角深处仅有少量液体。此外，超声还可在软骨远端和距骨颈前的距骨顶上方见到局部积液。通常在横切面上可以见到这种生理性的积液非常局限，不会覆盖整个关节。踝关节前侧的肌腱位于关节囊表面，探头纵切时可以显示这些肌腱。在检查时，一旦见到骨骼标志，特别是软骨，就可将探头向内侧和外侧移动以扫查整个胫距关节。

现已有距骨软骨厚度的标准参考数据。可以在踝关

踝前侧	胫距关节、距舟关节、前侧隐窝、胫骨前肌肌腱、鉧长伸肌肌腱、趾长伸肌肌腱
内踝	距下关节隐窝、胫骨后肌肌腱、趾长屈肌肌腱、鉧长屈肌肌腱、内侧韧带（三角韧带）
外踝	距下关节隐窝、腓骨长肌和腓骨短肌肌腱、前侧胫腓、距腓及跟腓韧带
踝后侧	跟腱、跟后滑囊、胫距和距下关节
足底	跖筋膜
中足	中足关节、伸肌腱
前足	足趾背侧、关节隐窝

图11.7 超声扫查踝和足的结构列表

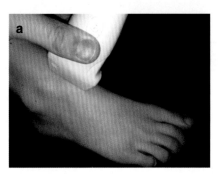

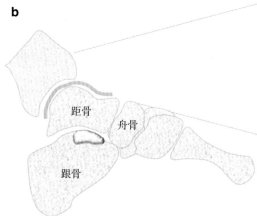

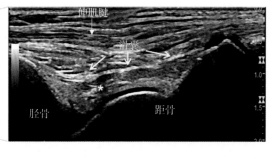

图11.8 胫距关节纵切面。（a）探头位置。（b）解剖结构示意图及超声图像。星号示滑囊内脂肪

节前方纵切扫查第一和第二跖骨之间的区域时测量距骨软骨的厚度。检查时我们首先要找到位于距骨穹窿内侧的距骨软骨前界，然后在此点近侧5mm处垂直于骨表面测量软骨厚度。8岁男童距骨软骨厚度的标准95%置信区间为0.8～1.6mm，而16岁时减小到0.4～1.4mm。女童在8岁和16岁时软骨厚度的95%置信区间分别为0.7～1.4mm和0.4～1.2mm。

纵切面检查结束后将超声探头横向放置，首先观察距骨和距骨软骨，然后将其向近端和远端移动检查周围区域（图11.9）。

横切面也是评估踝关节前侧肌腱的重要切面。踝关节前侧肌肌腱由内向外分别为胫骨前肌肌腱、鉧长伸肌肌腱、趾长伸肌肌腱和第三腓骨肌肌腱，其中10%～20%

的人无第三腓骨肌肌腱。英语记忆的小口诀如下：Tom（tibialis anteria，胫骨前肌）hates（extensor hallucis longus，鉧长伸肌）Dick（extensor digitorum longus，趾长伸肌）。同样，检查时需向近端和远端移动探头。胫骨前肌肌腱附着于内侧楔骨和第一跖骨，其末端纤维走行扭曲，并可变异为两条分支，在检查时应注意一些结构变异及肌腱连接处在不同人群中的差异。一些人的肌腱很长，尤其是鉧长伸肌肌腱，不要将这些肌腱周围的肌肉误认为增厚的滑膜，通过将探头向近端移动可以鉴别诊断。如果是肌肉，随着探头向近端移动，肌腱周围的组织会进一步增粗，并出现典型的肌肉纹理回声。

2. 内踝

评估内踝时主要观察以下结构：肌腱及其附着点、

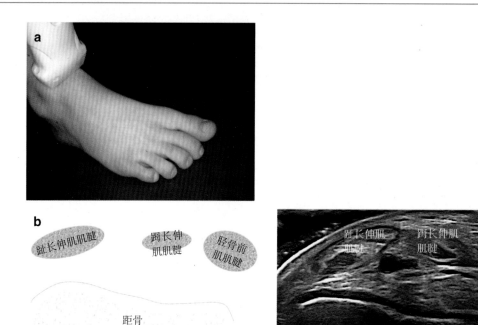

图11.9 （a）经踝前侧扫查时探头的位置。（b）解剖结构示意图及超声图像

神经血管束及距下关节内侧（在距下关节中详细讨论）。此外，三角韧带和跟舟足底韧带的各结构也可在此区域扫查时进行描述。

踝管位于内踝的后下方，由屈肌支持带覆盖，肌腱、血管和胫神经从中穿过。屈肌支持带从内踝延伸到跟骨。踝管底部则由胫骨内侧面、距骨和跟骨组成。

检查踝管时，先进行横切或者纵切扫查均可以，但发现病变后需要在另一个切面上确认。超声图像上由前向后需观察以下肌腱（图11.10）：胫骨后肌肌腱、趾长屈肌肌腱和蹈长屈肌肌腱。趾长屈肌肌腱和蹈长屈肌肌腱之间为胫后动脉、胫神经和多条静脉。胫神经分出足底内侧和足底外侧神经。此外，向足跟处走行的跟内侧神经也发自胫神经。跟内侧神经为足底内侧和足跟脂肪垫提供感觉纤维。胫神经发出分支的位置因人而异，跟内侧神经可在踝管近端或者踝管内分出。

踝管区肌腱、血管和神经的英文记忆方法为：Tom（tibialis post，胫骨后肌），Dick（flexor digitorum longus，趾长屈肌）and（artery，动脉）the very（vein，静脉）nervous（nerve，神经）Harry（flexor hallucis longus，蹈长屈肌）。

如果在纵切面上扫查踝管，应将超声探头首先放置在内踝的后方，在发现胫骨后肌肌腱后缓慢向后移动以辨别其他结构。纵切扫查不容易确定评估的肌腱，因此很多超声医师更喜欢进行横切面检查，这样可以同时见到3个肌腱和神经血管束。探头横向放置于内踝水平，并稍向后倾斜。如果可以，将患者的小腿/足外旋，平放在检查床上，使内踝向上，这种姿势有利于检查。踝关节或足的进一步外翻有利于更好地暴露肌腱。检查时应避

免探头不垂直于肌腱引起的伪像。值得注意的是，并非所有的肌腱都以相同的角度走行，因此，当一个肌腱清晰可见时，其他两个肌腱可能处于不同的方向。前面已提及肌肉肌腱（尤其是蹈长屈肌肌腱）连接处很长，延伸到远端，在探头的近端位置可以见到大量肌肉的图像，中间有腱纤维，不应将此误认为增生性腱鞘滑膜炎。胫骨后肌腱的直径比趾长屈肌肌腱大得多，且与趾长屈肌肌腱近端紧密相连。检查肌腱远端时，需将探头顺时针方向旋转90°，继续向远端移动会发现蹈长屈肌肌腱向深处走行并从载距突下方穿过。胫骨后肌肌腱的附着点与临床关系最密切，需要在横切面和纵切面上进行检查。此肌腱在足的内侧、足底和外侧有多个附着点，只有部分纤维附着于舟骨。与其他肌腱类似，胫骨后肌肌腱纤维束会向不同方向走行，止于不同的附着点。胫骨后肌肌腱附着于舟骨处，可以出现骨化中心并引起相应病变（见下文）。在不同的区域，特别是胫骨后肌肌腱与骨连接处，可以观察到肌腱与骨之间呈三角形的液体积聚，这种液体不是环绕骨的，而是位于腱鞘内的。典型超声表现为无回声区，不伴滑膜肥大。此区的少量积液可以缓冲肌腱的机械应力，不应将其与腱鞘炎相混淆。

内侧韧带（三角韧带）比外侧韧带更粗壮，由胫距韧带（后层、浅层和深层）、胫跟韧带（中层、浅层）和胫舟韧带（前层、浅层）相互融合形成的浅层和深层的纤维结构构成。

为了直观地看到这些不同的结构，检查时需伸展踝关节。观察胫距韧带后层和胫跟骨韧带时足应背屈，而观察胫舟韧带时最好跖屈（图11.11）。

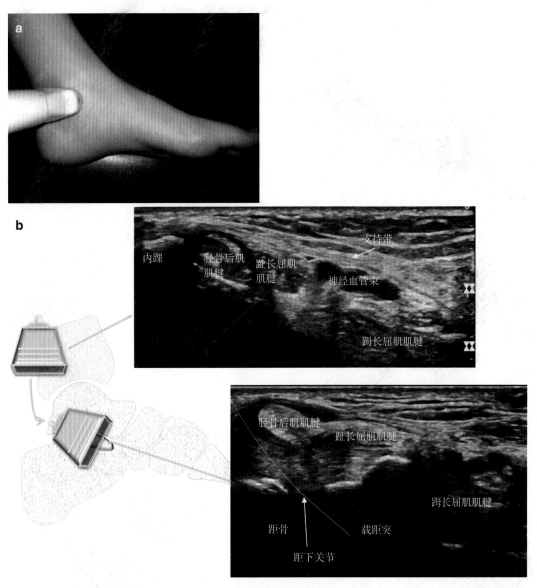

图11.10 （a）探头位置；（b）解剖结构示意图及超声图像

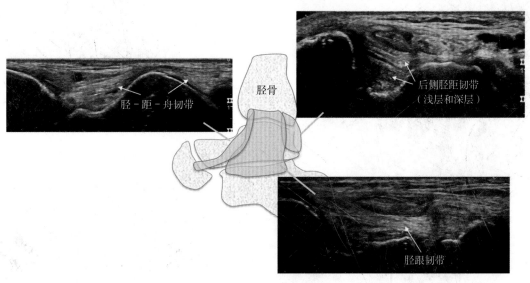

图11.11 三角韧带

当沿着胫骨远端、跟骨和载距突移动探头时，可逆时针旋转90°，以观察跟舟足底韧带在载距突处的近端附着点及足舟骨下表面处的远端附着点。

3. 外踝

外踝检查内容包括腓骨肌腱及其附着点，距下关节的外侧（在距下关节章节中详细讨论），以及胫腓前韧带、距腓韧带和跟腓韧带。

与内踝检查类似，外踝也可从横切面或纵切面开始扫查，但在任一切面发现病变后应在另一切面上证实。

腓骨短肌和腓骨长肌的肌腱共同包于一个总腱鞘内，穿经外踝后方和腓骨肌上、下支持带的深处后，二者分开，走行于足的外侧。在超声检查时需要鉴别腓骨长、短肌肌腱，腓骨短肌肌腱更靠近内侧骨组织，但因人而异。另一种更可靠的鉴别方法是将探头向近端移动，腓骨短肌的腱腹交界较腓骨长肌更靠远端。第四腓骨肌是小腿远端腓骨肌的副肌，是一种解剖变异，出现率为10%～20%。

横切面检查时，探头横向定位于外踝水平，并微微向后倾斜（图11.12）。

检查外踝的体位是让患儿小腿/足向内旋转，平放在检查床上，让外踝向上，进一步旋前踝关节/足有助于更好地暴露肌腱。检查时需根据肌腱向远端延伸的方向将探头绕外踝逆时针旋转。为了接触良好和清晰显示肌腱，需要大量应用耦合剂，同时为了避免各向异性，检查时需要调整探头。在腓骨肌腱远端、跟骨的外侧可

以见到一个大小不定的骨性突起，即腓骨肌结节。在腓骨肌结节处腓骨短肌肌腱和腓骨长肌肌腱分开，各自向不同的方向延伸，因此在一幅图像中一般无法同时观察二者。腓骨短肌肌腱向前附着于第五跖骨粗隆；腓骨长肌肌腱绕至足底，斜行向足内侧，附着于内侧楔骨和第一跖骨底。

检查韧带时先将探头横切放置于腓骨和胫骨远端，以显示胫腓韧带，然后顺时针旋转探头找到距腓韧带。跖屈时韧带紧张，有利于检查。距腓韧带起自外踝前缘，向前内侧走行，止于距骨颈外侧，与关节囊汇合。距腓韧带可限制距骨前移，其力量薄弱，易受损伤。最后，将探头放置在从腓骨以45°角指向足跟的位置，检查位于腓骨肌腱下方的跟腓韧带，如果韧带完整，此时让足背屈内旋，跟腓韧带的张力将使腓骨肌腱上移。

4. 踝后侧

踝后侧检查的主要结构是跟腱（与跖肌腱伴行），同时也要观察跟腱附着点及其与跟骨骨面之间的跟腱囊。此外，胫距关节和距下关节也可从后侧见到（图11.3和图11.13）。相对较高的频率和较浅的深度可以更好地观察跟腱及其附着点。腓肠肌的内、外侧两头在浅层汇合后移行为腱性结构，与深层的比目鱼肌肌腱合成跟腱。超声检查通常可以区分这两层肌腱。

超声检查时一般看不到伴行的跖肌腱，但是在跟腱断裂时可以看到跖肌腱的纤维束。跟腱没有腱鞘，而是被腱旁组织包绕。腱旁组织是一种弹性袖状结构，由

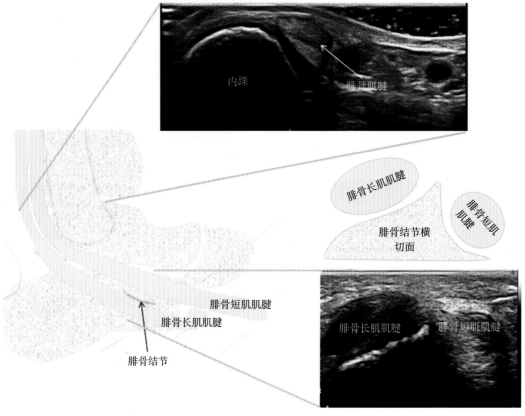

图11.12 腓骨短肌肌腱及腓骨长肌肌腱的解剖结构示意图和超声图像

Ⅰ型胶原和Ⅲ型胶原纤维组成，内含有利于肌腱滑动的滑膜细胞。在超声图像上，跟腱沿跟骨后向近端延伸，如果跟骨已完全骨化，跟腱则通过无回声纤维软骨层向远端止于皮质（图11.3）。此附着点长度较长。在儿童的不同年龄阶段，跟骨后部的影像学表现不同。6岁之前，跟骨后部大部分为无回声的透明软骨，浅层则为低回声的纤维软骨（但完全骨化的成熟骨的纤维软骨则表现为无回声）；7～11岁，当跟骨初级骨化中心的后部骨轮廓呈波浪状时，浅层的低回声纤维软骨会更加明显；12～18岁，次级骨化中心形成，骨突骨骺表面的软骨完全骨化（图11.3）。在整个骨化过程中，跟骨近端一直是低回声的软骨，因此不应将其与Karger脂肪垫相混淆（图11.3）。一个简单的鉴别方法是让患者转动足踝，观察此低回声区域是否跟随跟骨其他部位一起移动，并观察其形状是否改变，如果与跟骨同步运动且形状不变则为软骨。

跟后滑囊位于Karger脂肪垫、骨和肌腱夹角处，较薄，超声检查时通常不可见。

为了检查胫距关节和距下关节的后侧，需要通过增加深度降低频率，移动焦点来获得最佳切面，也可以嘱患者足背屈和跖屈来让这些结构更加清晰（图11.13）。

5. 距下关节

距下关节在功能上是一个联合关节，但解剖上由前侧的距跟舟关节和后侧的距跟关节组成。距跟舟关节由距骨头，舟骨后侧的距骨关节面，跟骨上方的前、中关节面构成，下方有跟骨载距突。跟舟足底韧带（弹簧韧带）在下方支撑此关节。距跟舟关节和距舟关节是连续的。跗骨窦和跗骨管将前侧的距跟舟关节和后侧的距跟关节分开，跗骨窦内还有几条坚强的韧带。距跟关节由距骨后侧关节面和跟骨组成。仅从临床的角度很难诊断距下关节处的病变，但超声可以很好地辨别各结构的改变。距下关节的超声扫查方法很多，在最近一篇研究成

人距下关节解剖和超声诊断的文章中提出了以下4种距下关节扫查方法。

· 距下关节前侧

内侧扫查1：先将超声探头近端放在内踝处，远端固定于跟骨载距突，沿舟骨方向向前旋转探头近端，直到显示距骨软骨上方的跟舟足底韧带。

· 距下关节后侧

内侧扫查2：先将探头近端放在内踝，远端放置在载距突处，然后将探头移至内踝后侧，此时在纵切面上就可以观察到踇长屈肌肌腱及其下方的距下关节后侧。

外侧扫查：将探头近端放置于外踝，远端指向足掌，慢慢向前移动探头以观察距骨和跟骨之间的距下关节后侧。

后侧扫查：将探头沿跟腱长轴放置在跟骨上，通过探头加压增加深度并调深焦点，可以见到Karger脂肪垫下方的距下关节后侧，且该部位靠近距骨远端。

以上扫查方法存在的问题是只将探头放置在特定位置，而无法通过移动探头发现病变中滑膜隐窝的异常延伸。此外，一些扫查较复杂，且由于幼儿骨化不完全，一些骨性标志不容易找到，因此探头的定位也会比较困难。

距下关节的所有结构在踝（距舟关节）的前方纵切扫查、沿肌腱移动探头进行的踝内侧和外侧扫查，以及增加深度的后方纵切扫查中基本均可被评估，但有时由于距骨与跟骨之间的间隙很窄，从侧面观察距跟关节后侧很难，也难以区分幼儿的软骨与积液或滑膜肥大。因此，下文将推荐一种非常简单、全面且包括动态扫查的方法来检查距下关节的各组成部分，这种方式可以更好地鉴别正常解剖结构和病灶。

首先，对踝前侧及胫距关节进行纵切扫查时，将探头向远端移动，见到距舟关节后就可以评估距跟舟关节（图11.14）。然后再向内侧和外侧移动探头全面扫查，以防漏诊局部病灶（图11.6）。

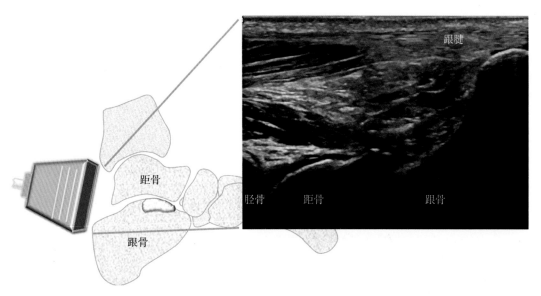

图11.13　后纵切面示表浅的跟腱及深部的胫距关节后侧和距下关节

之后，探头放在内踝并使其以45°角指向足跟，此时可以见到载距突和距骨。在实际操作中检查者也可以先触诊载距突，然后直接将探头放置在上面。在此位置可以观察到部分距跟舟关节（图11.10b）。探头需要向中足/足趾方向移动，以确保充分评估距下关节前侧，同时也需要向足跟移动，以观察距下关节后侧的病变。

一般从外侧和后侧检查距跟关节。从外侧检查时，一个非常简单而可靠的方法是与足底呈90°方向将探头直接放置于跗骨窦（容易触及）的顶部。然后，保持方向不变向后移动探头，最后轻微转动探头。开始时可以见到跗骨窦的宽开口，随着探头向后方移动，此口逐渐缩小为距骨和跟骨之间的狭窄间隙，即距跟关节（图11.15）。通过以上操作，从外侧很容易检查距下关节，而且可以检查整个距骨和跟骨关节，避免漏诊病灶。需注意在扫查跗骨窦时，检查频率应低于浅表结

构。距下关节后侧的检查方式已经在踝后侧章节中详细介绍，不再赘述。

6. 足底

跖筋膜是足底表面超声评估的主要结构。由于该筋膜的主纤维束多偏足底内侧，因此检查时儿童可选择俯卧位或侧卧位，幼儿需由家长怀抱时，检查者可用另一只手固定其足部。将探头近端放置于跟骨上，远端指向中足。由于跟骨下的脂肪垫较厚，因此应选择低频超声。不同年龄儿童的跖筋膜可能附着于已骨化的成熟骨，也可能附着于软骨。跖筋膜的正常厚度不超过4mm（图11.16）。

7. 中足

中足的检查应由足背开始，将探头纵向放置于足背的中线上，然后向内侧和外侧移动探头。此区可以显示足舟骨、楔骨及各跗跖关节，同时也可评估浅表的伸肌腱及其腱鞘（图11.17）。将探头继续向外侧移动可以评

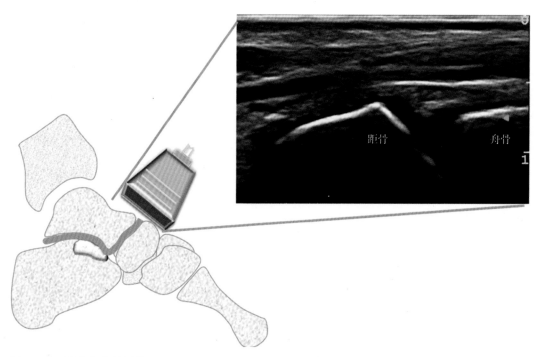

图11.14　距舟关节的评估

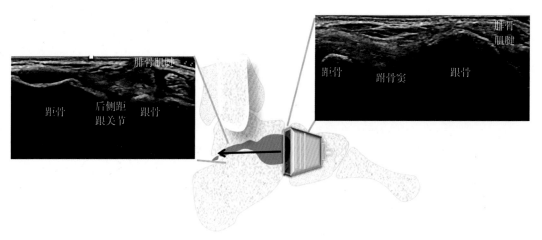

图11.15　距下关节外侧

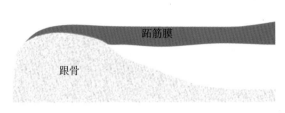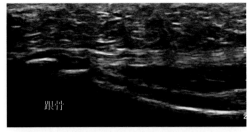

图11.16 跖筋膜

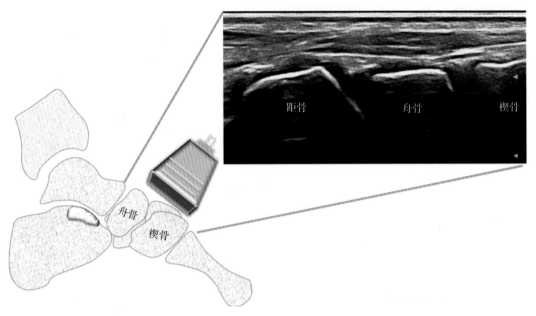

图11.17 中足纵切扫查

估跟骰关节。横切面上可很好地评估三块楔骨之间的连接，同时也可进一步检查肌腱并从另一个切面确定纵向扫查所发现的病灶。

8. 前足

前足的病变很多与神经、血管及滑囊有关。成人前足疼痛时需考虑滑囊炎、跖间神经瘤病和足底静脉血栓形成。然而，在儿童中这些疾病并不常见，且前足不是超声常规扫查区域，不再赘述。

9. 足趾

与手指检查不同，足趾的超声评估主要通过足背侧的纵切面、横切面进行（图11.18），必要时也需从足底评估一些局灶性病变。根据年龄和滑膜隐窝的不同，超声可能于跖趾（MTP）和趾间（IP）关节处显示不同数量的软骨。第一、二跖趾关节常出现少量生理性积液和隐窝扩张。检查时需注意观察向近端延伸的滑膜隐窝，同时在改变探头方向时要保证扫查部位一致，即关节间隙近端约占超声图像的2/3，而关节间隙远端占1/3。骨化章节中提到，典型的第一跖趾关节足底表面的籽骨可能因为尚未骨化而表现为无回声（图11.5），应注意鉴别。

四、病变和鉴别诊断

需与小儿风湿性疾病鉴别诊断的病变主要是滑膜炎、腱鞘炎和附着点炎。

1. 滑膜炎

根据OMERACT儿童滑膜炎定义，儿童滑膜炎的检查应包括灰阶超声和彩色/能量多普勒超声，但滑膜炎的诊断仅依靠B型超声。因为灰阶超声对深部结构的探测能力较彩色/能量多普勒超声强，且单独彩色/能量多普勒超声检查容易将关节内正常血流信号误诊为异常病灶，所以灰阶超声用于诊断滑膜炎，而彩色/能量多普勒超声则仅作为进一步确诊的检查方法。在滑膜炎的发病过程中，滑膜增生为主要病理变化，超声表现为滑膜增厚，且在增厚的滑膜内可检测到增多的多普勒血流信号。风湿病相关的文献常用滑膜肥大描述滑膜炎的病理过程，OMERACT小组也在滑膜炎的定义中使用"滑膜肥大"一词，但本章使用"滑膜增生"一词。OMERACT共识将滑膜积液定义为一种关节内可移动的、异常无回声或低回声物质，而将滑膜增生定义为一种关节内不可移动的异常低回声物质。

胫距关节滑膜炎通常首先在前侧纵切面扫查时发现，然后在横切面中证实（图11.19）。

慢性滑膜增生等疾病病变较局限，不会累及整个关节，因此检查时应向内侧和外侧移动探头以确保评估全部病灶。滑膜积液和增生首先发生在距骨近端及胫骨之

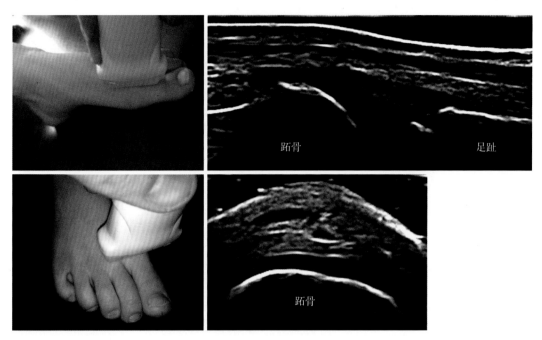

图 11.18 跖趾关节

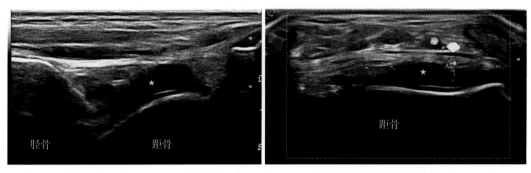

图 11.19 胫距关节滑膜炎的纵切面及横切面图像，星号示滑膜隐窝的纵向和横向扩张

间连接转角处，随着病变体积的增加，关节内脂肪垫被向上推移。病变将沿着距骨的弧形表面延伸至距骨软骨的远端。胫骨、距骨之间及关节远端有少量的积液是正常的，不要误诊。检查时让患者足部做背伸和跖屈运动有助于直观地观察滑膜的变化及鉴别滑膜与软骨。应将探头放置于一个最佳的位置，使声束垂直于软骨表面以获得清晰的软骨表面界面回声。有时滑膜炎会累及特殊位置，尤其是在慢性长期存在的滑膜炎中可能会在关节的前侧、前外侧及前内侧发现滑膜囊肿，与较大的滑膜隐窝鉴别时较困难。

现在尚无判断儿童踝关节处病理性滑膜隐窝扩张的标准值。近期发表的一篇关于儿童标准化超声检查和正常年龄超声相关发现的文章也未提及正常滑膜隐窝大小的数据。此研究主要关注胫距关节，强调在任何年龄段，滑膜内都不应检出多普勒血流信号。但是该研究中一些健康受试者，主要是幼儿（2～4岁和5～8岁）的关节内，滑膜外脂肪垫及胫骨远端骺软骨存在血流信号。

病变检查方法也未标准化。探头放置位置和足部摆

放位置（跖屈和背屈）的改变会使滑膜隐窝的大小很快发生变化，测量其扩张程度很困难。现有评分系统实际上与前面介绍的研究一样并不适用于胫距关节。

以下为一种胫距关节半定量评分方法（诊断效能尚未证实及公开发表）。

0级：胫距关节无积液，或者其远端仅有少量液体积聚。

1级：前隐窝轻度扩张，脂肪垫表面呈轻度凹陷或平坦。

2级：前隐窝中度扩张，滑膜凸起。

3级：滑膜体积大于隐窝总体积的50%。

以多普勒信号为依据分级如下：

0级：无血流信号。

1级：滑膜隐窝内少量血流信号（≤3处）。

2级：滑膜隐窝内大于3处血流信号或滑膜隐窝内血流信号区所占比例≤50%。

3级：滑膜隐窝内血流信号区所占比例＞50%。

滋养血管会穿过滑膜隐窝进入骨或骨骺生长板，评分时不应包括这些血管的血流信号。

2.距下关节/距跟舟关节

经内侧、外侧及后侧检查距舟关节和距跟关节可以很好地评估距下关节滑膜炎。滑膜的异常超声表现在不同的患者中可能有所不同，如一些患者内踝的变化更明显，而另一些患者外踝的变化更明显。目前尚未确定从后侧扫查是否能够见到内、外侧检查时无法发现的滑膜炎。研究表明，不同部位超声检出滑膜炎的敏感度存在差异，尤其是用多普勒超声检测滑膜内血流时，从外侧扫查距跟关节后侧的敏感度可能最高，原因可能是此处可以发现不同深处的滑膜病变。随着深度的增加，多普勒对滑膜炎小血管信号的检测越来越不灵敏。在从后侧纵切面上评估跗骨窦和距下关节时，不能使用超声标准参数设置，而是要降低灰阶超声和彩色/能量多普勒超声的频率。从距舟关节前侧、后侧、内侧、外侧四个方向动态扫查，一般不会遗漏此区的滑膜病变。

将探头纵向放置在距舟关节上方可见到距骨和舟骨之间关节隐窝的扩张（图11.6）。然而，如前所述，我们需要向内侧及外侧移动探头以防漏诊局部病灶。在踝关节内侧，将探头放置于距骨和载距突的上方可以检测到距下关节前侧滑膜隐窝的扩张（图11.20）。由于三角韧带附着于载距突，此处隐窝会倾向于向近端扩张，除非三角韧带损坏、松弛。因此，超声检查时应鉴别向近

端扩张的距下关节前侧的滑膜隐窝与向远端扩张的胫距滑膜隐窝。

约20%的距下关节前侧滑膜隐窝和胫距关节的滑膜隐窝存在生理上的交汇。慢性重型滑膜炎患者也会存在滑膜隐窝或组织融合，影像学表现类似于腕部桡腕关节、腕骨之间及腕掌关节的滑膜隐窝病变。将探头从踝关节内侧向后移动时可以见到距跟关节后侧滑膜隐窝的扩张。

从外侧检查距跟关节后部时主要观察下述区域内灰阶超声和多普勒超声的异常改变，包括跗骨窦内或从距骨和跟骨之间狭窄的间隙向后并沿距骨表面向近端延伸的区域，与踝关节内侧的情况类似（图11.21）。

最后，使用低频超声且增加扫查深度时，从踝关节的后纵切面可见到起自距骨和跟骨间隙的扩张的滑膜隐窝。

3.跟骰关节和中足

扫查跟骰关节、楔舟关节及跗跖关节时可见到这些区域的滑膜隐窝扩张（图11.22）。

鉴别软骨、滑膜肥大和积液是很重要的，尤其是尚未完全骨化的幼儿。存在积液时更容易识别软骨表面，因为积液和软骨之间的声阻抗大于软组织和软骨之间的声阻抗，因此超声波由积液到达软骨表面时的反射回声更强，超声图像上软骨表面高回声更清晰。在青少年脊柱关节病

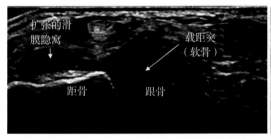
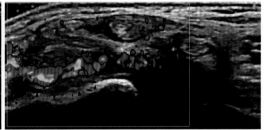

图11.20 灰阶超声（左）和多普勒超声（右）示从内侧扫查胫距关节前侧滑膜炎

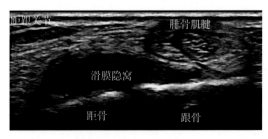

图11.21 外侧扫查胫距关节后侧

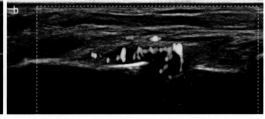

图11.22 灰阶超声（a）和多普勒超声（b）示跟骰关节滑膜炎

和一些幼年型特发性关节炎的亚型中，中足受累较常见，超声结构的改变可能比单纯的临床检查更显著。

4.跖趾关节和趾间关节

起源于跖趾关节和趾间关节的滑膜隐窝倾向于向近端扩张（图11.23）。前面章节已经提及第一、二跖趾关节滑膜隐窝处有少量正常的生理性积液，但在儿童中尚无确切的正常生理积液量的标准。

5.炎性关节炎累及滑膜外组织

炎性关节炎，尤其是银屑病性关节炎，可以累及滑膜隐窝及腱鞘以外的组织。超声主要表现为软组织水肿、局部附着点炎（伸肌腱和副韧带附着点）、足底和掌板受累、伸肌腱腱旁炎及骨质增生。但是目前尚无关于银屑病性关节炎或其他幼年型特发性关节炎不同亚型的滑膜外炎症表现的相关研究。

6.炎性关节炎的鉴别诊断

化脓性关节炎和关节积血可表现为关节液的回声增强，但目前尚无两种病变的特异性超声诊断标准。诊断这些疾病时需在临床基础上结合影像学表现，但多数情况下需要进行关节抽吸确诊，可在超声引导下抽吸。

在炎性关节疾病中区分液体和滑膜肥大也很重要。检查者可通过超声探头按压异常回声区，观察其是否可移动，如是积液则可移动，但这种鉴别方式在较深的关节中难以实现。由于炎性关节炎的积液中可能有较多的细胞和蛋白质，因此超声可以在低回声的物质中发现高回声。

关节出血近期表现为无回声或低回声，慢性期关节内的积血会逐渐机化和分解，回声强度会增加。血友病等疾病会引起关节内反复性出血，刺激滑膜增生并引起继发性软骨和骨损伤。类似于骨关节炎和机械性关节损伤性疾病，关节出血引起的炎性反应相对于炎性疾病症状较轻，血管增生性反应也较少，因此多普勒超声检查时血流信号也较少。

绒毛结节性滑膜炎虽然有明显的滑膜增生，但超声检查无法做出明确诊断。而磁共振成像更具特征性，磁共振梯度回波序列图像上病变关节间隙内出现磁敏感伪影（晕影）是该病的特征表现。该伪影与血红蛋白中的铁产生的局部磁场有关，该磁场发生质子失相位，不同的质子间出现明显的相位差，从而引起信号改变。

一部分关节游离体来源于关节或邻近骨组织的剥脱性骨软骨炎，其他来源于关节外结构。超声检查是一种很好的检测关节内游离体的影像学方式。

最后，值得一提的是关节附近骨组织的病变，如骨坏死和慢性复发性多灶性骨髓炎可累及关节，引起滑膜增生。因此，诊断时结合其他影像学检查结果是非常重要的。X线检查在骨组织相关疾病的诊断中具有重要价值。

7.软骨损伤和骨侵蚀

目前尚无有关儿童踝关节骨侵蚀的超声表现的相关研究。研究表明，在膝关节、腕关节及第二指间关节处，幼年型特发性关节炎儿童的软骨平均厚度明显低于对照组中健康儿童的软骨厚度，但是在胫距关节处该结果则相反。查阅有关胫距关节处正常软骨厚度的资料发现，仅在某一特定年龄测量软骨厚度是不可靠的，如果想得到确切的结论，需要长期监测软骨的改变。但是随着年龄的增长，软骨会逐渐骨化，因此厚度会逐渐降低；此外，距下关节等处的部分软骨在超声下显示较差，因此，需要选择放射学检查及磁共振成像等其他影像诊断方式来监测儿童软骨的改变及其结构的完整性。超声检查很容易见到距骨表面弧形的软骨，完整的软骨界面回声提示软骨完整无损，软骨界面的影像改变在软骨损伤时早于软骨厚度的变化，因此对于早期诊断软骨损伤非常重要。

8.肌腱病变

超声检查踝关节时可以观察到以下肌腱病变：腱鞘炎、腱周炎、肌腱病、肌腱附着点病、肌腱撕裂和断裂，以及钙化。

（1）腱鞘炎：是由于腱鞘壁层和脏层增生、液体分泌增加、腱鞘增粗引起的炎性疾病（图11.24）。分泌的液体表现为可移动的低回声或无回声；滑膜增生表现为增厚的低回声且可能伴有多普勒血流信号。通常先在横切面上寻找腱鞘病变，然后在纵切面上进一步明确诊断。由于腱鞘炎可发生于肌腱的任何部位，因此需沿着肌腱的走行方向扫查整个肌腱。由于踝关节内侧的肌腱可与胫距关节和距下关节相通，腱鞘内的液体可能不是来自肌腱病变，而是来自这些关节，此时需鉴别诊断。超声检查发现腱鞘内滑膜增生则可确诊腱鞘炎。

腱鞘炎在累及踝关节的幼年型特发性关节炎患者中很常见。研究表明，在伴有踝关节肿胀的幼年型特发性关节炎患者中，50%可能仅表现为腱鞘炎。内踝和胫骨后肌腱是腱鞘炎的多发部位，但跨长屈肌肌腱、踝关节前侧肌肌腱或腓骨肌肌腱的病变也很常见。虽然踝关节是幼年型特发性关节炎的第二常受累关节，但经关节内注射治疗后复发率是膝关节的2倍。推测未能发现全部病变或者病变定位不准确可能是该解剖区域关节内注射

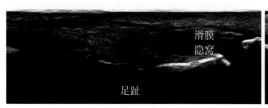
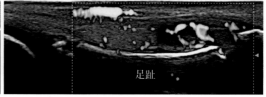

图11.23 趾间（IP）关节滑膜炎

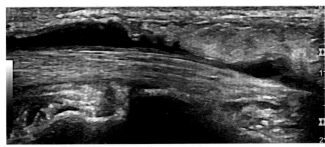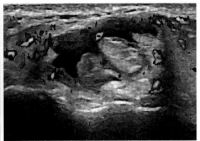

图11.24 腓骨肌腱腱鞘炎

有效率低的主要原因。精准识别病变结构及影像引导下准确注射可能能够提高疗效并减少复发。走行于中足的趾伸肌肌腱也有腱鞘，也可出现腱鞘炎（图11.25）。

　　腱鞘的一些其他病变的临床表现与腱鞘炎相似，且超声图像也较类似，尤其是腱鞘和肌腱的结构显像不清晰时，鉴别诊断十分困难。此时需考虑其他影像诊断方式，必要时可进行穿刺活检。在已确诊的幼年型特发性关节炎儿童中，超声有时无法清晰显示肌腱和腱鞘。图11.26显示了一名11岁女孩的腓骨肌肌腱横切面图，该患儿长期患有幼年型特发性关节炎，临床表现为外踝肿胀。该图像中肌腱结构已被无定形结构取代，也没有腱鞘炎的典型超声表现，因此怀疑是腱鞘的其他病变。随后磁共振成像证实了这一猜想且活检病理检查证实为腱鞘巨细胞瘤。

　　（2）腱周炎：是无腱鞘肌腱炎性病变，跟腱周围炎属于此类。无腱鞘的肌腱有腱旁组织，腱旁组织是围绕肌腱的弹性袖状结构，由Ⅰ型和Ⅲ型胶原蛋白及一层滑膜细胞组成。腱周炎在超声下表现为低回声或无回声的增厚组织，伴或不伴腱周积液。这些影像学表现在纵横两个垂直切面上均可显示，多普勒超声也可检测到血流信号。腱周炎为银屑病性关节炎的特征表现，但也可见于类风湿关节炎。目前尚无儿童腱周炎的研究结果。

　　（3）肌腱病：是指在附着于骨骼（附着点）之前肌腱本身的病变，而非腱鞘或肌腱周围组织的病变。使用肌腱病而非肌腱炎是因为现已证实此类疾病是退行性病变，并不是以炎症性病变为主。肌腱病的超声表现为低回声梭形肿胀。跟腱病变表现更明显，但不会出现肌腱纤维断裂。由于病变过程中生成新生血管，因此多普勒血流信号增加（图11.27）。

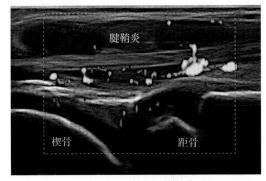

图11.25 中足区域趾伸肌腱腱鞘炎

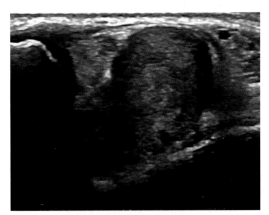

图11.26 腓骨肌腱腱鞘的巨细胞瘤

9.附着点炎

　　OMERACT小组提出了附着点病的超声诊断标准。此标准也适用于附着点炎，但超声尚不能区分机械性病变和脊柱关节病，目前尚无儿童附着点病和附着点炎的诊断标准。OMERACT小组定义如下：

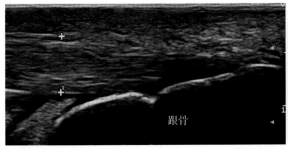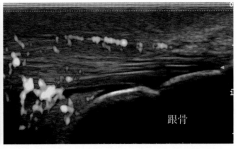

图11.27 跟腱病变

附着点炎的超声表现为由于正常纤维结构的破坏而出现的异常低回声区、肌腱或韧带在与骨连接处增厚（可能出现局部高回声钙化）、在两个垂直平面发现异常的多普勒血流信号和（或）骨骼病变，包括附着点增生、骨侵蚀和不规则改变。

鉴别儿童附着点处生理性血流信号和病理性血流信号十分困难，且目前尚不清楚附着点病引起肌腱与骨连接处结构改变（附着点增生、骨侵蚀和不规则改变）的概率。因此为做出谨慎、确切的诊断，目前一般认为只有在滑膜增生处出现的多普勒血流信号才是病理性的，且灰阶超声下出现异常结构回声（低回声）应是诊断附着点炎的一个基本特征（图11.28）。机械性损伤和附着点炎的鉴别有赖于临床。机械性损伤的发病率更高。

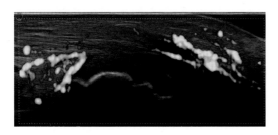

图11.28　跟腱附着点炎

10. 牵拉性骨骺炎

在生长过程中，肌腱附着处对所附着骨突骨骺的牵引力量增加。因此，附着点处骨骺可能发生炎性改变，超声表现包括组织增厚、出现低回声和无回声区、滑囊扩张及骨化中心碎裂。骨骺炎可发生在胫骨结节（胫骨结节骨软骨病）、跟骨后侧（跟骨骨软骨病）、远端髌骨（Sindig-Larssen-Johannsen病）和其他部位。诊断时应注意骨骺炎的临床症状和超声影像表现有时不一致，同时还需要注意在跟骨后侧、第五跖骨近端等处出现的多个骨化中心可能为生理性改变，勿误诊。骨骺炎是附着点炎需重点鉴别诊断的疾病之一。

11. 足副舟骨

足副舟骨也称为胫骨外骨，可见于10%～15%的儿童。Ⅰ型足副舟骨长在胫后肌腱上，与舟骨无接触；Ⅱ型通过软骨或纤维软骨桥与舟骨连接（在儿童10岁以前胫骨后肌肌腱会通过次级骨化中心附着于舟骨上）。

Ⅱ型足副舟骨的出现是内踝或足部疼痛的重要病因，需鉴别诊断。

12. 肌腱撕裂和断裂

肌腱撕裂可分为部分撕裂和全层撕裂。部分撕裂的超声表现为肌腱内出现无回声或低回声区，或部分肌腱纤维中断形成的裂隙。需在两个垂直切面上描述肌腱撕裂。肌腱的纵向撕裂可能延伸到一个或两个肌腱表面，也称贯穿性撕裂。肌腱撕裂在横切面上更容易显示，且需与解剖变异区分，如胫骨前肌腱远端分离或第四腓骨肌肌腱。第四腓骨肌（副肌）止于跟骨结节，向远端移动探头观察结构的改变有助于鉴别诊断。全层撕裂将导致肌腱断裂，超声表现为肌腱纤维的完全中断，在纵切面上更加明显。动态检查有助于发现病灶。跟腱断裂后完整的跖肌腱通过连续性的跖腱纤维造成跟腱完整的假象，但其直径和厚度明显小于正常跟腱。

不同于成人，儿童肌腱最薄弱的部位在附着点，而不是肌腱本身，可能是因为儿童肌腱退行性病变的发病率较低。与肌腱断裂分类不同，肌腱在其附着点处的撕脱分为急性或慢性，后者通常表现为骨骺炎（见上文）。肌腱附着点发生急性撕脱时，如仅肌腱部位被撕脱，超声表现为肌腱附着点前的肌腱中断。累及其他部位时，纤维软骨、软骨或部分骨也可能发生撕裂，超声可以看到附着于肌腱上的撕脱碎片及与肌腱分离的主骨，动态扫查可以更清晰地显示。

踝关节韧带断裂的表现与肌腱断裂相似，如正常超声解剖部分所述，对韧带施加张力，可以更好地观察撕裂的两断端。相关的软组织改变包括皮下水肿、出血、滑膜积液、骨损伤，慢性期还可看到钙化影。在慢性活动性滑膜炎中，炎症可引起韧带的继发性损伤，韧带断裂的发生率可能增加。因此，炎性关节炎患者应定期或在有韧带损伤的症状时进行超声检查。

13. 踝和足周肿块

踝和足的肿块包括滑膜囊肿（包括滑囊炎和非典型囊肿）、腱鞘囊肿及其他软组织肿块。最常见的滑膜囊肿是跟骨后滑囊炎（图11.30），常与附着点炎有关。而跟腱后滑囊炎更常由机械原因引起。

与滑膜囊肿相反，腱鞘囊肿无脏层细胞，仅由一层上皮细胞组成。踝部和足部均可出现腱鞘囊肿，

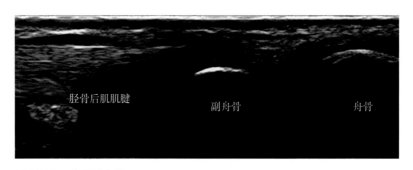

图11.29　Ⅰ型副舟骨

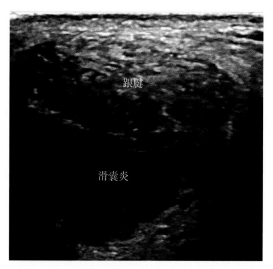

图11.30 跟骨后滑囊炎

图11.31示中足背侧的腱鞘囊肿。可以从横、纵切面上鉴别滑膜囊肿、腱鞘炎和滑膜炎。

本例患者的病变位于肌腱旁，不包括腱鞘，也不像滑膜囊肿那样具有多普勒血流信号。

14. 距跟联合

距跟联合（TCC）是距下关节的一种先天纤维性、软骨性或骨性融合，主要累及距骨中间关节面和跟骨载距突。距跟联合是踝关节内侧疼痛的重要原因，一般在十几岁时出现症状。在标准X线片上很难发现这些联合。由于超声检查能断层扫查，其可检测距跟联合，但是在手术前需要进行CT或者磁共振成像，以进一步明确诊断、评估先天性异常的类型和范围及毗邻关节情况。超声诊断纤维性联合的标准为距跟关节前内侧的关节间隙变窄且可见不规则的点状声影。骨性联合则表现为距骨内侧和载距突之间为骨性高回声带平滑连接。

15. 踝管综合征（跗管综合征）

踝管综合征是胫神经或其分支在通过踝管时受压，从而导致的一种疼痛综合征。病因复杂，存在争议，仅有60%～80%的病例可找到确切病因。骨和关节紊乱、占位性病变、副肌和先天性足内翻或外翻畸形可能是导致此病的主要原因。

五、结论

踝关节和足部解剖结构复杂，超声检查可以进行全面评估。根据临床目的不同，超声检查可用于疾病的鉴别诊断，也可有针对性地进行局部病变检查。相对于其他影像学诊断方式，虽然超声检查具有动态成像和分辨率高的优势，但是踝关节及足部一旦损伤将引起严重的功能障碍，因此为了早期诊断及改善预后，应联合多种影像学诊断方式，取长补短。

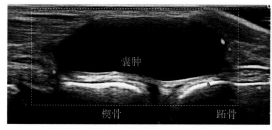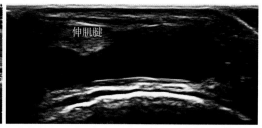

图11.31 中足神经节囊肿

（译者：颜晓一 谭 莉 吕 珂 傅先水）

第12章

脊柱：新生儿和婴儿脊柱

一、引言

脊柱超声（SUS）检查是一种安全、无创、高度敏感的成像方式，可用于评估4个月以下的新生儿和婴儿的脊柱结构。该时期脊柱后方结构未发生骨化，此为超声检查提供了良好的声窗，脊髓圆锥、椎体和马尾的轮廓清晰可见。4个月之后脊柱骨化会限制声束穿透，但脊柱后部结构存在缺陷时，即使6个月大的婴儿也可以进行超声检查。到目前为止，磁共振成像（MRI）被认为是脊柱成像的金标准。但随着超声的发展，具有高频线阵探头和宽景成像功能的新一代超声仪对于新生儿脊柱诊断的灵敏度与MRI相同。且与MRI相比，SUS具有更加广泛的可用性，无镇静或全身麻醉风险，不像MRI受脑脊液搏动和血管血流伪影的影响。

SUS已成为椎管闭合不全（SD）的首选检查方法，适用于腰部皮肤外观异常（如皮肤异常凹陷，皮赘或骶尾部附属物，血管瘤，毛发病变或色斑）、皮下肿物和SD相关综合征（如肛门直肠和泌尿生殖系统畸形，包括VATER综合征）。SUS有助于显示脊柱裂、脑脊髓脊膜膨出、脊髓膨出、脂肪瘤伴脊髓脊膜膨出、脊髓纵裂、脊髓空洞症、脊髓栓系和硬膜内肿物等脊髓异常。目前建议SUS作为初步筛查工具，当SUS诊断不明确或提示异常时，进一步通过MRI进行诊断。获得性脊髓疾病如产时损伤、腰椎穿刺后脊髓改变和脑膜炎也可以通过SUS进行检查。

二、胚胎学

掌握胚胎发育知识对于理解脊柱异常是必要的。在妊娠的第3周，中枢神经系统的发育开始于"初级神经胚形成"。在这个过程中，双侧神经板增厚形成神经褶，然后自我折叠并融合形成背侧的神经管。从上胸段开始闭合，并同时向头侧和尾侧进行，且头端在尾端之前关闭。近端神经管形成大脑，尾侧1/3的神经管和神经嵴构成脊髓。当闭合完成后，神经管通过去连接过程与外胚层分离。随后是"次级神经胚形成"，由神经管远端尾侧细胞团空洞化形成被覆室管膜的管状结构，并与神经管连接形成原始脊髓。最后是"退行性分化"，即尾细胞团和神经管退化，形成胎儿脊髓圆锥、终池和终丝。

异常闭合和连接可导致多种形式的脊柱发育不良。完全闭合失败会导致皮肤缺失，如脊髓膨出和脊髓脊膜膨出。局部闭合失败可导致背侧皮窦。过早连接可导致皮肤覆盖的脂肪脊髓膨出、脂肪脊髓脊膜膨出及终丝脂肪瘤和硬膜内脂肪瘤。

异常空洞化和退行性分化可导致一系列异常，从脊髓栓系、终丝脂肪瘤到严重异常，如末端脊髓膨出、骶骨发育不全、尾部退化综合征和骶尾部畸胎瘤。

脊索分裂异常可导致脊髓纵裂、神经肠源性囊肿、蝶形椎体和神经管原肠瘘。

三、超声检查

1. 准备

在检查前，应向家长/陪同监护人了解有关病史，解释检查流程。检查应在温暖的环境中进行，并脱掉患儿所有衣物。理想情况下，应在超声检查前给新生儿喂食；若检查前未能喂食，蘸有葡萄糖的奶嘴可以帮助婴儿保持静止并配合检查。

将检查单铺在检查台上，使新生儿取俯卧位，也可将新生儿俯于柱形枕或抱枕上，以便脊柱充分屈曲，增加棘突间距，为超声检查提供理想的声窗。抬高新生儿头部可使脑脊液充盈远端硬膜囊，提高远端脊髓的显像。如患者不能取俯卧位，可取侧卧位进行检查。值得注意的是，侧卧位时脊髓和神经根可向该侧倾斜。

2. 扫查方法

使用高频线阵17-5MHz探头，可提供更大的近场图像和更高的空间分辨率。对于较大的婴儿，使用较低频率具有更好的穿透深度。全景成像功能用于长段脊柱的成像，从而有助于确定椎体水平。高频曲棍球探头可用于评估颅颈交界处结构。

应在矢状位和轴位对脊髓进行评估，并在轴向图像上标记左右。检查时，首先从胸廓至骶尾骨的轴向进行初步快速扫描，以确定是否有后弓缺陷或明显异常。

矢状面扫描从骶尾部交界处水平开始。记录圆锥、终丝、硬膜囊终止水平。在新生儿哭闹和脊柱弯曲时，使用录像功能或M型超声记录与心脏相关脑脊液搏动及脊髓、马尾、终丝的正常摆动。

轴向图像有助于评估后神经弓的完整性和识别脊髓纵裂。分别在轴位和矢状位检查椎体排列整齐度、形状和对称性。偏心扫描可避免类似于脊髓纵裂表现的折射伪像。

对于有骶骨凹陷或可见皮肤缺损的病例，应使用高频曲棍球探头或曲棍球探头识别瘘口通道。检查时应使用最小压力以避免压力过大使瘘管闭合。对于此类病例，脑脊液从瘘口处流出是进行脊柱MRI检查的适应证。

当中央管异常积液时，应记录所在椎体水平，同时可以在灰阶超声的基础上结合彩色多普勒进行探查。

使用曲棍球探头对枕下区头颈交界处矢状面扫查可进一步完善SUS评估，有助于检测Chiari II型畸形。

3. 正常超声表现

矢状面扫查脊髓呈低回声管状结构，周围被无回声的脑脊液包围，内部为中央管（图12.1a）。椎管高回声边界由硬脊膜腹侧和背侧面构成。脊髓在尾端逐渐变细形成脊髓圆锥，周围可见神经根回声环绕。脊髓圆锥向尾端继续形成线样回声的终丝，超声检查可显示马尾回声摆动。正常终丝厚度小于2mm，经过蛛网膜下腔，穿过硬膜插入第一尾骨椎体。除圆锥和终丝外，还应记录

硬膜囊终止位置，通常位于第2骶椎。

在横切面，脊髓表现为低回声，呈椭圆形或圆形，中心为有回声的复合体，周围是包含无回声脑脊液的蛛网膜下腔。脊髓位于椎管中心，成对的神经根发自脊髓，婴儿呼吸时可见其摆动（图12.1b、c）。脊髓前方是前蛛网膜下腔、硬膜和椎体，后方是后蛛网膜下腔、硬膜和神经弓。脊髓在胸腰段轴面可呈圆形，在颈部区域以上常呈椭圆形。脊髓直径是变化的，在颈椎和腰椎水平直径最大，称为颈膨大和腰膨大。在圆锥行横切扫查时可见圆锥尖端呈低回声，周围环绕强回声的马尾纤维。

蛛网膜下腔为无回声，内可见呈线样高回声的神经根和齿状韧带（图12.1c）。虽然彩色多普勒超声不常规用于脊髓血管的评估，但随着新一代扫描仪的出现，该检查可以进一步显示血管解剖，可见中线上脊髓前动脉，成对的脊髓后动脉，前内侧、前外侧静脉丛（图12.1b、d）。血管畸形时可见异常血管连接（图12.1e）。

应用曲棍球探头可对正常的颅颈交界进行矢状切面评估，脑桥、延髓和颈髓呈低回声，边界清晰，周边由含脑脊液的蛛网膜下腔包围。充满脑脊液的小脑延髓池位于小脑后方（图12.2a）。枕骨大孔的边界位于脑干的背侧。通过观察延髓与枕骨大孔之间的水平位置有助于诊断脊髓发育不良病例中的Chiari II型畸形。

4. 确定圆锥水平

足月新生儿圆锥通常位于L$_1$～L$_2$至L$_2$～L$_3$椎间

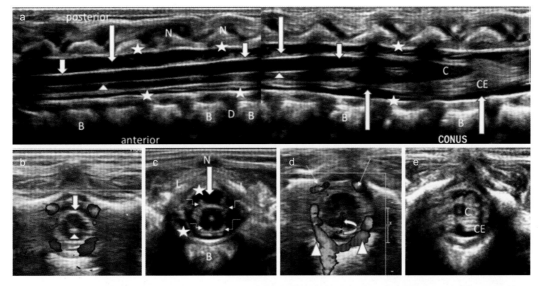

图12.1 正常解剖结构。（a）矢状面扫查显示脊髓为低回声管状结构（粗短箭头），内部为中央管回声（三角形）。腰部脊髓膨大；远端脊髓逐渐变细形成脊髓圆锥（C），其继续形成终丝并由神经根（CE）回声包围。前方是前蛛网膜下腔（粗长箭头）、前硬脊膜（星号）和椎体（B）。后方为后蛛网膜下腔（粗长箭头），后硬脊膜（星号）和神经弓（N）。（b和c）胸脊髓轴位扫查。脊髓为圆形低回声（粗短箭头），中央管回声（三角形）。脊髓位于椎管中央，可见前后神经根（转角箭头）从脊髓发出。前面是椎体（B）、硬膜（星号）和前蛛网膜下腔（粗长箭头）。后方是后蛛网膜下腔和后硬脊膜。后方神经弓包括无骨化棘突（N）和双侧骨化椎板（L），椎板表现为高回声。（d）腰椎轴向扫描。彩色多普勒显示脊髓前动脉（弧形箭头），成对的脊髓后动脉（细长箭头），前内静脉和前外静脉（三角形）。（e）圆锥轴向扫描。圆锥尖表现为圆形低回声（C），周围环绕有回声的马尾神经（CE）

盘或以上。妊娠40周时，圆锥回声位于$L_2 \sim L_3$以上、$T_{12} \sim L_1$以下。对于早产儿，圆锥多位于脊髓L_3水平，应在矫正孕龄后妊娠40周至出生后6个月内进行常规复查，以观察圆锥是否可以达到正常水平。

准确识别椎体水平是评价圆锥终末位置的必要条件。在新生儿出生时，第一节尾骨有不同程度的骨化。如果尾骨出现骨化，表现为圆形，可以与正方形或长方形的骶骨体区别。通常足月婴儿的尾骨超声表现为未骨化的软骨低回声团（图12.3）。向尾骨头侧数5个骶椎体回声，即为腰骶连接处$L_5 \sim S_1$水平。在$L_5 \sim S_1$连接处，骶椎椎体呈倾斜位，而腰椎椎体呈水平位，二者容易区别（图12.3）。从$L_5 \sim S_1$水平进一步向头侧椎体计数，可达L_1水平。最后一根连接肋骨的椎体视为T_{12}，由此开始向尾侧计数腰椎水平，同样可以确定圆锥水平。

如果出现移行椎或圆锥水平不确定时，在超声引导下于圆锥水平处的皮肤上放置不透射线的标志物，然后进行相关的前后位脊柱X线检查来确定圆锥水平。

5.脊髓栓系的超声表现

脊髓栓系是脊髓受制于脊柱尾部位置，通常与许多脊柱畸形有关。神经管与外胚层分离不完全可能导致脊髓栓系的形成。通常新生儿不会出现神经系统症状，但伴随脊髓生长拉伸会导致进行性神经系统受累。一些儿童神经外科医师认为早期手术矫正椎管闭合不全可以避免后遗症的发生，所以早期诊断脊髓栓系具有重要临床意义。

超声上脊髓栓系表现如下：①圆锥位置低，下缘位于$L_2 \sim L_3$以下；②圆锥形态异常，圆锥/尾丝位于椎管内背侧位置；③终丝回声增厚（>2mm）；④实时观测时圆锥/尾丝震荡减少或消失；⑤尾部出现组织肿块。

有时（在终丝牵张综合征中）圆锥位置正常，但仍可出现脊髓栓系，可根据其摆动消失做出诊断。

6.脊髓积水

脊髓积水与各种脊柱异常有关。神经管的管腔形成了脊髓中央管。脊髓内覆有室管膜的中央管内脑脊液积聚，即为脊髓积水，脑脊液穿透室管膜造成中央管旁空化，称为脊髓空洞症。然而，在影像学上区分上述两种情况是困难的，超声表现均为脊髓内无回声囊状扩张或中央管回声增宽。它们通常见于脊髓脊膜膨出和脊髓纵裂。脊髓积水和脊髓空洞症好发生于颈部脊髓，可表现为局灶性（见图12.6a，图12.10a，图12.14a），也可累及整个脊髓（见图12.5c、d）。如果未进行治疗，会快速进展为脊柱侧凸。

四、辨认正常变异

1.终脑室 脊髓中央管的一过性充满液性无回

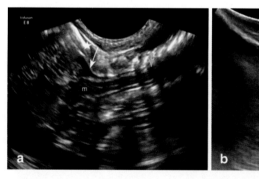
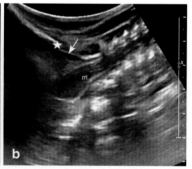

图12.2 颅颈交界矢状位枕下扫描。（a）正常解剖：脑桥、延髓（m）和颈髓呈内部低回声、边缘高回声，位于蛛网膜下腔内，被脑脊液包围。小脑延髓池（箭头）内为无回声脑脊液，前方可见中等回声的小脑尾部。背侧可见枕骨大孔边界的回声（星号）。（b）5天龄新生儿于出生后第2天发现腰椎脊髓脊膜膨出，超声可见Chiari Ⅱ型畸形，小脑延髓池缩小（箭头），延髓位置低（m）

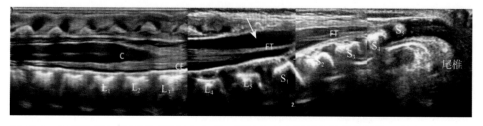

图12.3 远端椎管矢状切面正常超声表现。脊髓表现为低回声的管状结构，其正中可见中央管回声，脊髓逐渐变细形成圆锥（C），之后移行为条索样的终末纤维（FT），周围被有回声的马尾神经根和蛛网膜下腔内无回声的脑脊液包围（箭头）。尾骨未骨化，呈低回声。最后一节骶骨骨化，表现为强回声（S_5）。在$L_5 \sim S_1$交界处，斜位的骶椎和水平位的腰椎对比明显。椎体位置已逐一标记，圆锥位于$L_2 \sim L_3$椎间盘水平。CF.圆锥终丝

声，表现为梭形增宽，偶见于正常新生儿的脊髓圆锥（图12.4b）。该表现为无临床意义的变异，在出生后数月内可消失。

2.终丝囊肿　圆锥下方终丝中央的无回声、梭形的单纯性囊性包块（图12.4c），不是终脑室处脊髓圆锥位置。该现象在超声检查时比MRI更容易见到，无明显的临床意义。

3.终丝局部突出　与其他神经根相比，终丝突出部位回声增高（图12.4d）。根据其厚度和典型的中线位置可诊断为正常。

4.马尾假性肿块　以卧位行SUS时可发现，为神经根相互聚集所致（图12.4e），俯卧位检查时消失。

5.假性窦道　可见从尾骨延伸至上方骶骨窝的低回声纤维索样结构（图12.4f），其内无液体聚集或肿块回声。真正的经皮窦道很少发生在尾骨的尖端，而通常发生在头颅位置。

6.畸形尾骨　对于临床上可触及肿块的新生儿，其尾骨形状和骨化程度可能造成诊断错误。

五、椎管闭合不全

脊柱后方组织融合不完全或未融合可引起一系列的异常，称为椎管闭合不全。根据临床表现可大致分为两类：①显性或开放性椎管闭合不全，病变无皮肤覆盖；②隐性椎管闭合不全，有皮肤覆盖病变。第二类进一步分为伴有皮下肿块的皮肤缺损和无皮下肿块的隐性椎管闭合不全。

1.开放性椎管闭合不全

脊椎后方组织融合失败，导致局部开放、无皮肤覆盖、中央管开放性缺损，如脊髓膨出、脊髓脊膜膨出。神经组织暴露于羊水中。颅内Chiari Ⅱ型畸形通常早期在宫内被诊断。本病的发病率为2/1000活产婴儿，更常发生于女性胎儿。出生时临床表现为无皮肤覆盖病变（如脊髓膨出、脊髓脊膜膨出）。病变主要累及下背部，发生频率为胸部2%，胸腰段32%，腰部22%，骶部44%。腰、骶部脊髓膨出和脊髓脊膜膨出常与脊髓栓系有关。

临床表现为严重的神经功能紊乱，主要是下肢和膀胱直肠的功能障碍。在开放性SD患者中，因为有损伤和感染的风险，通常避免行SUS检查。如果使用无菌耦合剂和无菌非乳胶探头套，用无菌薄膜覆盖缺损部位，则可在严格的无菌条件下进行超声检查。在SUS上可见脊椎后方骨性椎弓增宽。未融合的神经板被称为神经基

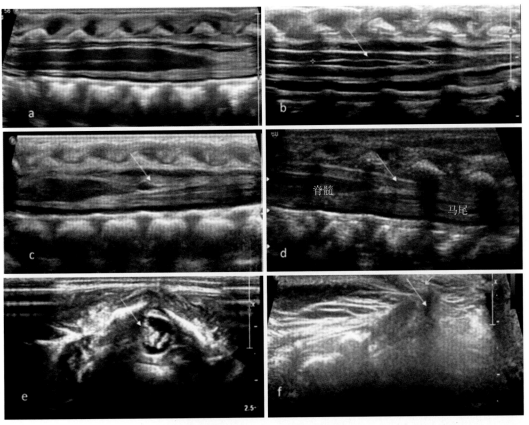

图12.4　正常变异。（a）正常脊髓圆锥及中央管回声。（b）脊髓圆锥处一过性充液性无回声，中央管增宽，形成终室（箭头）。（c）终丝囊肿（箭头）为圆锥下方终丝内无回声的梭状、单纯性、囊性团块。（d）与周围神经根相比，异常终丝（箭头）回声明显增高。（e）由于神经根丛导致的马尾假性包块（箭头）。（f）假性窦道（箭头）为低回声，纤维索样结构从尾骨延伸到覆盖骶骨的皮肤凹陷处

板，由神经组织形成，在超声上表现为扁平的低回声斑块结构，神经根起源于其腹面，同时可见圆锥尾端移位伴栓系形成。脊髓膨出患者的神经基板与背侧皮肤平面是平齐的。脊髓脊膜膨出患者的蛛网膜下腔腹侧扩张，使基板向背侧移位（图12.5a、b）并超出背侧皮肤表面，周围包裹充满脑脊液的脊膜囊。

对于开放性缺损初次修复后，脊柱近端有皮肤覆盖，超声检查主要观察以下相关异常，如脊髓空洞症（40%～80%的患者）（图12.5c、d）、脊髓纵裂（20%～40%的患者）和蛛网膜囊肿（2%的患者）。开放性椎管闭合不全患者中有99%的发生Chiari Ⅱ型畸形。头颅超声检查用于评估脑积水程度（图12.5f），如胼胝体发育不全和Dandy-Walker综合征的相关异常。

颅颈交界处矢状面扫查用于诊断Chiari Ⅱ型畸形（图12.2b），超声可见脑桥、延髓和颈髓向下移位，小脑蚓部通过枕骨大孔疝入颈部椎管（图12.5e）。

术后并发症如脊髓栓系、表皮粘连、脂肪粘连、脊髓积水、蛛网膜囊肿等均可通过超声评估。

2.隐性椎管闭合不全

脊柱异常闭合和连接异常会导致隐匿的、有皮肤覆盖的椎管闭合不全，神经组织位于完整的皮肤下方。这类疾病进一步划分为伴有皮下肿块的皮肤缺损和无皮下肿块的隐性椎管闭合不全。局部闭合不全时可形成真性皮窦。过早闭合可导致有皮肤覆盖的脂肪脊髓膨出。新生儿的发病率约为2/1000。

隐性椎管闭合不全的临床表现不明显，尤其是无皮下肿块时。腰椎皮肤红斑样肿块、皮赘、毛发丛、酒窝征和血管瘤与隐性椎管闭合不全相关，约50%的病例可见上述表现。

随着脊柱的生长，脊髓栓系的牵拉增加，临床症状逐渐明显，可导致背部疼痛、膀胱直肠功能障碍和下肢异常。在出现严重症状前进行手术干预可获得更好的预后。因此，有必要对皮肤外观异常的患者进行早期检查。

·脊髓脂肪瘤：是脂肪和结缔组织的复合体，可被局部包裹，与脊髓无明显边界。这是由过早闭合引起的，间叶细胞进入未融合的神经褶内，并与神经基板接触。脊髓脂肪瘤是由正常脂肪组成的，在出生后第一年可能会显著增长，其大小可能随着体重而改变，可以出现在硬膜内、硬膜外或两者均有。除了脂肪，84%的脂肪瘤还包含神经组织或脑膜。可伴随脊髓栓系、闭合不良（4%）、终丝脂肪瘤（12%）和椎体异常。在SUS上脂肪表现为高回声，硬膜内脂肪瘤有时在MRI上更易被诊断，肿块表现为脂肪信号。该病预后取决于脂肪瘤可被手术切除的程度和伴随其他异常的类型。治疗方式包

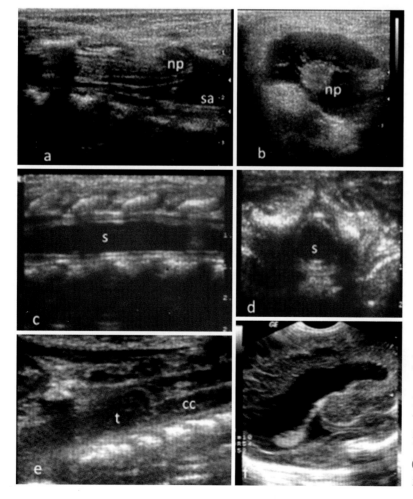

图12.5 开放性椎管闭合不全——脊髓脊膜膨出和Chiari Ⅱ型畸形。（a和b）腰椎脊髓脊膜膨出矢状切面和横切面，软组织突出处可见薄膜覆盖。神经基板（np）和扩大的前蛛网膜下腔（sa）。（c和d）胸椎脊髓的矢状面和横切面显示出脊髓空洞症的相关征象。（e）胸脊髓空洞症矢状切面和横切面。颅颈交界处矢状面扫查显示脑干和颈髓（cc）后方的小脑扁桃体疝（t）。（f）头部超声显示脑积水伴脉络丛呈悬垂状。s.脊髓

括切除或部分切除。

脂肪瘤占隐性椎管闭合不全的20%～40%，分为脂肪瘤伴脊髓膨出或脂肪瘤伴脊髓脊膜膨出（84%），终丝脂肪瘤（12%）和硬膜内脂肪瘤（4%）。脂肪瘤伴脊髓脊膜膨出可表现为皮下包块，后两种可不出现皮下肿块。

六、伴有皮下肿块的皮肤缺损

1.脂肪瘤伴脊髓膨出和脂肪瘤伴脊髓脊膜膨出

隐性椎管闭合不全的一种形式，脊柱后段骨性缺损伴有皮肤覆盖，通过缺损处，各种神经组织（神经基板）、脊膜、脑脊液和脂肪组织凸出到皮下组织并与皮下脂肪融合。该类病变占腰骶部皮肤包块的20%，占隐匿性椎管闭合不全的50%。胎儿在子宫内时正常神经组织不暴露于羊水中，Chiari Ⅱ型畸形的颅内异常也并不常见。

SUS检查可见神经弓开放，骨性结构分离。脊髓背侧缺损处神经基板、脑膜、脑脊液和脂肪组织相互混杂并向皮下突出，形成皮下脂肪瘤。

脊髓栓系处凹陷伴尾侧轮廓呈起伏状（图12.6）。脊髓背侧裂开形成扁平的低回声神经基板，由于背侧融合失败，腹神经根和背神经根都起源于腹侧。椎管内脂肪瘤回声可在变形的脊髓附近（图12.6a）并与皮下脂肪融合。脂肪瘤伴脊髓膨出可见神经基板和皮肤表面处于同一平面（图12.6a）。脂肪瘤伴脊髓脊膜膨出可见蛛网膜下腔扩张，神经基板变形并与皮下脂肪瘤融合向背侧突出（图12.6b）。

脂肪瘤伴脊髓膨出和脂肪瘤伴脊髓脊膜膨出是脊髓栓系最常见的原因，存在于25%的脊髓空洞症（图12.6a）和10%的脊髓纵裂病例中，SUS很容易检

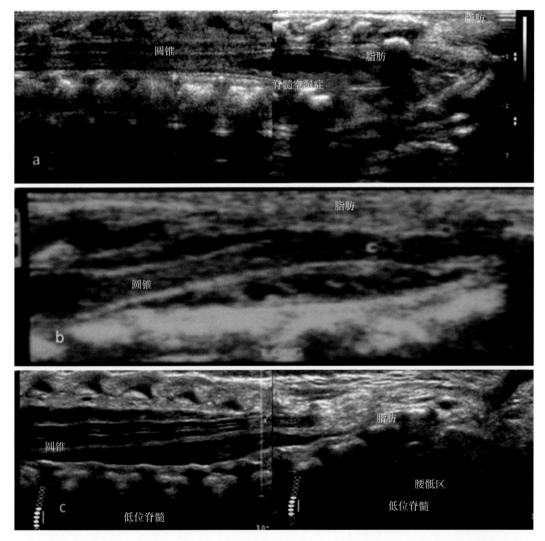

图12.6 皮肤缺损伴皮下肿块和脊柱脂肪瘤。（a）脂肪瘤伴脊髓膨出。矢状面扫查显示表面有皮肤覆盖的高回声脂肪团，与脊髓相连。脊髓旁可见硬膜内脂肪回声并伴有局灶性脊髓空洞。脂肪瘤-神经基板交界处位于椎管内。（b）脂肪瘤伴脊髓脊膜膨出。矢状面显示与脊髓相连的脂肪回声，表面有皮肤覆盖，前蛛网膜下腔增宽，通过背侧骨性缺损向外突出呈气球状。脂肪瘤-神经基板交界处位于椎管外，并与皮下脂肪相互融合。（c）终丝脂肪瘤。矢状面扫查显示L_5水平的低位圆锥，梭形脂肪组织回声累及终丝

测到。椎体节段异常、部分骶骨发育不全、泌尿生殖系统和肛门直肠异常也与此相关。

2. 单纯性脊膜突出

该病表现为有皮肤覆盖的皮下肿块，质软，当孩子哭时其大小可发生变化。单纯性脊膜突出很少伴神经功能异常。它是由脑脊液和脊膜通过脊柱背侧缺损处向皮下软组织突出。80%的位于腰骶区。外侧脊膜膨出是通过神经孔向外突出。先天性单纯性脊膜突出是一种相对罕见的异常，占所有活产儿的0.01%，目前胚胎学尚不清楚。

超声可见局灶性脊柱缺损伴薄壁无回声囊性病变，与蛛网膜下腔相连，内无神经组织（图12.7a）。矢状面扫描可在此水平见到脊髓后移（图12.7b），很少伴有其他脊髓异常。

3. 终末脊膜膨出

终末脊膜膨出罕见，占有皮肤覆盖的腰骶部肿块的1%～5%。通常与会阴、膀胱外翻、尾部退化综合征及严重的后肠和泌尿生殖系统异常相关。终丝脊髓囊状突出是由尾端细胞团的形成异常或后神经孔关闭失败造成的。病变包括皮肤完整的脊柱后裂、脊髓膨出、脊膜和蛛网膜下腔进入背侧皮下平面形成脊膜膨出。脊膜远端膨大，并低于脊髓脊膜膨出水平，可干扰脊髓上升，从而形成脊髓栓系。

SUS检查显示脊髓膨大，周围蛛网膜下腔扩张并与椎管内蛛网膜下腔直接相连，在脊膜膨出远端形成囊肿，脊髓神经根自脊髓发出后插入到脊膜膨出后壁。

七、无皮下肿块的皮肤缺损

1. 终丝脂肪瘤

终丝脂肪化和终丝脂肪瘤是由永久或具有分化能力的脂肪组织退变引起的。其表现为终丝内大小不一的脂肪瘤，体积较小者位于终丝上，较大的脂肪瘤通常附着于背侧硬膜。

终丝上小的脂肪瘤通常无症状，在6%的正常人脊柱尸检中可见到，被认为是一种正常变异。

在SUS上表现为低回声的终丝增厚，超过1～2mm，如果伴有脊髓栓系，可导致脊髓低位和神经根活动受限。当脂肪组织形成肿块时，可以诊断为终丝脂肪瘤（图12.8e）。治疗和预后取决于临床症状和伴随的异常情况。

2. 背侧皮窦

背侧皮窦是由于神经管形成缺陷，在浅皮层和神经外胚层之间存在局部异常连接，皮肤与脊髓、马尾或蛛网膜之间形成有上皮细胞内衬的管道。常发生于腰骶区，少见于颈背部。

临床表现为有或无液体排出的凹陷或瘘口，背部正中部位皮窦旁常伴有椎管内真皮或表皮。皮肤凹陷处通常位于肛管之上，且>2.5cm；其直径>5mm且位于脊柱偏心位置时与隐性椎管闭合不全的发生具有高相关性。感染、复发性脑膜炎、硬膜外或硬膜下脓肿、脊髓内脓肿是背侧皮窦已知的常见并发症。背侧皮窦应与骶尾部单纯皮肤凹陷或皮肤窦区分，后者不累及神经结构。

在SUS上，瘘管表现为单线或双线征，对应于皮肤凹陷处管道的管腔和管壁。窦道呈皮下低回声（图12.8），可延伸至椎管内并表现为高回声，周围被无回声的脑脊液包围（图12.8b）。如果圆锥位置较低，则表明椎管内存在脊髓栓系。它可能与椎管内脂肪瘤和深层皮样、表皮样肿瘤有关，这些肿瘤可导致神经受压的相关症状。

3. 皮样和表皮样肿瘤

在无皮窦时，先天性上皮细胞残留可引起表皮样肿瘤。这些肿瘤占所有年龄的脊髓肿瘤的1%～2%，占15岁以下肿瘤的10%，20%的患者同时伴有皮窦。

表皮样肿瘤也可继发于医源性种植，如进行背部手术或使用无针套的针头行脊椎穿刺，使有活性的表皮组织植入深层。皮样囊肿为单房或多房囊性肿块，内衬上皮为层状鳞状上皮，皮肤附着物为毛囊、汗腺和皮脂腺。表皮样囊肿的壁只包含皮肤的表皮成分。

图12.9显示为脊髓囊性肿块，在手术中证实为皮样囊肿。

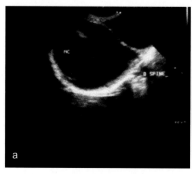
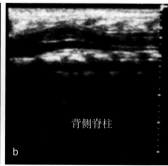
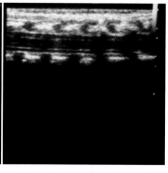

背侧脊柱

图12.7 出生后10天的新生儿背部中线可见柔软光滑的肿块，表面有皮肤覆盖。（a）轴位扫描显示皮下充满液体的薄壁囊性无回声肿块，通过脊柱背侧骨性缺损与椎管相连。（b）矢状面扫查显示脊髓膜腔水平脊髓被牵拉向后

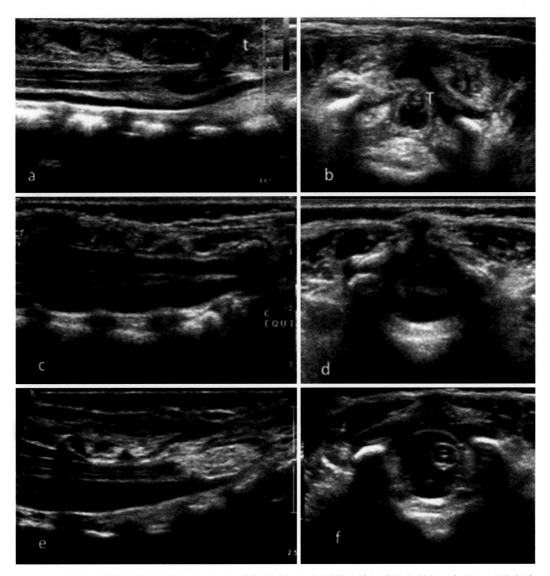

图12.8　无皮下肿块的皮肤缺损。（a和b）背侧皮窦。（a）腰椎皮肤凹陷处矢状切面扫查显示从皮肤延伸至脊髓的管道，内衬有上皮。管道位于皮下组织（t）中，呈低回声。圆锥位置低，位于L₄～L₅水平。（b）横切面扫查显示管道（T）连接背部扁平、变形的神经基板。管道周围为蛛网膜下腔内无回声的脑脊液。实时动态检查未发现摆动。（c和d）终丝增厚。（c）腰椎矢状面扫查显示L₄水平低位圆锥伴脊髓栓系。可见增厚的终丝回声，周围被脑脊液包围。（d）轴向切面扫查显示椎管内偏向背侧的远端脊髓。实时动态检查未发现摆动。（e和f）终丝脂肪瘤。（e）腰椎矢状面扫查显示L₅水平有栓系脊髓和低位圆锥，伴有椭圆形高回声的终丝脂肪瘤。（f）轴向切面扫查显示远端脊髓向后方和侧面移位。实时动态检查未发现摆动

腰骶脊柱矢状位和轴位超声图像（图12.9a、b）可见一单房无回声囊性肿块，使椎管变宽，椎管末端发生移位。圆锥位置低，并伴有终丝栓系。腰骶脊柱MRI显示在T₁加权像上可见以低信号为主的椎管内肿块，局部可见窄新月形高信号区域。终丝部位被肿块占据，圆锥被牵拉并移位。病灶在T₂加权像上呈高信号，并伴有分隔（图12.9d、e和f）。

4.脊髓纵裂

脊髓纵裂畸形在胚胎发育过程中很早就发生，可能是由早期脊索分裂时外胚层和内胚层之间的粘连引起的。脊髓纵裂的特征是脊髓矢状裂，将其分为两半。分裂处可为纤维间隔、骨间隔或软骨间隔。

脊髓纵裂畸形分为两种类型。Ⅰ型显示两个半脊髓分别位于两个硬膜囊内，中间有坚硬的骨和软骨间隔（图12.10a、d）。Ⅱ型显示两个半脊髓之间无间隔，位于同一个硬膜囊内（图12.11d）。

脊髓纵裂畸形累及下段胸椎至骶部下段，最常见于腰椎水平。椎管常变宽，常伴有椎体异常，如半椎体、蝶形椎体和脊柱后凸。对于有皮肤覆盖的隐匿性病例，临床常由于皮肤红斑而怀疑脊髓纵裂，皮肤红斑可发生于50%～75%的患者。近50%的患者可见足内翻，非特异性神经系统症状也很常见。

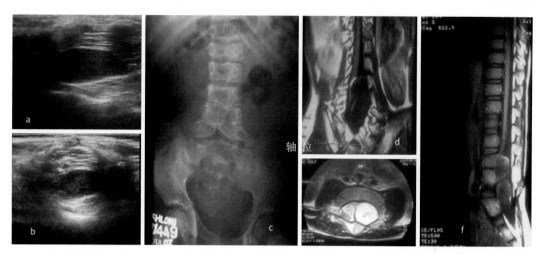

图12.9　皮样肿瘤。(a和b) 经腰骶脊柱的矢状面和轴向超声图像显示一个大的无回声肿块，毗邻终丝使椎管扩大、移位。圆锥低位，伴终丝栓系。(c) 腰骶椎前后位X线片显示下腰椎段异常，椎弓根间隙扩大。(d、e和f) 腰骶脊柱MRI T₁W冠状位、T₂W轴位和T₁W矢状位图像可见T₁W上以低信号为主的一个椎管内肿块。冠状位可见右外侧 (d)、矢状位的后上方和下方 (f) 的窄新月形高信号区。肿块使终丝和圆锥移位，圆锥向前和向右伸展移位。病变在T₂W轴位上呈高信号，伴有间隔。本图由Bharati Vidyapeeth (DTU) 医院放射科主任Priscilla Joshi博士提供

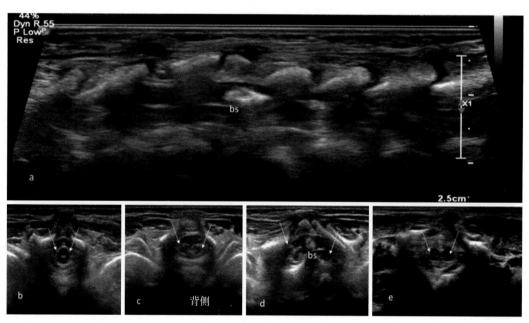

图12.10　脊髓纵裂伴骨嵴。(a) 胸腰椎矢状面扫查显示强回声性骨嵴 (bs)。(b) 胸椎中部轴位扫查可见单个圆形低回声脊髓 (箭头) 伴单一中央管回声。(c) 下胸椎轴位扫查显示单个硬膜囊内可见两个圆形低回声脊髓 (箭头)。(d) 上腰椎轴位扫查显示垂直的骨嵴 (bs)，以及两个圆形低回声脊髓 (箭头)，分别位于各自的硬膜囊内。(e) 腰椎远端轴向横切面扫查显示两个脊髓位于单个硬膜囊内，相互靠近，部分融合

　　轴位超声检查可见脊髓矢状裂，以及两个对称或不对称的半脊髓，各有一个中央管和同侧神经根 (图12.10，图12.11)。当患者有纤维性、软骨性或骨性分隔时，每个半脊髓都有一个单独的硬膜囊；当没有分隔时，两个半脊髓存在于同一个硬膜鞘内。从头侧到裂口处可见中央管局部扩张，其内充满液体或出现脊髓囊肿 (图12.11a、c)。在大多数病例中，半脊髓在脊柱缺损尾侧相融合 (图12.10e，图12.11e)。少数情况下，脊柱缺损延伸位置较低，两个半脊髓持续分开，并形成两个脊髓圆锥 (图12.12)。超声检查可见脊髓圆锥位置低、终丝增厚和脊髓栓系。

　　其他异常如脊髓膨出、脊髓脊膜膨出、脂肪瘤、脊髓积水和脊髓栓系在80%的病例中可见。其中最严重的脊索裂隙综合征伴有肠瘘，其特征是胃肠道与背部中线皮肤之间有管道相接。

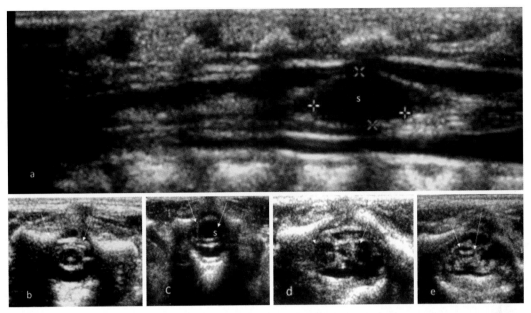

图12.11 脊髓纵裂伴纤维分隔。（a）胸腰椎矢状面扫查显示中央管局限性扩张，内充满液体形成脊髓囊肿。（b）下胸椎轴位扫查可见单个圆形低回声脊髓（箭头）伴单个中央管回声。（c）上腰椎轴位扫查显示单个圆形低回声脊髓（箭头），中央管扩张形成脊髓囊肿，内充满液体。（d）腰椎脊髓囊肿远端轴位扫查显示单个硬膜腔伴纤维间隔，内可见两个大小相等的圆形低回声脊髓（箭头）。（e）远端腰椎轴位扫查显示两个脊髓紧密相连并部分融合

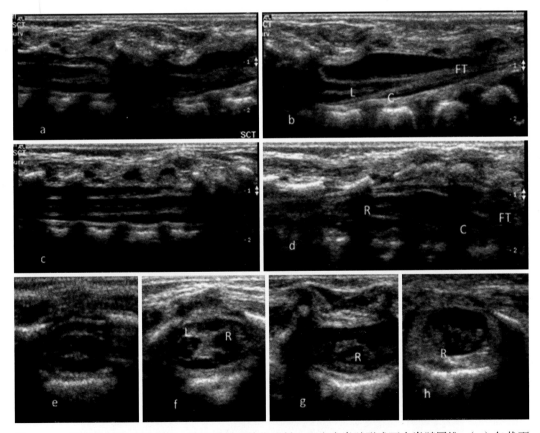

图12.12 脊髓纵裂伴纤维分隔。脊髓纵裂延伸位置低，两个半脊髓形成两个脊髓圆锥。（a）矢状面扫查显示椎体后方结构融合，伴后方声影形成。（b）左半脊髓矢状切面（L）扫查显示脊髓圆锥位置低（C），终丝（FT）增厚和栓系形成。（c和d）矢状面扫查显示右半脊髓（R）较粗，呈膨隆状，脊髓圆锥（C）较低伴栓系，终丝（FT）长度短。（e）轴位扫查显示纵裂。（f）轴位扫查显示两个半脊髓分裂，大小不等，右侧（R）大于左侧（L）。（g和h）轴位扫查显示右侧（R）半脊髓位置低于左侧

5.脊柱尾部异常

尾部退化综合征是由于胚胎尾侧细胞团发育异常导致的腰椎和骶椎发育不良，从而导致了躯干尾端的一系列异常，包括从孤立的部分骶尾椎发育不全到更严重的畸形，如并腿畸形，以及其他相关的畸形如肛门闭锁、泌尿生殖系统异常和肾脏发育不全。尾部退化综合征的发生率约为1/7500，与母体糖尿病密切相关。在第一类病变中，SUS检查显示圆钝、畸形的脊髓圆锥，终止于L_1正常水平以上（图12.13）。在第二类病变中，脊髓圆锥被增厚的终丝或椎管内脂肪瘤牵拉，延长至L_1以下，并形成栓系。第一类的患者有较大的骶骨畸形，神经功能障碍更严重。

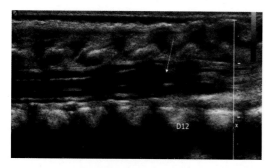

图12.13　尾侧退化综合征：1月龄新生儿关节挛缩。胸椎、腰椎矢状面扫描显示脊髓末端圆钝，位于T_{12}椎体水平

八、骶尾部畸胎瘤

骶尾部畸胎瘤的发病率为1/40 000，约占胎儿和新生儿生殖细胞肿瘤的1%，起源于尾端细胞团，与骶骨发育异常无关。

骶尾部畸胎瘤按位置分为四种类型：1型，外生型；2型，内外混合型，以向外生长为主，同时位于盆腔；3型，哑铃状内外混合型，主要向盆腔内生长，少部分向外生长（图12.15）；4型，骶前型。

超声检查可以显示肿块的位置和内部结构，并确认实性或囊性成分。恶性肿瘤有较大的实性成分，良性肿瘤主要是囊性成分。彩色多普勒显示实性组织内有动静脉瘘。

1.肿瘤

新生儿的椎管内肿瘤大多是先天性的，包括畸胎瘤、皮样囊肿、表皮样囊肿、错构瘤、脂肪瘤和肠源性囊肿。髓内肿瘤可导致脊髓膨大，髓外肿瘤可使脊髓移位（图12.14）。

2.血管瘤

血管源性肿块如血管瘤和动静脉畸形可见于椎管内，呈高回声性肿块伴有微小的囊性区域，彩色多普勒可显示其内血流信号充盈（图12.14）。

3.获得性和其他异常

·外伤：分娩时过度牵拉脊髓可导致脊髓损伤、脊髓断裂或椎管内血肿。由于外伤导致水肿或硬膜下/硬膜外血肿伴脊髓移位时，超声检查可见脊髓回声增强。

SUS也可以检查创伤性腰椎穿刺后的硬膜外和硬膜下血肿，并可观察血肿的演变/消退。

·感染：脊膜炎。在脊膜炎病例中，蛛网膜下腔的炎症改变常见于脊髓周围。超声检查显示蛛网膜下腔内脑脊液回声增强和分隔形成（图12.16a）。实时超声可显示脊髓和神经根摆动减少或消失，这是脊膜炎的另一个表现。随访检查可观察脑脊液回声的变化（图12.16b）。

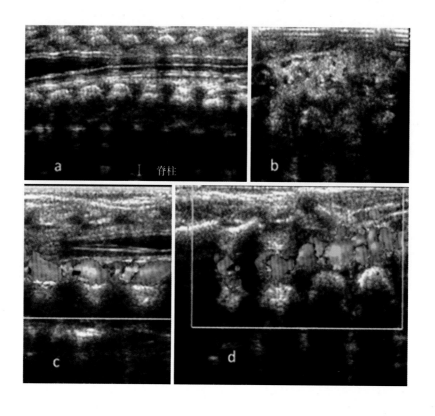

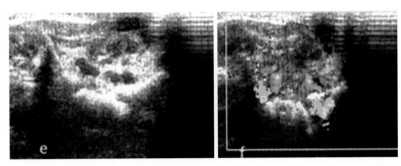

图12.14 15天龄新生儿伴脊柱血管畸形，其腰部皮肤完整，伴有肿胀。（a）颈脊髓矢状面扫查显示脊髓空洞症。（b～d）胸腰椎区矢状面扫查显示脊髓被高回声组织包裹，内部伴有多发微小无回声囊性区域。（c和d）彩色多普勒显示囊性区域有血流充盈，符合血管畸形。（e和f）轴位扫描显示脊柱背侧骨性缺损，灰阶超声和彩色多普勒显示围绕脊髓的血管畸形

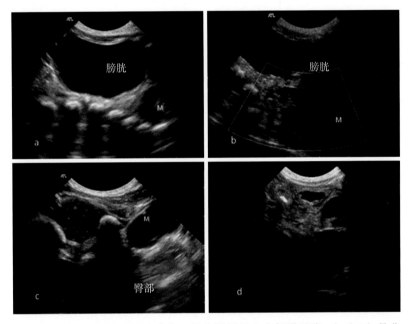

图12.15 新生儿骶尾部畸胎瘤，伴有骶尾部和左侧臀肿胀。（a和b）骨盆轴位和矢状位扫查可见位于腰骶脊柱前方的低回声实性肿块，内部伴小的囊性区域（M）。彩色多普勒显示腔内未见明显血流信号。（c和d）显示肿块延伸至左侧臀区（M），伴有大的囊性成分

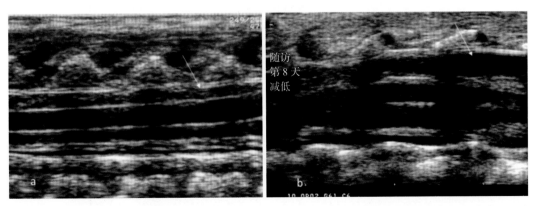

图12.16 脑膜炎。（a）矢状面扫查显示后蛛网膜下腔脑脊液内部回声增高（箭头）。（b）治疗7天后随访显示后蛛网膜下腔脑脊液回声减低至正常（箭头）

·引导穿刺：如腰椎穿刺，足月（孕40周）出生后，圆锥上升至L$_2$～L$_3$椎间盘间隙以上。因此，如果对较低椎间隙穿刺有困难，在L$_3$～L$_4$节段进行腰椎穿刺是安全的。对于早产儿，SUS可以用于指导穿刺，避免损伤脊髓。此外，SUS可用于评估腰椎穿刺失败的原因，并评估再次腰椎穿刺成功的可能性。SUS辅助治疗包括超声引导下进行儿童脊柱尾侧硬膜外麻醉，用于阻滞腰神经根和骶神经根，这一操作进行盲穿是困难的。

九、结论

MRI是脊髓检查公认的金标准，然而随着高频探头的发展，SUS已经成为一个可靠和高度精确的方法，可用于检查新生儿和4～6月龄婴幼儿的脊髓与椎管。伴有皮肤异常凹陷、皮赘或骶尾部赘生物、血管瘤、毛斑和皮肤覆盖的腰部肿块或椎管闭合不全相关综合征，如肛肠和泌尿生殖系统畸形，以及VATER综合征的婴儿应该早期进行SUS检查来筛查脊柱发育不良和其他相关的脊髓异常。SUS检查的适应证还包括脊柱神经功能紊乱，如麻痹、膀胱或肠道功能障碍，以及因创伤性出生而疑似脊髓受压导致损伤的患者。

对于伴有脊髓异常和脊髓栓系的新生儿，早期发现和及时干预有较好的效果。对椎管及其内容物进行系统的超声检查有助于排除脊髓异常，其敏感性和特异性接近MRI。对于超声检查完全正常的新生儿可以避免进一步评估；对于超声检查异常或可疑的患者，超声有助于选择治疗方式和时机，并提示在择期手术时进一步完善MRI检查。此外，SUS检查还有助于对新生儿脊髓损伤和感染进行评估和随访，也可以对一些临床操作和治疗进行引导。

（译者：牛梓涵　孟　华）

第 13 章

神经：儿童神经肌肉超声

一、引言

神经肌肉超声是指利用高分辨率超声对周围神经和骨骼肌进行扫查，从而对原发性神经肌肉疾病进行诊断、随访并指导干预。神经肌肉超声检查始于20世纪80年代初，Heckmatt 和 Dubowitz 研究了超声在肌肉疾病诊断中的作用。自20世纪90年代以来，研究主要集中于超声在局灶性神经病变中的应用。近年来，神经肌肉超声应用更广泛，扩展至创伤性神经损伤、多发性神经病、前角细胞疾病和肌病。

虽然神经肌肉超声最先应用于儿童，但儿童神经肌肉超声领域尚未得到充分的探索。

神经肌肉疾病指任何影响周围神经系统的疾病。儿童神经肌肉疾病种类繁多，包括运动神经元、神经根、周围神经、神经肌肉连接处及肌肉的相关疾病。儿童神经肌肉疾病的诊断过程通常比较复杂，除肌病类疾病要进行肌活检外，还需要结合电生理学、血清学、遗传学和神经肌肉成像等检查。

电生理检查是诊断儿童神经肌肉疾病必不可少且有益的工具之一，包括运动和感觉神经传导研究、迟发反应、针极肌电图、诱发电位、重复神经刺激和单纤维肌电图。电生理检查可以区分神经性疾病和肌病性疾病，确定神经性疾病的病理性质，定位病变，判断预后。多数病例可依据电生理检查结果明确诊断。但是，电生理检查也存在局限性，特别是儿科。首先，电生理检查对孩子和父母来说都是一种痛苦的经历。其次，神经传导和肌电图检查范围广，比较耗时。此外，患儿对检查不耐受可能导致医师提前结束检测。电生理检查最主要的局限性是无法提供神经肌肉系统解剖/结构方面的线索。并且，在许多情况下，电生理检查无法定位病变。神经肌肉超声作为电生理检查的一个非常有力的补充工具，可以提供电生理检查无法获得的有价值的信息。超声可以定位创伤性神经损伤和局灶性神经病变，检测神经病变潜在的结构性病因，识别神经肿瘤，并可作为一种区分神经和肌肉疾病的快速筛查工具。超声检查具有无痛、便携、快速、廉价、动态和无辐射的优点，是随访儿童神经肌肉疾病的理想手段。与CT 和 MRI 等其他儿童神经影像检查方法不同，超声检查不需要镇静或特殊准备。

神经肌肉超声检查最好在肌电图室进行，作为成人或儿童神经肌肉疾病诊断工具，超声效力取决于肌电图室的综合水平，因为临床-电生理-超声之间的紧密联系是准确诊断和为患者提供最佳护理的先决条件。

二、儿童神经肌肉超声检查方法

当怀疑有神经肌肉疾病的儿童来到肌电图室时，第一步要全面了解患儿病史并进行细致的神经检查，获得初步诊断或鉴别诊断方向，随后再设计电生理和超声检查方案。怀疑神经性疾病时，电生理诊断检查通常在超声检查之前进行，但也有个别情况需先进行超声检查。例如，当患儿非常恐惧或者神经的解剖走行发生改变时，为确保准确地检测神经传导，最好先进行超声检查。

当怀疑肌病时，通常在进行针极肌电图之前先行超声检查，筛选最适合进行针极肌电图检查的肌肉。

三、仪器设置和图像优化

儿童神经肌肉超声最好选择宽频线阵探头。曲棍球探头在新生儿和幼儿中应用更好，特别是在弯曲或狭窄的区域，如扫查肘部尺神经和新生儿臂丛神经。儿童很少需要凸阵探头，除非儿童体重指数（BMI）较高。

一般而言，儿童超声的频率调整遵循常规超声的规律；浅表结构选择高频，较深结构选择低频。为了获得最佳分辨率和高质量的周围神经图像，扫查浅表神经的最佳频率为16 ～ 20MHz。对于新生儿、婴儿和幼儿，即使扫查深层神经和肌肉，通常也不需要使用非常低的频率。肥胖的青少年可能需要低频。

为了优化图像，应根据目标神经和（或）肌肉的深度来调节图像深度。对于浅层神经和肌肉，2cm的深度就足够，而4 ～ 5cm的深度适合检查像坐骨神经这样的深层神经。最佳深度是神经和（或）肌肉位于超声图像中心时的深度，可以清晰地观察周围的结构和骨骼轮廓。放大功能可以详细评估神经回声及其束状分布模式。调节焦点对于提高横向分辨率至关重要。焦点应该调节至目标神经或肌肉水平（图13.1）。对于周围神经，建议使用一个焦点，扫查肌肉时，可以根据肌肉的厚度

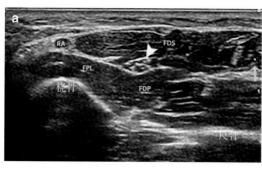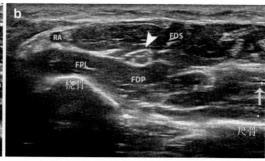

图13.1　焦点调节。（a）适当的焦点位置（黄色箭头），位于神经水平（白色无尾箭头），可获得最佳的横向分辨率。此外，请注意，当神经和周围肌肉可明显区分时，表示增益调节恰当。（b）焦点位置不适当（黄色箭头），低于神经水平（白色无尾箭头），导致横向分辨率差。FDP.指深屈肌；FDS.指浅屈肌；FPL.拇长屈肌；RA.桡动脉

使用2～3个焦点。但增加焦点的数量会降低帧频，影响实时性。

进行神经和肌肉超声检查时应调节增益，以便清楚地区分神经与周围血管、肌腱和肌肉，还可以清楚地见到肌肉间和肌肉周围结缔组织表现为高回声的分隔，从而区分肌肉与周围的筋膜或腱膜（图13.1a）。

时间增益补偿可调整不同深度的增益。在神经检查过程中，时间增益补偿的旋钮通常保持在中间，以确保整个图像的增益均匀。深层增益可以调至最小，以降低噪声，也可调至最大以补偿超声束在深部组织中的衰减。为了准确地评估肌肉回声强度，不应调节时间增益补偿，以避免高估或低估肌肉回声强度。

根据每个神经的解剖走行，不断调节频率、深度、聚焦位置和增益是神经扫查的一个基本原则。

为了营造一个对儿童友善的环境，检查者应该向患儿父母解释，如果患儿足够大，也应该向他们解释。吸引患儿参与检查，让他们看到超声图像，这样可以使他们感到兴奋，并确保在有需要时予以配合。为了让患儿主动收缩肌肉，在肌肉动态评估过程中不应使用镇静剂。另外，评估肌肉的震颤/纤颤可能需要使用轻度镇静剂以使患儿充分放松。

四、周围神经超声

1.神经的结构及超声特征

周围神经由平行的神经纤维束组成。神经内的神经纤维聚集成束，称为神经束。神经被三层结缔组织鞘包裹。神经内膜是一种纤薄的结缔组织，包裹单个的神经纤维，并将轴突分离开。神经束膜是一种细小的结缔组织膜，围绕着神经束。整个神经外包裹外鞘，即神经外膜，由弹性纤维组成的结缔组织构成。从神经外膜发出内隔分离神经束。

当超声波发射至神经时，神经纤维吸收了大部分的入射波，表现为低回声。结缔组织鞘则反射了大部分的入射波，表现为高回声。在横切面中，神经呈蜂窝状或网状，表现为高回声背景中嵌入多个圆形低回声区域，

神经外鞘呈高回声边界（图13.2）。低回声区代表神经束，高回声区代表神经束间结缔组织。在纵切面上，神经表现为管状，内部呈细条状低回声及带状高回声间隔。细条状低回声代表神经束，带状高回声代表神经束间的结缔组织。外膜包裹神经，在纵切面上表现为两条强回声粗线（图13.3）。不同的神经束直径和束状分布模式呈现不同回声。

神经还有其他的超声特征。与肌腱相比，神经活动度低，探头倾斜时回声保持不变，神经内无彩色/能量多普勒信号。

儿童神经的超声表现与成人没有明显差别，即使是1岁以下婴儿，其神经在横切面上也呈现典型蜂窝状（图13.4）。

在儿童中，包括正中神经、尺神经、桡神经、胫神

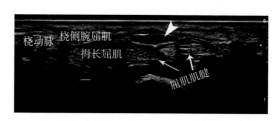

图13.2　腕部正中神经（无尾箭头）的灰阶超声图像，显示正常的神经横切面声像图特征，表现为高回声背景中嵌入多个圆形低回声区（蜂窝状表现）

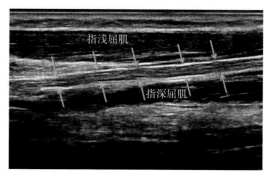

图13.3　前臂中部正中神经（箭头）的灰阶超声图像，显示正常的神经纵切面声像图特征

经和腓神经在内的主要神经，可以很容易地通过超声检查观察到，并追踪其整个解剖走行。像肌皮神经这样的小神经也可以在儿童身上找到，包括5个月大的新生儿。而桡神经浅支、骨间后神经和腓深神经这样的微小分支在成年人身上显示困难，但在儿童中很容易见到（图13.5～图13.7）。

2.如何识别超声图像中的神经

最好先在横切面上识别神经，因为横切面上更容易辨别神经的特征性蜂窝状表现，而纵切面上很难区分神经和相邻的肌腱。在横切面上，神经通常表现为蜂窝状或筛状结构，由高回声背景上的低回声圆形区域组成，

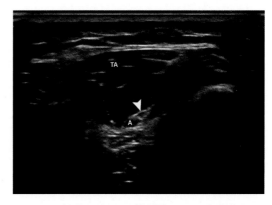

图13.7 灰阶超声显示腓深神经（无尾箭头）的横切面图像，毗邻深部腓动脉（A），靠近骨间膜，深部达胫骨前方（TA）

周围包绕高回声外鞘。然而，这种典型表现并不适用于所有解剖层次的神经。例如，掌部正中神经和尺神经沟内的尺神经通常表现为低回声（图13.8和图13.9）。而且，与腕部远端腕纹相比，前臂处正中神经回声更高。正常情况下，神经在不同水平走行过程中回声可发生变化，超声医师应该熟悉这一特点，以避免将这些变化误诊为病理表现。若要在纵切面上识别神经，可将探头由横切面旋转90°。

识别神经最准确的方法是沿着神经的解剖走行，使用特定的解剖标志。大多数神经位于靠近血管、骨骼、肌腱或两块肌肉的筋膜之间。超声医师可以利用这些附近结构作为超声的解剖标志，以确保准确识别神经。例如，Guyon管水平的尺神经位于尺动脉内侧和豌豆骨外

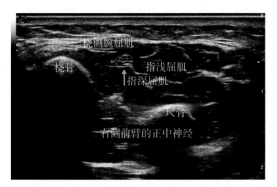

图13.4 8月龄患儿前臂中部正中神经（箭头）的横切面，清晰显示神经的典型蜂窝状特征

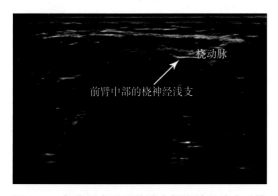

图13.5 灰阶超声显示前臂中部桡神经浅支（箭头）的横切面图像

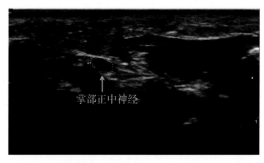

图13.8 掌部正中神经（箭头）横切面，通常表现为低回声

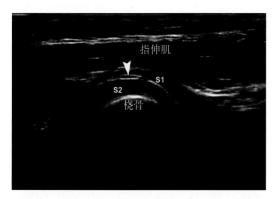

图13.6 灰阶超声显示旋后肌浅头（S1）和深头（S2）之间的后骨间神经（无尾箭头）的横切面图像

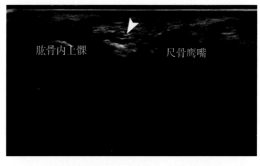

图13.9 尺神经沟内的尺神经（无尾箭头）横切面，通常表现为低回声

侧（图13.10），前臂中段的正中神经位于指浅屈肌与指深屈肌之间的筋膜平面（图13.1），腘窝的胫神经位于腘动脉的外上侧（图13.11）。在不同扫查水平对神经进行反复追踪，结合周围肌肉的主动收缩或在原位倾斜探头有助于清楚显示神经。

可以通过倾斜探头观察混杂结构的回声变化来区分神经和附近的肌腱。肌腱变为低回声，而神经回声保持不变。

通过肌腱的主动或被动运动进行动态评估也可以区分神经和肌腱。而且，肌腱和神经有不同的回声结构。在横切面中，肌腱呈圆形或椭圆形低回声，而在纵切面中表现为纤维条索状的平行线样高回声。

血管具有区别于神经的独特特征。血管呈无回声，可显示多普勒信号。此外，动脉可搏动，静脉受探头加压时可被压瘪。

3.技术原则

·诊间设置：最重要的是调整患者体位，确保被扫查的肢体处于合适的位置。每根神经都有一个最佳的检查位置，但对于儿童，应优先考虑舒适性。新生儿和婴儿可以由父母帮助固定。肢体应处于正确的位置，方便追踪神经。对于上肢神经，年龄较大的儿童可以取仰卧位，以充分追踪臂丛、正中神经、尺神经和桡神经。对上臂、前臂或手腕的正中神经和尺神经进行局部扫查时，儿童可以坐在超声医师的对面，手臂和手放在检查

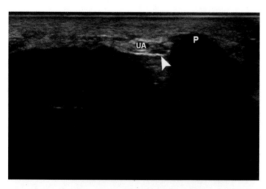

图13.10　Guyon管水平的尺神经（无尾箭头）横切面，位于豌豆骨（P）外侧，尺动脉（UA）内侧

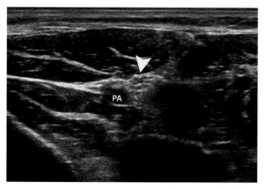

图13.11　腘窝处胫神经（无尾箭头）的横切面，位于腘动脉（PA）的外上侧

台上。对于下肢神经，儿童可以取俯卧位，以追踪坐骨神经、胫神经、腓肠神经和腓神经的近端部分，而追踪腓神经深支和浅支时，首选仰卧位。

超声医师的体位也很重要。调整工作区域，便于扫查过程中轻松地调节仪器旋钮。前臂和手应轻轻地靠在患者身上，这样在追踪扫查神经时可更好地控制探头，保证探头轻松滑动。调整座椅，与检查床的高度相匹配。超声屏幕应处于双眼平视水平。保持脊柱、肩膀和手的良好姿势，避免自身肌肉骨骼损伤和姿态扭曲。

·扫查水平：应该从哪个水平开始扫查神经，没有固定规则，可由个人选择。但是，某些神经在特定的水平更容易显示，这些位置就可以作为扫查神经的起点（表13.1）。

表13.1　常见神经的扫查起始点

神经	起始点
正中神经	从前臂中部水平开始扫查，该神经位于指浅屈肌和指深屈肌之间的筋膜平面，然后向远端追踪至手掌，向近端追踪至腋窝
尺神经	从前臂中部水平开始扫查，该神经位于尺侧腕屈肌和指深屈肌之间，然后追踪远端至Guyon管，向近端追踪至腋窝；或者从Guyon管水平开始扫查，此处尺神经位于尺动脉内侧和豌豆骨外侧，很容易被识别
桡神经	从肘部开始扫查，该神经位于肱桡肌和肱肌之间，然后向近端追踪至腋窝。接下来，从肘部水平，追踪桡神经深支远端至骨间后神经跨越旋后肌两头之间的水平。桡神经浅支从肘部桡神经一直延伸至手腕
胫神经	从踝关节开始扫查，该处神经很容易被识别，其后方紧邻踝管内的胫后动脉和胫后静脉，然后沿腿部追踪近端神经至腘窝
腓神经	从腘窝水平开始扫查，该处腓神经外侧紧邻股二头肌肌腱，然后向远端追踪至腓骨头
坐骨神经	从腘窝水平开始扫查，追踪胫神经和腓神经至二者联合形成坐骨神经，然后继续向近端追踪至坐骨结节水平

为了扫查神经的整个过程，通常从神经远端追踪至近端，称为远端追踪技术。当局部出现病理情况时，如局灶性神经病变和创伤性神经损伤，最好从远离可疑病变部位的位置开始扫查，然后追踪至病变水平。

·探头的正确使用：中等宽度或小型的线阵探头（图13.12）最适合儿童周围神经和肌肉的扫查，且图像质量好，适合上、下肢扫查。更小的曲棍球探头有助于扫查小且不规则的区域，但视野狭窄。在儿童神经超声检查中很少需要凸阵探头。

神经肌肉超声的探头方位遵循放射学的通用定位规则。在横切面上，探头的方向标记指向超声医师的左侧（图13.13），纵切面时探头近端指向患者的头侧。有些超声医师在横切面扫查时采用不同的方向，无论扫查哪侧都将探头标记指向患者的外侧。只要超声医师明白屏

幕上的方向，并且图像标记准确，就可以自由地使用任意扫查技术。手持探头时保证拇指在一侧，示指和中指在另一侧，其手部尺侧始终与患者的皮肤接触，方便追踪神经（图13.13）。必须根据每根神经的解剖走行不断调整频率、深度和焦点，以便在所有水平都获得高质量的图像。

耦合剂应涂抹均匀，覆盖目标神经的全程。在弯曲的骨性区域可应用大的凝胶垫，以确保探头与皮肤接触良好。

在扫查过程中，探头应始终垂直于目标神经而非垂直于皮肤。例如，在斜角肌间隙水平扫查臂丛时需要轻微倾斜探头才能实现探头与臂丛垂直。也可以倾斜探头，利用各种超声伪像来区分容易混淆的结构。

探头不要施压，以免低估神经或肌肉的大小。通过挤压探头可区分静脉等结构或定位病变部位（超声Tinel征）。

· 扫查切面：任何神经都应在横切面和纵切面上进行扫查，在两个垂直平面上确认病理表现。除非某些细小的神经只能在一个切面上显示。

4. 神经评估

需评估神经的大小、形状、回声特征、活动度和血流。理想的评估还应包括所检查神经支配的骨骼肌，以及关节、肌腱和韧带等周围结构。

· 神经测量：横切面测量横截面积是检测神经异常最重要和最敏感的方法。可以测量神经的前后径和横径，或使用描记功能计算横截面积。前一种方法不如描记方法准确，因为神经的轮廓通常不规整。应用描记功能时，应该沿着神经高回声边缘的内侧描记，不包括外侧边界（图13.14），因为在许多情况下，高回声边缘的外边界可能是模糊的。单侧神经损伤时，建议与对侧横截面积进行比较，尤其是当结果处于临界值时。

神经横截面积变大并不是一种特定疾病的病理特

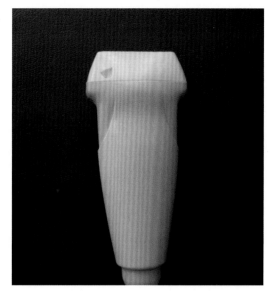

图13.12　中等宽度线阵探头适合儿童神经超声检查

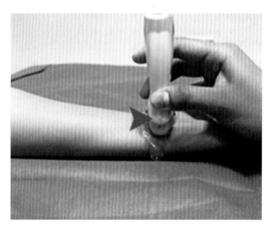

图13.13　探头的正确使用：拇指在探头的一侧，示指和中指在探头的另一侧，手掌尺侧与患者皮肤接触。横切面上，方向标记（无尾箭头）指向超声医师的左侧

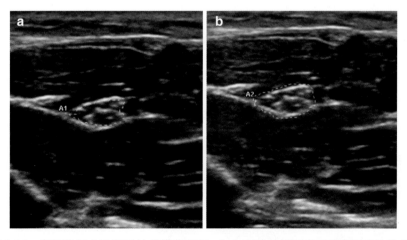

图13.14　应用描记方法测量神经横截面积。（a）正确的描记应沿着高回声边缘的内侧进行，不包括高回声边缘。（b）包括高回声外缘的描记是错误的

征，而是神经不同病理状态的一种反应。神经增粗的分布和模式对诊断很重要。

在纵切面上可测量神经直径，游标应放置在高回声边缘的内侧（图13.15）。

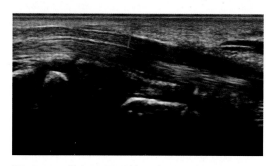

图13.15　纵切面测量神经直径。游标置于外边缘的内侧

·神经的形态：大多数神经呈圆形或椭圆形。不同水平的神经形态是可以改变的。因此，应该熟悉不同扫查水平神经的正常形态和外观。神经形态的变化不应被视为病理性的，除非与横截面面积和（或）回声的变化有关。

·神经回声特征：神经典型的回声特征是蜂窝状表现。在神经肌肉疾病中，神经回声会发生改变，且不同疾病的回声变化模式各异，这将在下节讨论。

·神经活动度：虽然神经的活动度不如肌腱，但可以滑动。最常需要评估活动度的两个神经是正中神经和尺神经。在腕部水平评估正中神经的活动度，在肘部水平评估尺神经活动度。可以要求患者收缩神经支配的肌肉来评估神经在肌腱上的滑动。

对活动度异常的解释因神经而异。正中神经的活动度异常表现为手指和手腕联合屈曲活动受限。正中神经活动受限可见于卡压性神经病变，或见于术后、创伤后组织粘连和瘢痕压迫。相比之下，尺神经的活动度异常表现为过度内侧偏移，表示神经脱位或半脱位。在儿童神经肌肉超声中，只能对能够听从超声医师指示的儿童进行神经活动度评估。

·神经血供：应用彩色和能量多普勒评估神经的血供。正常神经不显示多普勒血流信号。血流信号增加可能提示急性炎症。

·骨骼肌：理想的神经超声评估还包括所检查神经支配的骨骼肌。失神经肌肉在超声上呈现某些变化，这有助于评估病变分布和患者随访。肌肉扫查的技术细节和原则将在肌肉部分进行讨论。

5.神经横截面积的参考值

儿童神经横截面积的参考值尚未见广泛报道，现有数据较少。一般来说，与成人相比儿童神经横截面积较小，并且从新生儿和婴儿期到成年期间会有所增加。对于≤3岁儿童，上肢神经的横截面积为青少年和成人的2/5～1/2。4～6岁儿童神经的横截面积约为青少年和成人的3/4，11岁儿童与成人的神经横截面积之比可达

4/5。对于下肢神经，0～11岁的不同年龄组儿童的横截面积为青少年和成人的1/3～2/3。

横截面积与身高和体重指数之间的相关性尚不清楚，文献中的结果存在争议。儿童神经的横截面积是否应根据年龄、身高、体重和体重指数进行修正是一个需要验证和标准化的重要问题。

目前不推荐使用已发表的参考值来识别儿童神经病理。每个肌电图实验室都应该设置自己的参考值。

五、儿童特异性神经疾病的神经肌肉超声

儿童神经疾病包括臂丛损伤、创伤性周围神经损伤、单神经卡压病变、前角细胞疾病（脊髓性肌萎缩症）和多神经病。

1.臂丛神经病变

新生儿臂丛神经损伤或产科臂丛麻痹是儿童最常见的臂丛病变。不同国家的患病率为（1.3～1.5）/1000新生儿。虽然患病率不高，但当儿童成长为青少年时可能产生的功能和心理影响不容忽视。

通常应用电生理检查评估新生儿臂丛病变，以确定损伤的部位和损伤程度，并判断预后，这对早期手术干预非常重要。MRI和脊髓CT可提供解剖和结构评估。近年来，超声因其无痛、动态和床边检查的显著优势，成为评估成人和儿童臂丛损伤的有用工具，引起人们的关注。

在探讨超声评估臂丛损伤之前，先简要阐述其解剖学背景，并介绍儿童臂丛的扫查技术。

·解剖学背景：臂丛是一个复杂的神经网络。从颈部一直延伸到腋窝，有5个组成部分：根、干、股、束和末端分支。臂丛根由C_5～C_8颈神经及T_1胸神经的前支组成。偶尔，臂丛接受C_4神经根的分支，称为前置型，或接受T_2神经根的分支，称为后置型。C_5和C_6神经根组合形成上干，C_7神经根形成中干，C_8和T_1神经根组合形成下干。每个干分为前后两股。上、中干的前股形成外侧束，下干的前股形成内侧束，上、中、下干的三个后股联合形成后束。

神经根从颈椎的椎间孔发出。神经干穿过前斜角肌和中斜角肌间隙，然后在锁骨下方，每个干分成前、后两股，再形成束。根据束与腋动脉的关系命名为外侧束，位于动脉的外侧；内侧束，位于动脉的内侧；后侧束，位于动脉的后面。臂丛的5个组成部分与周围结构（椎骨、肌肉和血管）的关系很重要，因为这些结构是超声扫查过程中识别臂丛的解剖标志。

此外，了解颈部的横断面解剖特征对扫查和识别臂丛也至关重要。颈部环状软骨水平的横切面显示气管位于前方，紧邻其两侧的是甲状腺。甲状腺的后外侧是颈动脉鞘。颈动脉鞘包括颈总动脉、颈内静脉和位于动脉和静脉之间后外侧的迷走神经。前斜角肌和中斜角肌位

于颈动脉鞘的后外侧。臂丛神经干位于前后斜角肌之间和胸锁乳突肌的深部。该横切面解剖与环状软骨水平斜角肌间臂丛神经的超声图像相对应。

·臂丛神经的扫查技术原则：周围神经扫查的基本原则也适用于臂丛。线阵探头通常用于扫查婴幼儿和大儿童。对于新生儿，15～17MHz的曲棍球探头可能更适合其短小的颈部。最佳频率为10～18MHz，但频率的选择取决于扫查平面、扫查水平、目标结构的深度及儿童的年龄和体重指数。扫查肥胖儿童的颈部需要较低频率的探头。大的凝胶垫可确保探头与皮肤接触良好，特别是在锁骨上切面扫查时。始终保持探头施加的压力最小，特别是在捕捉图像和测量横截面积或直径之前。在每个水平都应该扫查神经丛横切面和纵切面。由于儿童颈部臂丛弯曲，且颈部较短，在某些水平显示神经纵切面比较困难。在横切面上，探头的方向标记指向医师的左侧，而在纵切面上，指向儿童的头侧。

扫查臂丛时需要考虑的一个重要问题是探头与臂丛的正确方向。为了获得最佳图像，探头应与神经丛垂直。为了实现与神经丛垂直，探头可向头侧或尾侧倾斜。

·扫查技术：有三个透声窗可以观察臂丛。分别是锁骨上、锁骨下和腋窝。通过锁骨上透声窗可显示三个水平的颈神经根和神经干，如椎旁、斜角肌间隙水平和锁骨上水平。扫查成人锁骨下部分的臂丛，通常具有挑战性，但对儿童很容易。在腋窝水平很容易显示臂丛的末端分支，也很容易沿着整个神经走行并向远处追踪。

对于成人，常见的方法是从斜角肌间隙开始扫查臂丛，然后向远端追踪至锁骨上水平，向近端追踪至椎旁水平。对于婴儿或大一些的儿童可以采用这种方法。对于新生儿，最好从很容易识别的锁骨上水平开始扫查，然后追踪到斜角肌间隙和椎旁水平。

一般来说，儿童臂丛的声像表现与成人非常相似，但也有一些差异。新生儿和婴儿都有棕色脂肪，神经周围几乎没有纤维组织。这些因素可能会导致单个神经根/干之间的鉴别困难，或难以从周围肌肉中识别出神经根/干。

儿童应处于仰卧位，头转向扫查部位的对侧。首先扫查横切面，将探头横向放置在锁骨上方偏中间位置。有时需要在此位置调整探头的方向和倾斜度，以获得最佳图像。锁骨下动脉可作为确定此水平臂丛的解剖学标志。动脉超声表现为无回声、可搏动，并且有多普勒血流信号，很容易识别。臂丛位于该动脉外上侧，表现为葡萄串状或簇状，代表神经干聚合在一起（图13.16）。这种特征与成人的超声表现非常相似。受锁骨影响，在此水平显示臂丛的纵切面很困难。确定了锁骨上水平的臂丛后，直接移动探头追踪至斜角肌间隙水平的臂丛。在此水平，神经干表现为圆形或椭圆形的低回声结构，位于胸锁乳突肌深处的前斜角肌、中斜角肌之间（图13.17）。臂丛神经干在成年人的斜角肌间隙中汇聚，其

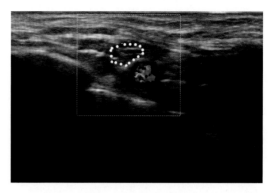

图13.16　锁骨上臂丛的横切面。神经丛（白色虚线圈）表现为多个圆形低回声区域，聚合呈葡萄串状，位于锁骨下动脉上方（彩色信号）

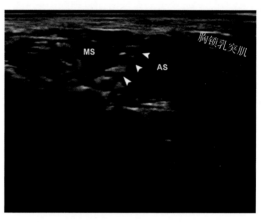

图13.17　斜角肌间隙的臂丛（多个无尾箭头）横切面。神经干表现为低回声的圆形/椭圆形结构，排列于前斜角肌（AS）前方和中斜角肌（MS）后方之间

交通信号灯样的排列特点可能在部分儿童中不明显。如果将斜角肌水平作为开始扫查的起点，探头可置于颈前部的环状软骨水平，对应C_6椎骨水平。在此水平上，甲状腺呈均匀一致的高回声，很容易识别。向后移动探头可以见到颈动脉鞘的三个结构：颈总动脉、颈内静脉和迷走神经。在颈动脉鞘的后方，前斜角肌、中斜角肌之间可见神经干。在此横切面上，探头旋转90°，可评估神经干的纵切面，表现为平行的低回声束（图13.18）。向头侧移动探头，可以通过识别颈椎横突来观察和识别神经根。第一个需要识别的是C_7横突，它只有一个后突，没有前突。从C_7神经根开始，很容易识别C_6和C_5神经根。在C_6神经根水平，颈椎的横突表现为前后都突出的结节。横突在成人中表现为强回声，但是在新生儿和婴儿中，横突仍然是软骨，呈低回声。识别神经根的另一种方法是从斜角肌间隙水平追踪扫查主干，直至显示每个神经根。因为C_8和T_1的神经根位置深，扫查困难。可通过从横切面旋转探头90°来获得纵切面。

将探头横向放置于锁骨中远段，可扫查臂丛的锁骨下部分。腋动脉和腋静脉可以用来识别臂丛。通常需要向内侧倾斜探头，以实现探头与腋窝血管和臂丛垂直。

腋窝血管位于胸大肌和胸小肌两块肌肉的深部。外侧束最容易识别，位于动脉的外侧。内侧束位于动脉内侧，后侧束位于动脉后方。为了扫查腋窝水平的臂丛，肩部应置于外展和外旋位，探头横向放置于腋窝内侧。臂丛的主要末端分支在腋动脉周围分布，位置较固定。正中神经通常位于动脉的外侧。尺神经通常位于动脉的内侧或尾侧，有时也可能位于动脉和静脉之间。桡神经位于动脉深部，肌皮神经紧邻腋动脉内侧，位于肱二头肌和喙肱肌之间的筋膜层。为了准确识别不同的神经，每根神经都应向远端追踪至肘部水平。腋窝水平的神经呈束状，为高回声神经外膜包绕的椭圆形或圆形低回声区。

· 臂丛的超声评估：通常应评估臂丛的大小、回声特征和连续性。最重要的方法是测量神经丛或单个神经根的横截面积。通用的神经测量规则适用于臂丛。应用超声设备的描记功能，从根、干或神经束的高回声边缘内侧测量横截面积（图13.19）。

在锁骨上水平，测量整个簇状或葡萄串状神经的横截面积（图13.19）。在斜角肌间隙和椎旁水平可以分别测量每个神经干/根的横截面积（图13.20和图13.21）。另一种方法是在斜角肌间隙水平测量三个干的整体横截面积，如图13.22所示。当单个干的边界不清楚时，此方法很有用。

儿童臂丛大小的参考值尚未被充分报道。在新生儿中，锁骨上水平的横截面积为7mm²，椎旁为2.1mm²，椎间孔出口处神经根内径为1.5mm。

· 儿童臂丛疾病的神经肌肉超声：关于超声在儿童臂丛疾病中的应用价值，仅有新生儿臂丛麻痹方面的研究数据。因为臂丛麻痹是儿童最常见的臂丛损伤。新生儿臂丛神经麻痹的病变程度从单纯神经失用到神经根完全撕脱。在部分性臂丛损伤（神经失用或轴突断裂）中，神经根/干可能会增粗，表现为横截面积增加（图13.22），纵切面上直径变大。回声变得紊乱。

对于撕脱损伤和下干病变，超声检查价值有限，诊断敏感性低，而对于上、中干病变，超声可以准确地检测出神经瘤，是磁共振成像和电生理检查的有用补充工具。

超声检查也可以作为一种间接的方法，通过评估骨骼肌的厚度和回声来检测神经功能损伤的程度。随着神经功能损伤程度的增加，骨骼肌变薄，回声增强。肌肉超声通过筛查由臂丛支配的不同肌肉的萎缩情况，间接确定臂丛损伤的程度和范围。有些近端肌肉检查较困难，且针状肌电图检查有损伤风险，如前锯肌、背阔肌和菱形肌，超声检查为这些重要肌肉的评估提供了一种简单无痛的方法。与健侧相比，这些肌肉的超声变化表现为厚度减少且回声增强，这表明病变接近于神经干水平。在神经移植之前进行肌肉检查也很有价值。肌肉萎

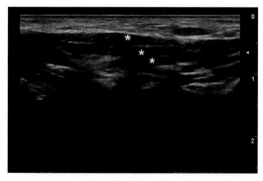

图13.18　臂丛（星号）的纵切面，神经干呈平行束状的低回声

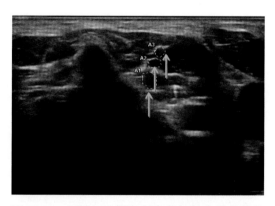

图13.20　用描记法测量斜角肌间隙水平的臂丛（箭头）横截面积，分别测量每个神经干

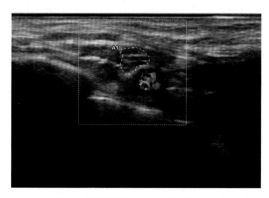

图13.19　用描记法测量锁骨上水平的臂丛横截面积

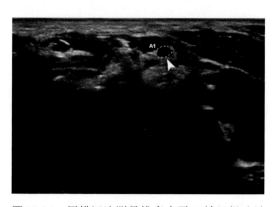

图13.21　用描记法测量椎旁水平C₅神经根（无尾箭头）的横截面积

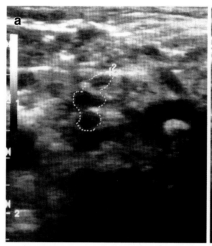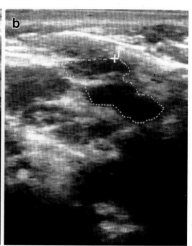

图 13.22　一例儿童创伤后臂丛损伤，斜角肌间隙水平的臂丛横切面扫查显示神经干增粗。（a）健侧；（b）患侧。请注意，该病例测量的是三个干的共同横截面积（而非单独测量）

缩提示支配该肌肉的神经为失神经，不适合神经移植。

众所周知，肩关节松弛和脱位是新生儿臂丛神经麻痹的并发症，主要原因是肌肉萎缩和无力。识别该并发症对于制订最优的管理或手术计划很重要。超声能很好地评估肱骨与关节盂的相对位置，检测关节松弛和脱位，这些都增加了超声对臂丛麻痹的应用价值。

总之，新生儿臂丛麻痹的理想超声检查包括以下方面：①扫查臂丛神经以确定病变位置，检测神经瘤和（或）神经周围的瘢痕组织；②扫查由不同神经丛分支支配的肌肉，作为一种间接的方法来确定病变的程度和范围，必要时可检测最适合移植的神经；③扫查肩关节以检测关节松弛或脱位。

2.其他创伤性周围神经损伤

除臂丛损伤外，其他周围神经的创伤性损伤在儿童中并不像成人那么常见，但对其功能的影响可能是毁灭性的。儿童周围神经损伤在机动车碰撞中的发生率最高，在自行车碰撞中的发生率最低。电生理检查对评估创伤性神经损伤至关重要，可以评估神经的功能状态，定位损伤，并检测失神经支配和神经移植。然而，电生理检查的局限性是在创伤后前几周无法区分严重的轴索断裂和神经断裂。此外，对于部分轴突损伤，该检查无法提供任何可能干扰神经移植的结构方面的信息，包括可能包绕神经的神经瘤和瘢痕组织。

超声检查成为诊断创伤性神经损伤的一种方法，逐渐引起关注。超声检查克服了电生理检查的缺点，可作为电生理检查的补充。超声检查可评估神经的连续性，即使在创伤后最初几周，也可以区分轴突断裂和神经断裂。超声检查可以检测到神经损伤结构的受压原因，包括骨碎片压迫神经、神经走行的改变和创伤后神经肿胀。超声检测神经瘤和包绕神经的瘢痕组织也是可靠的。超声检查可获得儿童创伤性神经损伤的重要信息，成为一种优秀的诊断和随访工具。该检查也可应用于神经修复手术，有助于获得最佳决策。研究发现，术中超声表现与术中组织切片相关性良好，能准确地识别神经瘤并保护健康的神经组织。

·创伤性周围神经损伤的超声检查：在创伤性周围神经损伤中，解剖结构可发生显著改变；为了能够显示这些异常，建议从远离创伤的位置开始横切扫查神经，然后移动探头至损伤部位。通常是在检查创伤部位之前来回多次扫查神经，观察神经是否在某一点突然消失，或神经大小或回声结构突然发生变化。如果神经在某一点消失，局部间隙被无回声缺损所取代，则怀疑神经横断。探头旋转 90° 获得纵切面，可确认神经不连续。在纵切面上，完全性神经横断表现为无回声间隙，该处神经束状结构和神经外膜完全消失。通常可在横断面上分别显示神经断端的近端和远端，除非神经残端发生回缩。病变可发展为残端神经瘤，表现为近端和（或）远端神经末端肿胀，呈低回声或无回声。超声检查可测量神经断端之间的间隙，确定神经横断的水平，定位神经断端的远端和近端，为外科医师提供有价值的信息，有助于制订最佳的手术方案。对于外科医师来说，确定了神经离断的水平可直接在断端处开刀，避免了广泛探查。在部分性神经横断中，神经外膜完好无损，但内部神经束中断。对于婴儿，可通过神经下方肌腱的被动运动或较大儿童的主动运动证实部分离断神经的连续性。如果排除了神经横断，应评估神经是否存在神经瘤、神经肿胀和（或）瘢痕组织压迫或包裹神经。在横切面上，如果神经突然增大并形成边界清晰的低回声，应怀疑神经瘤（图 13.23）。在纵切面上，神经瘤表现为神经局部肿胀，呈梭形或纺锤形。探头轻轻挤压神经瘤可能会诱发损伤神经麻木和刺痛，即超声 Tinel 征。

作为针状肌电图的辅助手段，可用超声扫查受伤神经支配的肌肉。受伤时间较长时，失神经肌肉通常表现为回声增强、厚度变薄。确定哪些肌肉萎缩可以间接地确定哪些神经分支受累。

最后，当发生骨折时，应观察附近骨骼的轮廓，观察有无骨痂、骨碎片或移位的骨折压迫神经。

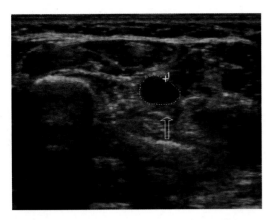

图13.23 一例8岁儿童前臂正中神经的横切面，显示创伤后神经瘤（箭头），表现为正中神经突然增大，呈低回声

3.神经卡压病变

神经卡压病变在儿童中罕见，通常继发于代谢紊乱、糖尿病、创伤，包括压力易感性神经病在内的遗传性多发性神经病变、青少年性关节炎和其他严重疾病。

儿童腕管综合征最常见的原因是遗传性疾病，包括溶酶体贮积症、Schwartz-Jampel综合征、Leri综合征、Déjerine-Sottas综合征和Weill-Marchesani综合征。黏多糖贮积症是迄今为止导致腕管综合征最常见的原因，其中黏多糖贮积症Ⅱ型儿童的腕管综合征的患病率可达96%。黏多糖腕管综合征的潜在机制与屈肌腱滑膜中的蛋白聚糖沉积、屈肌韧带增厚，以及相关的骨发育不良有关。儿童腕管综合征的非遗传性病因包括演奏乐器、高强度运动训练、长期类固醇摄入，以及患有血友病和硬皮病。解剖学变异，如掌长肌和腕管中指浅屈肌肌腱异常，在日常活动也可影响和压迫正中神经，可能成为腕管综合征的危险因素。特发性病例也有报道。

在肌电图实验室，患有腕管综合征、肘部尺神经病变或其他局灶性神经病变的儿童并不常见，一旦发现，应考虑和排查上述原因。电生理检查仍然是诊断神经卡压病变的重要手段，但对于儿童来说，有时电生理检查有难度，因此超声检查可以作为补充工具。成人局灶性神经病的超声诊断标准是卡压部位近端神经局灶性肿胀。在儿童中，类似的表现也有报道。超声可以明确黏多糖贮积症患儿正中神经的变化，因此可用于筛查这些儿童的腕管综合征。已报道的声像图改变包括腕管出口正中神经横截面积增加、出口/前臂的横截面积之比增加、回声减低、神经束增粗、血流增多和形状改变（图13.24）。

超声也可识别腕管综合征的局部结构性病因，如特发性青少年性关节炎患儿的屈肌腱鞘炎，或继发于腕管内卡压正中神经的异常副肌（图13.25）。其他与腕管有关的解剖变异，如正中神经分叉和永存正中动脉，也可通过超声检测出来（图13.26）。

超声也可以检测正中神经和尺神经的活动度异常。通常，腕部的正中神经在腕部有一定程度的移动。随着示指的屈伸，正中神经在屈肌支持带下方发生横向滑动，当手指和手腕同时屈曲时，正中神经滑进屈肌腱之间（图13.27）。在腕管综合征中，神经的这种活动度可能会降低。尺神经活动度异常表现为向前移位。通常情况下，尺神经位于尺神经沟的内上髁后方，不会随着肘部的屈曲而向内侧移位。尺神经可发生半脱位或脱位。如果神经移动到内上髁的顶端，则认为是半脱位。如果神经移动至内上髁的前方，则是脱位。据报道，健康儿童肘部尺神经脱位的发病率有所不同，半脱位为14%～27%，脱位为17%～20%，6～10岁组的发病率最高。儿童发病率低于成人，可能是因为儿童尺神经

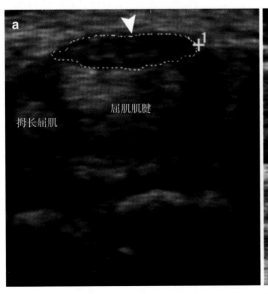

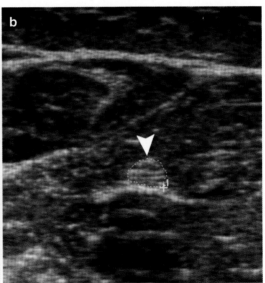

图13.24 一例10岁女孩患有腕管综合征，超声检查显示患儿腕部远端腕纹（a）和前臂中部（b）正中神经（无尾箭头）的横切面。腕部远端腕纹的横截面积为13mm²，前臂中部的横截面积为6mm²，则腕管出口/前臂之比为2.1

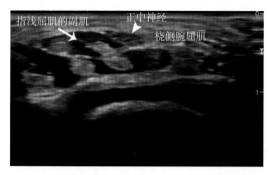

图13.25　一例患有腕管综合征的5岁儿童，显示其腕管内正中神经（无尾箭头）横切面，卡压神经的副指浅屈肌（箭头）随着手指的背伸而显现，手指屈曲时回缩

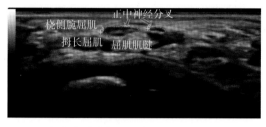

图13.26　5岁儿童手腕部正中神经（箭头）横切面，显示正中神经分叉

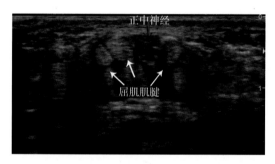

图13.27　评估10岁儿童手腕部正中神经的正常活动度（蓝色箭头）。当手指和手腕同时屈曲时，正中神经向下滑动，被屈肌肌腱（白色箭头）包绕

可活动的空间较小。即使在成人中，尺神经半脱位/脱位与尺神经病变之间的关系也存在争议。然而，因为尺神经在屈曲过程中活动度增加可引发医源性损伤，为避免这类损伤，在手术治疗儿童髁上骨折之前，检测尺神经移位是非常重要的。

·局灶性神经病的超声检查：无论局灶性神经病是何种类型，超声检查流程几乎相同。应从横切面开始扫查。最好从远离卡压的部位开始，然后再追踪至可疑卡压的位置。检查正中神经时，通常从肘部或前臂中部追踪至手掌；检查尺神经时从手腕或前臂中部扫查至中臂水平；检查桡神经时通常从肘部扫查至手臂近端；腓神经通常从腘窝扫查至腓骨头/颈水平。在扫查过程中，若发现神经增粗，则在最粗部位测量横截面积。最粗部位的横截面积是诊断局灶性神经病变最可靠的参数。最近有研究表明，不仅要测量绝对横截面积，而且要测量正常段的横截面积，并计算病变段/正常段横截面积

之比以排除弥漫性神经增粗。成人的该比值上限为1.4。尚无儿童神经横截面积之比参考值的相关报道。然而，从逻辑上，这一准则也适用于儿童，因为随着远端分支产生，生理结构上神经越来越细，任何神经都是逐渐变小的，所以远端和近端神经横截面积之间的比率一般≤1。

还应评估神经的回声特征，并观察神经外鞘回声的变化或内部神经束状形态的改变。在神经卡压病变中，神经通常变为低回声，并且典型的蜂窝状表现会发生改变。应用彩色或能量多普勒评估神经的血流情况，血流增多表示急性炎症，也可见于腕管综合征。通常只能评估幼儿和较大儿童的正中神经与尺神经的活动度，因为这些患儿能够配合主动弯曲手指、手腕和肘部。

神经卡压病变的超声检查还应评估受神经支配的肌肉及其周围关节和肌腱，此外还应观察其他解剖变异，包括持续存在的正中动脉、正中神经分叉、腕部或肘部副肌和尺神经半脱位/脱位。

4.运动神经元疾病

脊髓性肌萎缩症是儿童最常见的运动神经元疾病。该病是一种遗传性神经肌肉疾病，其特征是运动神经元变性导致进行性肌肉萎缩和无力。诊断取决于遗传学检测、神经传导和肌电图检查。神经超声在脊髓性肌萎缩症中的应用还没有被深入研究，相关文献也很少。据报道，患有退行性运动神经元疾病的成年人合并有神经萎缩。但是，脊髓性肌萎缩症中尚未发现神经大小有类似变化。

相比之下，脊髓性肌萎缩症的肌肉声像图有所变化，这将在肌肉章节讨论。

六、多神经病

1.儿童多神经病的超声检查

虽然超声是一个无痛的、对儿童友好的检查工具，但患儿可能会感到无聊，长时间保持一定姿势和配合检查比较困难，因此多神经病的神经扫查可能需要很长时间。为了能够明确多神经病的异常类型，必须在多个远端和近端水平对上下肢的多个神经进行扫查。建议每个肢体至少对一根神经进行全程追踪，并测量不同水平的横截面积，包括卡压和非卡压部位。此外，还应评估神经回声、血流情况和骨骼肌表现。

以下讨论不同类型儿童多神经病的超声变化。

·吉兰-巴雷综合征（GBS）：是一种自身免疫性疾病，由于免疫系统攻击周围神经而导致急性脱髓鞘和运动性多神经病。

诊断主要取决于临床症状，确诊依靠脊髓液分析、电生理检查和脊髓磁共振成像。超声检查在全身周围神经疾病评估中的作用已引起关注。然而，对于包括吉兰-巴雷综合征在内的全身性多神经病变，超声在其诊断中的常规应用尚未确定，因为迄今为止不同的全身性

神经肌肉疾病的超声诊断标准尚未达成一致。吉兰-巴雷综合征的神经大小和回声在声像图上有所改变，包括非卡压部位的正中神经和尺神经的局灶性增粗，神经广泛性增粗，神经大小正常而单个神经束局灶性增粗，以及回声减低。其他超声测量，如神经不同水平的横截面积差异和双侧神经横截面积差值，吉兰-巴雷综合征患儿均高于正常儿童。但这些超声表现不特异，可以在不同类型的周围神经病变中见到，神经肿胀是对不同病理的相同反应。随着吉兰-巴雷综合征患者临床状况的改善，神经大小和回声特征可随时间变化，当病变完全好转时，神经的大小和回声可恢复正常。基于这些特点，超声是吉兰-巴雷综合征的一个有吸引力的、无创无痛的随访工具。

·遗传性多神经病：最常见的遗传性神经病是Charcot-Marie-Tooth综合征（腓骨肌萎缩症）和遗传性压力易感性周围神经病。腓骨肌萎缩症是一种常染色体显性遗传的运动感觉多神经病，以缓慢进行性感觉障碍和肌无力为特征。遗传性压力易感性周围神经病（HNPP）是一种常染色体显性遗传的神经病变，其特征是轻微创伤或周围神经受压可诱发神经卡压病变的反复发作。这种类型的神经病变通常在青春期开始显现，但也有儿童期发病的报道。目前尚无儿童期HNPP的神经超声表现的报道。

在腓骨肌萎缩症中，神经弥漫性增粗。这与获得性脱髓鞘多发性神经病不同，后者的神经大小正常或局部增粗。与健康儿童相比，腓骨肌萎缩症ⅠA型的神经横截面积明显增大。神经增粗与年龄、体重、身高和疾病的严重程度有关。根据已发表的研究结果，超声可用于诊断儿童腓骨肌萎缩症，并鉴别遗传性和获得性多神经病。近年来，超声评分系统被用以区分不同类型的多神经病。改良的超声综合评分模式有助于区分成人腓骨肌萎缩症和遗传性压力易感性周围神经病。然而，这些评分尚未在儿童人群中得到验证。

2.其他儿童获得性多发性神经病

急性炎性脱髓鞘多发性神经病是儿童最常见的获得性多发性神经病变。慢性炎性脱髓鞘多发性神经病在儿童中罕见，但也可在20岁以下发生。有研究报道了一例以自身免疫性多灶性多发性运动神经病为主要表现的儿童病例。多灶性运动神经病的诊断具有挑战性，因为最初可能表现为局灶性单神经病，如肘管综合征和局灶性正中神经单神经病。目前还没有报道超声在儿童多灶性运动神经病变中的价值，但可以肯定的是，超声有助于局灶性神经病的定位，快速评估周围神经的多灶性肿胀或束状结构的改变。

对于其他类型的获得性多发性神经病变，超声检查也有帮助。有病例报道称，麻风病儿童会发生尺神经病变，超声检查能够准确地检测出神经内脓肿，临床诊断为尺神经炎。该病例强调了影像学评估神经病变解剖结构的重要性。

七、骨骼肌超声

1.肌肉的结构

肌纤维是肌肉的初级结构单位，所有骨骼肌均由直径为10～80μm的数量众多的肌纤维组成。每个肌纤维包含数百个至数千个由肌动蛋白和肌球蛋白构成的肌原纤维。肌纤维聚集形成肌束。单个肌纤维外的结缔组织为肌内膜，包围肌束的结缔组织为肌束膜，血管和神经走行其内。整块肌肉外的致密结缔组织为肌外膜。超声的分辨率约为100μm，因此超声可显示肌肉的最小结构是肌束。

不同肌肉中肌纤维排列各异。肌纤维可平行于肌肉长轴排列，也可与肌肉的长轴成角，呈羽状排列，形成单羽状肌、双羽状肌或多羽状肌。肌肉也可呈扇形或三角形。超声检查可以很好地显示肌肉的排列模式。

2.肌肉的正常超声表现

超声横切面上正常肌肉呈斑点状或星空状，以低回声为主，伴散在小的高回声灶（图13.28）。肌束吸收大部分超声波而呈低回声区，肌束膜可反射超声波而形成肌束间的高回声灶，肌外膜因其高反射性而呈现明亮的强回声。长轴切面上，肌肉由许多平行的低回声肌束构成，间以线状的高回声肌束膜。邻近肌肉间的筋膜也呈明亮的线状高回声（图13.29）。通过全景成像模式，超声长轴切面可清晰显示肌肉的排列模式（平行状、羽状、扇状）。

超声检查不难区分肌肉和肌腱。横切面上肌腱为圆

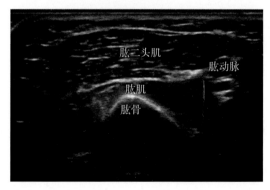

图13.28 肌肉横切面的正常超声图像

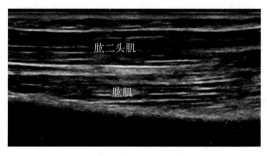

图13.29 肌肉长轴切面的正常超声图像

形或椭圆形的高回声结构，长轴切面上肌腱呈紧密排列的没有低回声间隙的纤维状高回声。此外，肌腱比肌肉具有更明显的各向异性。

儿童骨骼肌的超声表现与成人略有不同。儿童的肌束更小，肌肉的回声也更强，因为儿童肌束间的结缔组织比成人更多。

3.骨骼肌扫查技术

线阵高频探头可用于扫查婴儿的浅层及深层肌肉。7.5MHz的探头具有足够的穿透力，适于检查儿童的肌肉。而在扫查成人的深层大块肌肉时，3.5MHz的探头方可提供足够的穿透力。在年龄较大、体重指数较高的儿童中，需要应用凸阵低频探头。扫查深度可根据肌肉的位置来设置，通常浅表肌肉的扫查深度为1～2cm，深层肌肉为4～6cm，并且声束的焦点应放在被扫查的肌肉上。在检查神经时建议采用单个焦点以获得最佳分辨率，其他情况下建议采用2～3个焦点以覆盖整块肌肉。需要注意焦点数不应超过3个，避免降低帧频。调节增益也非常重要，错误的增益调节将影响对肌肉回声强度的判读。在合适的增益条件下，肌肉以低回声为主，肌束和肌肉间的分界清晰。检查开始前可以对健康儿童试验性调节增益，在超声设备中预设肌肉扫查模式也可保证检查的一致性。时间增益补偿保持在中线处，肌肉扫查尤其是定量测定回声强度时，不建议调节时间增益补偿。对比病变肌肉和健康肌肉时，必须保持超声设备的条件一致，在患者需要随访时应在病历中记录前次超声检查的仪器参数设置。应用复合成像和组织谐波成像可显著提高图像质量，以便更好地分辨肌肉内部结构和肌肉间筋膜。

在评估静息状态的肌肉时，儿童应处于舒适的体位。肌肉收缩时厚度增加、回声降低，因此超声检查时儿童应充分放松，在存储图像及进行测量时尤为重要。检查肌肉时探头的握持与扫查外周神经时相同。在横切面和纵切面上扫查肌肉时，探头应保持与肌肉垂直，而斜切面上肌肉更厚且回声更低。探头位置正确时，可清晰显示骨骼的强回声轮廓和肌肉周围的筋膜。此外，应注意在检查时尽量不要对肌肉加压，以免减少肌肉的厚度，涂抹足够的耦合剂有助于获得清晰的图像并避免探头加压。

4.肌肉的灰阶超声评估

骨骼肌的灰阶超声评估包括以下内容：肌肉的厚度、肌肉的横切面扫查、肌肉的回声强度及动态扫查。

肌肉厚度可在横切面或纵切面上测量。测量厚度时应参考特定的体表标记，并在随诊时应用同一标记。探头应置于肌肉最隆起处进行测量，如在肩和肘的中点即上臂中部测量肱二头肌的厚度，在髂前上棘和髌骨上缘的中点测量股四头肌厚度，同时应避免探头加压。测量肌肉厚度有两种方法，一种方法是将游标分别置于肌肉前缘和肌肉后方骨性结构的高回声表面

（图13.30），另一种方法是将游标分别置于肌肉的深浅筋膜（图13.31）。第一种方法的优点是骨骼表面为固定的解剖标记，可靠性和可重复性更好，但这种方法测量的厚度大于肌肉本身的厚度。第二种方法更适合测量病变肌肉本身的厚度，但对于神经肌肉病变，肌肉回声增强，可能导致肌肉周围筋膜难以辨认。

肌肉厚度异常包括肌肉萎缩和肥厚。肌肉萎缩可能是失用性或病理性的，病理性萎缩可见于肌肉失神经支配的慢性神经元病变，也可见于肌力减弱的慢性肌病。肌肉回声强度可用于区分失用性或肌病/神经元病性肌肉萎缩，失用性萎缩的肌肉回声一般正常，而病理性萎缩的肌肉回声增强。儿童迪谢内肌营养不良症时三角肌和腓肠肌的厚度可无改变。肌肉肥厚可见于运动量大的青少年，也可继发于肌肉内肿瘤。

在超声横切面上可评估肌肉的大小。除非应用全景成像模式，否则在一幅超声画面上难以获取成人整块肌肉的图像。但在儿童中，应用传统超声成像模式可以在一帧图像上测量肌肉的横截面积。采用超声设备的描记功能，沿肌肉的内缘描画一周（注意不要包含肌肉外缘），即可得出肌肉的横截面积（图13.32）。

超声可以定性或定量地评估肌肉回声强度。定性评估是对于肌肉回声变化的主观评价，因此需要超声医师熟悉肌肉的正常回声，在单侧肌肉病变时需要与健侧肌肉对比。Heckmatt评分是临床常用的肌肉回声定性分级方法，将肌肉回声分为四级，其中I级表示肌肉回声正常，IV级表示肌肉回声明显增强以致后方骨骼回声完全不能显示。病变肌肉回声增强的程度与肌肉内脂肪和纤

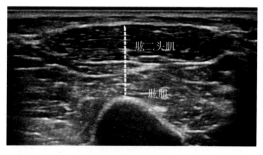

图13.30 自骨骼表面至肌肉前缘测量肱二头肌厚度，该方法的缺点是肱肌包含在内

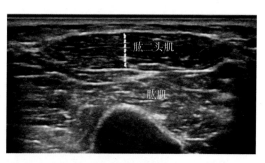

图13.31 将游标从骨骼表面移至深筋膜来测量肱二头肌厚度

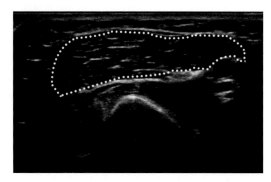

图13.32 沿肌肉的内缘描画，测量肌肉横截面积

维组织的含量相关，肌纤维被脂肪和纤维组织替代得越多，肌肉回声就越强。肌肉回声增强的病因多种多样，可能由于肌病导致肌纤维被脂肪或纤维组织替代，肌炎或神经元病变导致的肌肉失神经支配。肌肉回声增强的部位和模式可能提示疾病类型。对称性的上、下肢近端肌肉回声增强提示肌病，而对称性肢体远端肌肉回声增强则是多神经元病的表现。肌肉均匀性回声增强而厚度不变多见于肌营养不良症，而虫噬状的非均匀性肌肉内高回声见于前角神经元退化引起的脊肌萎缩。到目前为止尚未发现病理性的肌肉回声减低。

应用不同超声技术可以定量评估肌肉回声强度，常应用离线软件如Adobe Photoshop、Image J等组织成像功能计算感兴趣区（ROI）的平均灰阶值。感兴趣区可以是整块肌肉或肌肉内的特定区域，注意不要包含肌肉周围的筋膜。背散系数分析是另一定量测量技术，通过背向散射声波的幅度来测量肌肉回声强度。与定性评估相比，以上定量评估技术具有更好的敏感性和特异性，在儿童的正常肌肉和病变肌肉中均证实有良好的可靠性。

除肌肉厚度和回声强度外，还有其他的超声参数如羽状角、纤维角和纤维长度可以测量。羽状角在肌肉长轴测量，是肌纤维束与深层筋膜或界面回声之间的夹角。纤维角是肌束与皮下脂肪组织-肌肉界面之间的夹角。纤维长度等于肌肉厚度除以羽状角的正弦，即纤维长度＝肌肉厚度/Sin羽状角。以上参数在临床应用中价值有限，但在研究中非常有用，可以促进对肌肉结构与关节位置、肌肉收缩、年龄和肢体长度间关系的认识。

5.动态肌肉超声

动态肌肉超声指通过超声评估肌肉的主动及被动活动。年龄稍大些儿童能够配合医师进行肌肉的放松和主动收缩，可进行动态肌肉超声检查。

在探查肌肉的被动活动时，超声帧频应高于15帧/秒以获取良好的实时图像。儿童应放松，取仰卧位，探头在肌肉上保持稳定，达10～30秒。病理性的被动活动需要与正常的动脉搏动和主动肌肉收缩相鉴别。动脉搏动是节律性的，局限在一个区域，多普勒超声可显示血流信号。主动肌肉收缩显示为整块肌肉的活动，肌肉

形状同时发生改变。

超声可检出肌肉的自发性收缩、震颤、痉挛和纤颤。自发性收缩表现为肌肉内不同部位不规则发生的自发性和随机局灶性的忽动忽停的运动。对于成年人肢体和头部肌肉的自发性收缩，超声比针刺肌电图具有更好的敏感性。肌电图的诊断敏感性取决于自发性收缩的范围和针刺部位与收缩中心区域的距离。相反，超声可以无创性地扫查整块肌肉，快速而无痛地发现自发性收缩区域。有的研究通过计算每分钟自发性收缩的次数来进行评分：0，无自发性收缩；1，2～10次/分；2，11～49次/分；3，50～99次/分；4，100次/分。近年来，该评分系统也被用于诊断肌萎缩性侧索硬化症，具有较好的敏感性和特异性，但尚没有适合儿童的评分系统。

儿童的肌肉自发性收缩可见于脊肌萎缩和慢性多神经元病。文献报道1例患慢性感觉、运动及自主神经系统周围神经病的12岁女孩，超声和浅表肌电图同时检出了肌肉自发性收缩。

纤颤表现为肌肉各个方向的不规则运动，但整块肌肉的形状不变。在探查纤颤时应保持温暖，因为低温时超声检出纤颤的敏感性降低。目前，超声对肌肉纤颤的敏感性低于自发性收缩，在诊断纤颤前需注意避免一些陷阱。但是，随着超声设备空间分辨率和后处理能力的提升，超声对肌肉纤颤的诊断敏感性有望改善。

6.骨骼肌超声参考值

诸多研究者报道过正常肌群厚度及回声强度的参考值，需要注意的是临床应用这些参考值时需严格遵循相关研究采用的技术，如仪器设置、测量的解剖位置和测量技术。

儿童的肌肉厚度通常小于成人。目前尚无儿童全部肌群的正常参考值，主要研究集中在儿童神经肌肉疾病容易累及的主要肌群，如肱二头肌、前臂肌群、股四头肌和胫骨前肌。对于16岁以下的儿童，肌肉厚度主要取决于体重，下肢长度和肌力也可能影响肌肉厚度。文献报道称腓肠肌厚度与年龄和小腿长度相关，但肱二头肌、前臂肌群、股四头肌和胫骨前肌厚度与肌力相关。因此，在判断肌肉厚度是否正常时，需综合考虑以上因素。

婴儿的肌肉呈低回声，肌肉的回声强度随年龄的增长而增加，到5岁时与成人类似，但肌肉回声强度与身高、体重和性别无关。虽然定量评估肌肉回声强度更加客观，但由于不同的超声设备设置及不同国家儿童的人种差异，目前已有的参考值无法在全球推广。

7.肌肉病变的超声表现

儿童的肌肉病变多种多样，对于诊断和治疗都是极大的挑战。肌肉病变引起肌肉结构的病理学和形态学改变，导致肌肉的功能缺失。肌肉的病理改变可通过肌活检明确，而形态学改变可通过MRI、CT和超声等神经

影像学检查来发现。超声是评估骨骼肌的可靠工具，对于儿童神经肌肉异常具有较高的预测价值。此外，儿童肌肉病变多呈进展性，因此超声检查可作为长期随访的简便、快捷、无创、无痛的可靠手段。超声检查也可用于指导肌活检或介入。在本章后面部分我们将讨论各种肌肉病变的超声表现。

·肌营养不良：是一组遗传性进展性的肌肉异常。最常见的是迪谢内肌营养不良、贝克肌营养不良、肢带型肌营养不良和强直性肌营养不良。

迪谢内肌营养不良和贝克肌营养不良是渐进性的遗传性肌肉病变，特征性表现为逐渐进展的肌肉退化、失用和肌力减弱，诊断依赖于临床表现、电生理检查、实验室检查和肌活检。神经影像学对诊断有帮助。最早的神经肌肉超声研究就是在肌营养不良的儿童中开展的。在迪谢内肌营养不良中，肌肉回声呈均匀性增强，后方骨骼回声减低，在近端肌肉中更为明显。随着疾病的进展，远端肌肉回声逐渐增强，近端肌肉回声不再变强。此外，肌肉回声强度也与疾病严重程度、肌肉功能及活动状态相关。

在肌营养不良中，近端和远端肢体肌肉的超声研究较多。儿童的其他肌肉也容易在超声上显示，包括舌肌和颊肌。迪谢内肌营养不良时，舌厚度增加可提示舌肌肥厚，颊肌回声增强可反映与骨骼肌一致的病理改变。与肌活检和肌电图相比，超声在肌发育不良的诊断中是一种非常好的无创性筛查工具，同时也可作为长期随访工具用于监测疾病的进程和治疗效果。

肢带型肌营养不良是一种遗传性肌病，表现为进展性的肌力减弱，主要累及近端肌肉，头部肌肉不受累。肢带型肌营养不良的肌肉受累是选择性和局灶性的，通过神经影像学明确这种肌肉病变模式，有助于将其与其他类型的肌病区分开来。儿童肢带型肌营养不良可选择性累及股直肌以外的股四头肌，这与肌活检显示的病理改变是一致的。

强直性肌营养不良是一种常染色体显性遗传性肌病，分为 I 型和 II 型。I 型强直性肌营养不良常为先天性或于青少年时期发病。先天性强直性肌营养不良在出生时或出生后不久出现，表现为严重的肌力减弱、认知功能受损和发育受限。青少年强直性肌营养不良在儿童期出现，表现为肌力下降、认知功能受损和肌肉强直。

少数研究描述了成人 I 型强直性肌营养不良的超声改变，但对先天性或青少年发病者尚无相关研究。I 型强直性营养不良可表现为胫骨前肌、肱二头肌、前臂屈肌和咬肌回声增强。II 型患者中，23% 的可见股直肌和咬肌萎缩。超声定量评估对强直性肌营养不良的敏感性不高。但是，目前报道的一种测量肌肉舒张的技术在成人强直性肌营养不良中具有较好的敏感性、特异性和可靠性。在超声检查时用反射锤叩击足底肌肉来激发肌强直，再通过存储的视频计算肌肉平均舒张时间。该技术

经校正后可用于儿童，可无痛、迅速和客观地获取肌强直的信息，无须儿童的配合。

·儿童炎症性肌病：是一组主要累及肌肉和（或）皮肤的特异性自身免疫性炎症，包括青少年皮肌、青少年肌炎及合并自身免疫病如红斑狼疮和硬皮病的肌炎。最常见的是青少年皮肌炎，诊断依据是血清肌酶升高、肌电图改变和肌活检。病理学改变表现为炎性浸润累及周围血管和束周肌肉萎缩。检出肌肉炎症对诊断和治疗效果监测都非常重要，临床常用方法包括测定血清肌酶水平及进行针刺肌电图和肌活检检查。肌电图和肌活检因其侵入性难以在儿童中开展，而超声可在一定程度上替代这两种检查。

在罹患青少年肌炎的儿童中开展的一项研究表明，超声可显示受累肌肉的特定时相性变化。在疾病初期，远端肌肉的回声强度高于近端肌肉，起病 1～3 个月后肌肉回声达到最强。与远端肌肉相比，近端肌肉的厚度轻微减小。治疗开始后肌肉回声逐渐增强，厚度逐渐降低，研究者认为这是由于糖皮质激素和免疫抑制剂的抗水肿作用。随着治疗的继续，肌肉厚度和回声强度在 6～12 个月恢复正常。与成人皮肌炎相反，青少年皮肌炎中可见筋膜周围和肌肉内的钙化，在超声上容易检出，表现为伴后方声影的强回声灶。

除应用灰阶超声观察儿童肌肉病变时肌肉的厚度及回声变化外，其他超声技术也可用于肌炎评估，包括能量多普勒、超声造影和弹性成像。能量多普勒可以检测肌肉内的血流。静息状态下正常肌肉仅有散在血流信号，运动后或炎症时肌肉内血流增多。超声造影时需静脉注射微泡对比剂，有助于增强超声背向散射，促进对肌肉血流灌注的观察。肌炎时可显示肌肉血流灌注增加。弹性成像通过测量外力作用下组织位移的程度来评价肌肉的弹性。成年肌炎患者中可观察到肌肉僵硬度增加，与实验室检查一致。但一项在 18 例青少年特发性炎性肌病患儿中开展的研究显示，弹性成像不能准确地检出活动性炎症，相比之下，MRI 更有价值。以上超声技术的应用尚处于初步阶段，随着临床应用的推广，可能在评价儿童神经肌肉病变时对传统灰阶超声具有补充价值。

·儿童神经病变的肌肉超声表现：超声可以迅速、大范围地扫查肌肉，有助于无创性评估继发于神经病变的肌肉改变。失神经支配的肌肉回声增强，因为肌肉组织被脂肪或纤维组织替代，慢性病变时肌肉厚度也会减小。

根据肌肉异常的模式和分布不同，超声可以区分儿童神经病变和肌肉病变。远端肌肉明显受累提示多神经病而非肌病。罹患毛细血管扩张性共济失调的儿童出现轴突感觉运动神经病时，超声上远端或近端肌肉受累的模式与临床表现及电生理检查一致。此外，超声上肌肉改变比临床的肌肉萎缩或肌力减弱出现得更早。

在神经外伤和卡压性神经病中超声有助于确定损伤的位置。例如，前骨间神经损伤时通过神经传导和肌电图有时难以确定病变位置，并且该神经非常细小，难以在超声上显示。肌肉超声则容易发现前骨间神经所支配肌肉尤其是拇短屈肌、指深屈肌外侧部和旋前方肌的回声增强及厚度减小，从而快速解决临床问题。

脊髓肌萎缩症的超声改变包括肌肉萎缩、回声增强和皮下组织增厚。肌肉超声不仅可以发现罹患神经肌肉疾病的儿童，还可根据肌肉回声增强模式的不同来鉴别肌病和脊髓肌肉萎缩。肌病时肌肉表现为均质高回声，而脊髓肌肉萎缩时肌肉回声呈不均匀增强。有一些定量超声参数可用于评估脊髓肌萎缩症，如肌肉/皮下脂肪组织亮度比和计算机辅助结构分析。肌肉/皮下脂肪组织亮度比是应用软件的组织图功能分别测肌肉和皮下脂肪组织亮度并计算其比值。在脊髓肌萎缩症患者中该比值较正常对照升高，与患者的肌肉力量一致。计算机辅助结构分析基于对肌肉亮度、微观及宏观结构的测定。联合应用灰阶超声和组织结构分析，对儿童肌肉神经病变包括脊髓肌萎缩症具有较高的诊断敏感性。以上两种定量参数在临床推广前还需进一步校正。

目前临床上越来越关注超声在神经肌肉疾病诊断和严重程度判断中的价值。在成人Charcot-Marie-Tooth病相关的多神经病中，超声可作为严重程度的指标，相关研究表明胫骨前肌和第一背侧骨间肌的定量超声可反映多神经病的严重程度。但目前定量超声在儿童多神经病中的价值尚不明确。

·肌肉超声的其他应用：肌肉超声的应用不限于肌萎缩和肌病，在线粒体病和上运动神经元病变中也具有重要价值。

线粒体病是一类相对少见的遗传性代谢异常，表现为多器官病变，最常累及骨骼肌。诊断方法包括生化分析、肌活检和遗传学检查。肌肉超声因其较高的特异性和预测价值可作为诊断手段。儿童线粒体病的肌肉可显示回声增强、厚度减小，但超声的敏感性较低，因而只能作为筛查工具。

通过超声测量脑瘫患儿肌肉的重要参数，如肌肉体积，可能影响治疗决策。肌肉体积是影响肌力的因素之一，在儿童失能性神经疾病中肌肉体积可作为肌力的替代参数。CT和MRI最适于测量肌肉体积，但既耗时，又昂贵。三维超声是测量肌肉体积的合适工具，但有的超声设备不具备该功能。二维超声更为普及，通过超声测量肌肉厚度和横截面积及临床测量胫骨长度，可以间接计算肌肉体积。二维超声测量肌肉体积对痉挛性脑瘫患儿非常有用，也可用于肌力难以准确测量的其他神经疾病。此外，二维超声能够可靠地评估肌肉结构变化，如厚度、横截面积和肌束角，从而指导脑瘫患儿的康复计划。

8.弹性成像在儿童神经肌肉超声中的应用
超声弹性成像基于肌肉在外力下的形变测量。传统

二维超声主要评估肌肉结构和厚度，弹性成像则评价肌肉的机械属性如僵硬度，常用技术包括应力弹性成像、超声脉冲辐射力成像和剪切波弹性成像。目前已有关于剪切波弹性成像在儿童被动性肌肉僵硬度定量评估中的可行性及可靠性的报道。

超声是评价儿童肌肉痉挛状态的有效工具。在单侧脑瘫患儿中观察到较对侧更快的剪切波速度，对应更大的肌肉僵硬度。在痉挛性脑瘫患儿中还发现，腓肠肌内侧头的剪切波速度和应变率高于健康儿童，并随痉挛的严重程度而增加。肉毒素注射后显示痉挛程度降低，超声测值具有良好的可靠性。因此，定量弹性成像可用于肉毒素治疗前评估，以筛选最适宜注射的肌肉，同时作为注射后和康复后的疗效监测手段。

除痉挛性疾病外，弹性成像还可用于迪谢内肌营养不良，罹患该病时肌肉的机械属性改变，随疾病进程，肌肉越来越僵硬，影响儿童功能状态和康复。弹性成像可发现肌肉僵硬度增加并可观察其进展，可与灰阶超声联合应用于这类患儿的随诊。

超声弹性成像还可用于先天性肌性斜颈的诊断。该病通常是一个临床诊断，而二维超声可以观察胸锁乳突肌的回声强度和厚度，并发现肌肉内的结节（图13.33），在二维超声图像没有改变时，压力性弹性成像可用于斜颈诊断。有研究者应用4级评分系统来评价胸锁乳突肌的硬度。肌肉内感兴趣区为紫色或绿色时肌肉最软为1级，感兴趣区主要为红色时肌肉最硬为4级。该评分与胸锁乳突肌内硬块的大小和肌肉受累范围有关，存在累及整块肌肉的较大硬块时评分较高。作为一种无创性影像学工具，序贯超声扫查可用于随访治疗后结节大小或肌肉僵硬度的变化。

八、神经肌肉超声引导下操作

本章篇幅不足以详细讨论神经肌肉介入超声，仅简要介绍其在儿童中的应用。超声引导下操作可用于诊断或治疗。诊断性操作包括超声引导下肌活检、神经活检

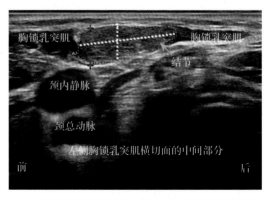

图13.33　先天性肌性斜颈，灰阶超声评估胸锁乳突肌内结节的回声强度（箭头）和大小（横切面测量前后径和横径）

和肌电图检查。治疗性操作包括超声引导下肉毒注射、苯酚注射和神经阻滞。

1.超声引导下诊断性操作

肌活检是儿童神经肌肉异常诊断中不可或缺的部分。肌肉取样可通过全身麻醉后的开放性外科手术进行，更多的是在局部麻醉后采用经皮穿刺活检。穿刺肌活检的成功率取决于获得的肌肉样本是否足够。最好的肌肉样本取自肌力减弱但尚未萎缩的肌肉，因为在严重肌肉萎缩时缺乏足够的肌肉组织。在传统的无引导肌活检时，活检肌肉的选择依赖于临床检查和肌电图结果，但临床检查无法准确判断肌肉萎缩程度，而应用肌电图需要在肌肉的多个部位进行针刺，不仅耗时，也难以被儿童接受。此外，肥胖儿童在无引导肌活检时可能采集到大块脂肪组织，降低了发现病变的机会。超声在肌活检前或活检过程中都非常有帮助。肌活检前超声可发现回声增强的肌肉，使活检组织更易发现组织学改变。回声中度增强的肌肉最适于活检，回声强度明显增强而遮挡后方骨骼的肌肉一般纤维化显著，易造成取样困难。超声还可以测量肌肉和皮下组织的厚度，避免从严重萎缩的肌肉取样，也可避开皮下脂肪。与无引导活检相比，超声引导下的活检不仅节约时间，也可避免相关的并发症，同时也能被儿童很好地接受。一项在成人中开展的研究表明，超声引导下获取的肌肉样本中93%的具有诊断价值，开放性外科手术获取的样本则95%的具有诊断价值，因而超声引导下活检可作为外科手术的替代手段。另外，相较于肌电图引导的肌活检，超声引导并不能提供更多信息。在成人和儿童中，超声是否能替代肌电图来指导选择肌活检部位仍需进一步研究，以比较二者的诊断成功率。

与肌活检相比，神经活检在儿童神经病变中尚未列入常规操作，但在某些疑难病例中可能具有价值。一个三级诊断中心对316例儿童的神经活检结果进行了回顾，发现神经活检在29%的病例中有确诊价值，在58%的病例中修正了原来的诊断，在25%的病例中改变了治疗计划。传统神经活检需要开放性手术，有出血和感染的风险。超声有助于减少这些风险并方便活检的过程。在神经活检前，超声可根据病理声像图和超声Tinel征来指导活检部位。在病变神经或神经节段以探头施加轻微压力可引出相应症状，即为超声Tinel征阳性。文献报道称在1例多发性单神经炎患者中，通过超声Tinel征能够准确指导神经活检，病理检查结果显示为血管炎。但该超声征象在婴幼儿中并不适用，因为患儿无法准确描述探头加压时激发的症状。

Logle及其同事在1例成人麻风神经病中报道了以超声引导替代开放性神经活检。他们在腓浅神经通过实时超声引导进行了Tru-Cut针的神经活检，成功确定了病变。该技术的应用有希望使儿童免受开放性活检之苦。

2.超声引导下治疗性操作

儿科最常见的治疗性操作是肌肉内肉毒素注射，以减轻脑瘫和肌张力障碍患儿的痉挛。注射前的肌肉选择依赖于临床检查和肌电图结果。注射过程可以是临床触诊后盲穿，也可通过电刺激或肌电图确认注射入肌肉，但后者不易被儿童接受。超声在注射前或注射中均可发挥作用，注射前可通过超声弹性成像评估肌肉痉挛程度并选择合适的注射部位，注射中超声实时图像可准确分辨目标肌肉、针尖位置和邻近神经血管结构。与盲法注射相比，脑瘫患儿在超声引导下肉毒素注射可取得更好的临床和功能改善。

近年来，超声也被用于周围神经病和神经损伤时在神经周围注射维生素B_{12}和神经生长因子。目前仅有1例临床报道及1项实验性研究，但结果非常鼓舞人心，这就为其他治疗神经肌肉疾病的新药物应用打开了大门。

超声引导下神经阻滞可用于儿童麻醉，可提高局部麻醉的安全性和有效性，也可减轻术后疼痛，有望用于慢性神经痛的镇痛治疗。

九、儿童神经肌肉超声的局限性

同其他诊断性工具一样，神经肌肉超声检查存在局限性，包括与儿童相关的局限性、超声作为诊断工具的局限性及儿童神经肌肉超声检查的局限性。

与儿童相关的局限性主要在于超声检查需要儿童配合，这在某些情况下难以实现。超声是一种无痛性检查，但儿童在需要详细检查多条神经或四肢肌肉时也可能难以忍受长时间检查。此外，儿童的超声图像一般比成人视野更大，但扫查细小区域或弯曲骨骼附近的神经时需要特殊的探头（如曲棍球探头），某些检查中心可能不具备该条件。

超声作为诊断工具的基本局限性在于因声波衰减难以显示深层肌肉和神经。增加扫查深度、降低探头频率、调节时间增益补偿及采用凸阵探头或超声设备的梯形模式，可在牺牲图像分辨率的同时部分地改善深层神经和肌肉的显示。该局限性在成人身上更为明显。超声的另一局限性是不能显示骨骼后方的肌肉，因为声束不能穿透骨骼。青少年对此局限性表现明显，但婴儿的软骨容易被声束透过。神经超声在诊断神经丛病变时，敏感性低于磁共振成像。

正如本章前部所述，肌肉超声可显示儿童神经肌肉疾病的肌肉萎缩。但其检出重症患儿肌肉失用性萎缩的可靠性较低。儿童神经肌肉超声并不是一个新的领域，其主要局限于缺乏全部外周神经和骨骼肌的超声参考值，而标准值的确定需要建立在扫查方法和测量技术的标准化基础上。

十、研究方向展望

神经肌肉超声是一个迅速发展的专业，在儿童中的应用没有得到足够的重视，超声检查因其经济、无痛、动态和方便而成为一种适于儿童的检查手段。笔者认为，儿童神经肌肉超声的发展方向包括确定神经和肌肉的参考值，研究区分神经病变和肌肉病变，以及鉴别不同类型的神经和肌肉病变的超声指标，发展超声神经评分系统，标准化神经和肌肉的定量评估。

神经肌肉超声的其他亚专业在儿童中的应用也值得关注，如脑神经和膈神经超声。儿童颅内压增高时视神经的超声检查也非常重要，有的研究中心将神经超声检查作为颅内压升高的筛查手段。膈神经超声有望在儿童肌病或吉兰-巴雷综合征时评价或预测呼吸衰竭。

最后，不断涌现的超声新技术如三维/四维超声、超声弹性成像、超声造影和超声引导下介入都值得进一步研究和在临床上推广应用。

（译者：武玺宁　欧阳云淑）

第三部分

超声检查在儿童炎症性肌肉骨骼疾病中的应用

第 14 章

幼年型特发性关节炎

一、年幼儿童关节炎使用超声检查的理由："为什么要用"

幼年型特发性关节炎（JIA）是一种慢性疾病，各年龄段的儿童均可发病，2岁左右为发病高峰期。它分为几个亚型，其中一些亚型（如少关节型）主要影响大关节，膝关节最常受累，其次是踝关节和腕关节。然而，多关节型JIA的小关节受累比例也比较高。指/趾炎作为一种指/趾受累的特殊类型，可见于少关节型及银屑病关节炎亚型。最后，附着点相关性关节炎作为关节炎的一个亚型，特点是除滑膜炎外还存在肌腱附着点炎。年幼儿童的中轴骨受累相对少见，青春期儿童更容易发生中轴骨关节病变。

在过去的20年里，JIA的治疗发生了巨大变化，为了最好地改善结局，有必要对这些治疗进行适当的指导。对成人类风湿关节炎和其他风湿性疾病的大量研究数据表明，类风湿关节炎的靶向治疗方法（靶向治疗或T2T治疗）可以确保疾病的低活动度并改善预后。在这种策略中，会不断地根据定量指标调整治疗。研究显示，.以缓解为目标的严格控制策略比个体化药物治疗更重要。

对于JIA的研究内容不多，但早期数据显示，标准化疾病活动度评估和定期目标审查与临床决策辅助工具、患者/家长意见相结合，可以显著改善JADAS评分结果。T2T治疗的核心如下：

- 明确的目标。
- 目标的评估手段。
- 实现目标的治疗方案。

传统上，临床目标的定义为疾病缓解或低活动度，即无炎性活动表现，包括关节外炎症活动表现。

对于JIA，仅有临床评估是不够的。例如，JIA患者氨甲蝶呤撤药前在非活动期持续的时间与复发风险相关，如病程短、诊断时年龄更大、达到临床非活动期所需的时间更短被认为与疾病低复发率有关。然而，在制订个体治疗方案时这些参数也只能当作一种参考。

一项风湿病学家、眼科学家密切合作的治疗葡萄膜炎的研究表明，在炎症损害发生之前，通过裂隙灯和其他检查评估比单纯的临床评估能够更加客观地监测炎症。

因此，JIA管理会越来越多地应用影像学检查；肌骨超声和磁共振成像最受欢迎，因为二者既没有辐射，又可以全面地评估关节的结构及炎症。

肌骨超声有独特的优势，能够在不使用镇静剂的情况下对幼儿多个关节进行评估，而且与磁共振成像相比，成本明显降低。

可使用灰阶超声和多普勒超声，后者既可以是能量多普勒，也可以是彩色多普勒。其他参数如阻力指数，尚未应用于常规临床检查，也未应用于儿童患者。

二、肌骨超声和疾病的亚临床活动

几项研究表明，在评估关节炎症时，肌骨超声比临床检查更敏感。这些研究表明临床检查和超声检查的活动性关节数量通常存在差异，体检评估正常的关节在肌骨超声检查中30%显示出滑膜炎的迹象。这些研究也有局限性，包括缺乏儿童正常超声解剖的数据，这将影响如何定义病理性改变。直到最近，超声病理性改变还缺乏统一的定义，一些已发表的研究使用的评分和分级系统也尚未在儿童中进行验证。

像很多研究那样，很难从一项横断面评估中得出确定的结论。在一项有趣的前瞻性试验中，使用了病理学的精确定义，肌骨超声显示出对变化的高度敏感性，在灰阶超声中标准化反应平均值为2.44，在能量多普勒超声中为1.23。13/20（65.0%）的超声异常的关节处于临床缓解状态，6/21（28.6%）的ACRp90应答组患者的超声表现为持续滑膜异常。研究显示，超声异常与组织学炎症发现具有一致性。

缺乏滑膜炎的明确定义和对低级别、不确定的多普勒信号的错误解读，可以解释目前不同研究会产生相互矛盾的结果，包括超声不能预测疾病发作。相比之下，最近一项研究对88例临床缓解期患者的44个关节进行了临床评估，并与肌骨超声进行比较，基线水平有20/88（22.7%）的患者肌骨超声异常。在4年的随访中，41/88（46.6%）的患者复发，包括38.2%的基线超声阴性者和75%的基线超声阳性者。肌骨超声异常复发的OR值为3.8，95%置信区间为1.2～11.5，联合使用灰阶超声和能量多普勒对复发的预测值（65%，13/20）高于单独使用灰阶超声（33%，6/18）。

三、儿童滑膜炎肌骨超声：如何与生理发现相鉴别

国际上相关专业协会已经发布了正常儿科关节超声表现的定义，包括清晰描述骨骺骨、生长板处骨皮质的连续性、软骨数量的变化及软骨内高回声信号，多普勒超声显示的软骨内血流信号代表软骨内的血管通路及生理血流（图14.1）。

对关节内脂肪和关节内生理血供也有描述。此外，对骨化的成像，以及软骨、生长板和脂肪垫中多普勒信号也进行了可靠的描述（平均1.5）。另外，还发表了大多数关节的标准数据，为区分病理和生理发现指明了方向。

由于在儿童关节的所有部位都存在明显的生理血流，重点是识别关节囊，确定关节内间隙，区分关节内间隙和滑膜区域，因为关节囊内的滑膜外多普勒血流信号并不是滑膜炎的标志。在一些关节如髋关节，滑膜直接贴附于关节囊的内侧，但是大多数关节如肘关节或踝关节存在囊内脂肪，位于滑膜外，从浅到深依次是关节囊、囊内脂肪和结缔组织、滑膜。如存在关节积液，囊内脂肪/结缔组织可能会移位，甚至变薄。在儿童（也包括成人）中，通常可以清晰地显示关节囊纤维结构（图14.2）。

滑膜炎

与成人一样，对滑膜炎的评估需要使用灰阶超声和多普勒超声，国际上对儿童滑膜炎的定义已经达成共识（表14.1）。

许多关节解剖结构复杂，清楚地识别灰阶超声上的滑膜隐窝并与其他结缔组织区分开来非常重要，这些结缔组织可能是关节内的，但也可能是滑膜外的，表现类似异常滑膜增厚或积液。只有滑膜增厚区域内多普勒信号增加才明确提示炎症。这种对关节内和滑膜内的多普勒信号的精确描述体现了与成人定义的区别。这在儿科尤其重要，因为儿童彩色/能量多普勒超声可探及大量关节内生理性血流。然而，大关节囊相对较深，需要考虑到多普勒超声灵敏度下降的问题。因此，儿童滑膜炎的超声定义需考虑到关节的不同解剖结构，可以仅凭灰阶超声诊断滑膜炎［如滑膜增厚和（或）积液的存在，无多普勒信号］。需要详细定义超声技术的使用方式，不同关节应用不同探测方式。"一刀切"的方法不可取，要明确各技术的局限性，根据超声设备的类型分析多普勒模式的优劣质量，确保适当使用。包括滑膜隐窝在内的关节的任何区域都可能存在生理性多普勒信号，需要将其与真正的病理发现区分开来。例如，滋养血管可以穿过滑膜隐窝，可以通过探查它们进入骨/软骨的走行轨迹进行识别。在未来的纵向研究中，值得研究的一点是充血，如在炎症背景包括滑膜周围甚至关节周围充血情况下如何增加滋养血管的可视性，目前尚缺乏系统研究。1例滑膜炎患者的表现如图14.3所示。

目前超声使用的能量多普勒和彩色多普勒没有优劣之分。过去认为能量多普勒在检测炎症滑膜中的低速血流时灵敏度更高，现在看来不是这样。应该使用哪种技术来获得最大灵敏度在很大程度上取决于超声机器和设置的优化。

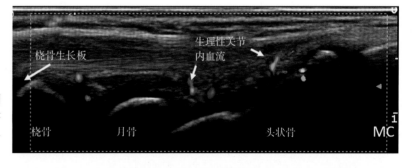

图14.1　正常腕关节，显示儿童关节解剖的特征。近端（左）可以看到骨皮质不连续处（桡骨）代表生长板。关节内的滑膜外区域可见血流信号

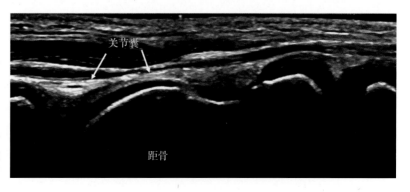

图14.2　胫距关节中的关节囊。胫距关节和距舟关节的纵切面，显示距舟关节的不完全骨化的软骨，以及关节囊的清晰纤维结构

表14.1　儿童肌骨超声定义的滑膜炎

超声对儿童滑膜炎的检测包括对灰阶超声和多普勒（彩色或能量多普勒）结果的评估
滑膜炎可以仅根据灰阶超声来检测，但不能仅根据彩色/能量多普勒超声来检测
灰阶超声发现包括滑膜积液和滑膜增厚
滑膜积液被定义为异常的关节内可移动的无回声或低回声
滑膜增厚被定义为关节内不可移动的异常低回声物质。需在滑膜中检测到彩色/能量多普勒信号才能将其视为滑膜炎的标志

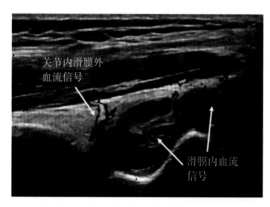

图14.3　滑膜炎。肘关节后侧纵切面，关节内有高回声脂肪（亮）滑膜增生及液体（低回声至无回声）。关节内、滑膜外可见多普勒信号，滑膜内也可见多普勒信号

四、评估损伤

1.软骨厚度

炎症性关节炎损伤的主要特征之一是软骨损失，超声可在监测慢性关节炎患者中发挥重要作用。为了解读幼年型特发性关节炎等疾病患儿的软骨厚度，有必要研究健康儿童和青少年软骨厚度的可靠数据。然而，目前数据有限。有研究发表了膝关节、手腕和手指软骨厚度的数据。这些数据是依据年龄而非发育阶段提供的，适用性不大。此外，在一些关节中，观察者之间有相当高的变异度，这并不奇怪，因为骨骺中次级骨化中心的形状很不规则。因此，在儿科风湿病中软骨测量厚度具有较大挑战性，在应用标准数据量表评估患者结果时应特别小心。软骨评估的另一个内容是评估软骨表面的完整性。软骨损伤的早期改变是软骨表面轮廓模糊并出现软骨界面征，这种改变先于软骨厚度改变。

2.骨侵蚀

在显示成人和儿童的骨侵蚀方面，超声比X线检查及磁共振成像均更敏感。尽管幼年型特发性关节炎患者骨侵蚀改变不如类风湿关节炎患者普遍，但一旦发现，则被视为关节损伤的重要标志。关于超声评估幼年型特发性关节炎骨侵蚀的研究报道不多。然而，儿童骨骺损伤比成人更常见，成人以干骺端损伤常见。这可能是骨骺软骨血管丰富，尤其是年幼儿童，使得炎症细胞和溶解因子更容易侵入，导致破坏。最近研究表明，超声在判断幼年型特发性关节炎患儿的骨侵蚀方面具有很好的

一致性。

3.评估软骨/骨损伤以外的损伤

关节影像学评估在很大程度上局限于软骨和骨损伤的结构评估。从功能的角度来看，软组织结构的损伤可能更重要，这包括肌腱撕裂或部分撕裂、韧带损伤及支持肌肉骨骼系统正常功能的其他结构的损伤。例如，保持指屈肌肌腱处于适当位置的滑车损坏，慢性炎症引起的滑车损伤而无法保持肌腱处于正确位置。更严重时，将导致所谓的弓弦状屈肌肌腱（图14.4）。

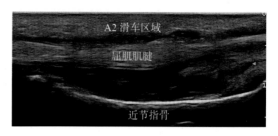

图14.4　A2滑车损伤。A2滑车的损伤导致屈肌肌腱沿手指近端指骨呈弓弦征，还要注意腱鞘炎

五、滑膜炎评分

超声结果的客观分析或量化对于系列性临床评估及研究者之间进行比较非常重要，同样，肌骨超声作为疗效评估工具对于研究也是必要的。

在临床中，如描述"胫距关节积液伴多普勒信号增加"，若能添加测量值，将有助于分级，对于动态评估病情非常重要。可以使用定性术语，如轻度、中度和重度，但是这些术语的明确定义和可靠性可能是一个挑战。在这一点上，半定量评分系统被最广泛使用，尤其对于成人。对于儿童，已经提出了几种评分系统，但是评分定义目前仍未得到充分的证实，总体描述也不能适用于所有关节和所有图像。不同关节专用评分系统可能优于所有关节的通用评分。目前只有膝关节有专用评分系统，但其中只有一种评分系统同时包括髌上隐窝和髌下隐窝。

能否获得客观结果与设备条件有关，可以优化设置来实现，特别是频率和PRF（参见第1章），避免使用统一设置，因为不同年龄儿童的解剖和体型各不相同。

六、肌骨超声是监测幼年型特发性关节炎的工具

使用肌骨超声监测幼年型特发性关节炎时，一个基本的问题是在哪个时间点、应该评估多少关节。对于这两个问题，现有文献无法给出明确答案，但可以肯定的是，在临床的任何一个重要决策点，包括诊断、缓解、复发、改变治疗和计划关节内注射时，肌骨超声都是有用的。

需要确定临床缓解期是否存在亚临床活动时，确定评估的关节数量很重要。

在一项研究中，将仅包含10个关节扫查方案（包括双侧膝关节、胫距关节、腕关节、肘关节和2个近端指间关节）与包含44个关节的扫查方案进行对比，发现10个关节扫查方案可以100%检出应用44个关节扫查方案所发现的灰阶超声和能量多普勒异常，表明这种以大关节为重点的有限的关节评估在幼年型特发性关节炎中可能是足够的。

七、肌骨超声在幼年型特发性关节炎和类风湿关节炎中应用对比

肌骨超声在类风湿关节炎中的研究比在幼年型特发性关节炎中更多。肌骨超声在类风湿因子/抗瓜氨酸合成蛋白抗体（RF/ACPA）阳性和RF/ACPA阴性患者的早期诊断中做出了重要贡献，并在亚临床关节炎的检测中发挥了重要作用。肌骨超声检测到的滑膜炎比临床检查（手指和足趾）多50%。在另一项研究中，66%的患者被超声检测为亚临床活动，并且在重新分类中归于多关节疾病病程。肌骨超声可以预测治疗反应和组织结构的进展变化，尤其是能量多普勒可以预测疾病复发。

八、肌骨超声在幼年型特发性关节炎的T2T治疗中的其他作用

与类风湿关节炎的情况类似，肌骨超声通过早期诊断（这是实施T2T方案的一个重要步骤）及显示关节、肌腱和肌腱许多区域的病理来全面评估，指导具体治疗，对幼年型特发性关节炎的管理做出重要贡献。许多关节结构复杂的，需要评估多个滑膜隐窝、腱鞘、腱周组织和附着点。

肌骨超声对于精确的关节内注射非常重要，即使在难操作区域，也可以让关节内注射成为T2T治疗的一种可能。

最后，在患者症状和医师临床评估不一致时，肌骨超声可以使抽象概念（如炎症）以图像方式展示出来，从而帮助患者及其父母进行决策。

总之，在幼年型特发性关节炎儿童诊疗、T2T治疗中，肌骨超声是一个重要的评估工具。超声有助于确定亚临床活动期，适用于大多数关节，并且患者耐受性良好，可在多方面提供帮助，包括与患者沟通互动，因此建议应用于整个临床评估过程。

（译者：苟丽娟　王长燕）

第15章

幼年性脊柱关节病

幼年型特发性关节炎（JIA）是儿童最常见的风湿性疾病，每1000名儿童中有3～4人发病。国际风湿病学会联盟（ILAR）标准定义了7种类型的关节炎。附着点相关性关节炎类型的关节炎占JIA的20%。附着点相关性关节炎被定义为一个关节炎加一个附着点炎；或一个关节炎伴以下两种表现：骶髂关节疼痛、炎性下腰痛、HLA-B27阳性、前葡萄膜炎、脊柱关节病或炎性肠球菌病。也可能有关节外表现，如眼、心脏、皮肤或消化系统。即使儿童也可能出现中轴骨受累，但与成人脊柱关节病相比，附着点炎更为常见。儿童附着点炎的检测目前是一项主观检查，仅取决于临床检查，如果用测痛仪进行评估，30%的健康儿童可能会主诉疼痛。另外，JIA的影像学研究报道了亚临床附着点炎的病例，这些病例可能与该疾病的持续慢性活动有关。

附着点炎通常被定义为肌腱、韧带、腱膜和关节囊在骨附着点的炎症，它是确诊成人脊柱关节炎（SpA）的病理学、临床和影像学的重要标志。之后逐渐发现，儿童附着点炎的诊断亦至关重要，它是JIA亚型－附着点相关性关节炎的重要指标。附着点相关性关节炎与HLA-B27相关。在JIA患者中，11%～16%的存在附着点相关性关节炎。

超声技术可以评估儿童的附着点。近年来，肌骨超声联合应用能量多普勒超声已被证明可以准确评估成人肌腱和关节疾病。有多项研究使用多普勒超声检测患有动脉粥样硬化的成人脊柱关节炎患者的无症状外周附着点炎。也有少数研究应用肌骨超声联合能量多普勒超声检测儿童的附着点炎，发现儿童关节的软骨生长和生理血流模式不同于成人。

肌骨超声是评估5岁以下儿童的理想技术，与传统的X线检查和磁共振成像相比，超声既没有辐射，也不需要镇静。

附着点炎是一个器官概念，但在儿童中是否适用尚不确定，儿童正常未成熟肌腱的特性与成人附着点有很大不同，特别是在肌腱/骨界面和血管形成方面。由于骨骼不断生长（如软骨、软骨血管、骨化中心比率增加），肌骨超声在儿童中的应用存在挑战，期待关于健康儿童关节的超声学规范描述，以及JIA病变关节的病理学规范描述。最近的研究描述了不同年龄组儿童肌腱附着点的超声学特点，超声评估不同年龄段下肢附着点的正常发育及不同肌腱附着点的血管化是很困难的。然而，随着正常定义的确立，病理性改变也可以被定义。

附着点是一个整体，由McGonagle定义为一个整体器官概念。这个概念是基于肌腱和骨骼之间附着的结构。儿童最常涉及的附着点是跖筋膜、跟骨附着点及髌腱远端和近端附着点。

在本章中，我们描述了正常发育过程中的下肢附着点肌骨超声表现，以及一些病理性改变如最常见的骨骺炎（如胫骨结节骨骺炎和跟骨结节骨骺炎）。

一、下肢附着点正常发育

附着点是一个复杂的结构，包括肌腱纤维软骨连接部分、滑囊、脂肪、韧带、关节囊。这些成分通常是连续的。

磁共振成像是评估所有这些结构的最佳成像方式，但设备普及性、成本及幼年儿童需要镇静限制了其使用，而使用超声进行诊断则更加容易。超声在评估不同部位附着点炎方面有很多优势，如实时、没有辐射、无须镇静和可陪同。

1.跟腱

跟腱附着点被认为是附着点炎的典型部位，被称为最重要的附着点。随着儿童的生长，附着点的发育会发生变化，了解附着点正常发育的不同阶段对认识附着点病理非常重要。Fornage和Grechenig描述如下：①从2月龄至3岁，跟骨次级骨化中心未见骨化；②4～6岁出现次级骨化中心的早期征象；③7～11岁，跟骨后面一级骨化中心的外形呈波浪形；④12～18岁，形成次级骨化中心，骨突骨骺软骨完全骨化。图15.1～图15.4代表不同年龄组跟腱的发育。

附着点的血管：如文献所述，儿童软骨存在生理血流，血流随软骨消失而消失。

Grechenig等在一组2月龄至3岁人群中使用彩色多普勒，76%的病例显示了骨突骨骺软骨的血供。仅在

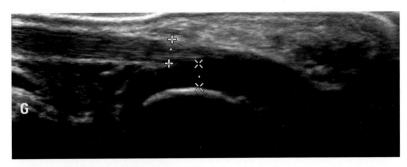

图15.1 跟腱附着在跟骨上（3岁）

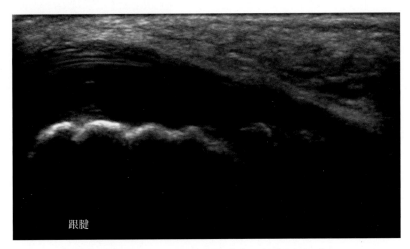

跟腱

图15.2 跟腱附着在跟骨上，以及次级骨化中心的发展（4岁）

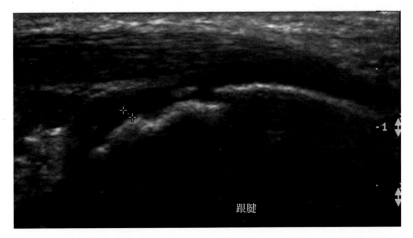

跟腱

图15.3 跟腱附着在跟骨上；次级骨化中心呈高回声线，很容易见到（13岁）

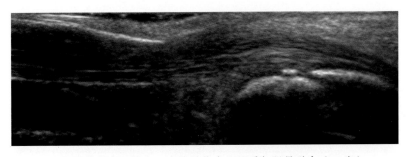

图15.4 跟腱附着在跟骨上；次级骨化中心几乎与跟骨融合（15岁）

1例青少年（12 ～ 18岁）中发现了这种血供现象。最近，Jousse-Joulin S等发现不同年龄组的骨突骨骺软骨的血供检出情况如下：2 ～ 4岁年龄组占1/14（7%），5 ～ 7岁年龄组占4/22（18%），8 ～ 12岁年龄组占2/24（8%），13 ～ 16岁年龄组无血供。

2. 股四头肌肌腱附着点

股四头肌肌腱附着点的发育与髌骨的发育有关。但是关于髌骨正常发育的文献非常少，仅有一篇论文。

最近有关骨化中心的出现及血管化的报道称似乎于4岁以后出现。不同年龄组可以见到的骨化中心如下：骨化中心出现在2 ～ 4岁年龄组占11/17（65%），5 ～ 7岁年龄组占22/22（100%），8 ～ 12岁年龄组占24/24（100%），13 ～ 16岁年龄组占17/17（100%）。当软骨出现时，髌骨的血管化出现在2 ～ 4岁年龄组占6/13（46%），在5 ～ 7岁年龄组占7/22（32%），7岁后血管化消失。

3. 髌腱

（1）髌腱髌骨下极附着点：要了解髌腱部位的病理改变，先要了解髌腱附着点的发育。跳高运动员膝关节疾病和Sinding-Larsen-Johansson病累及髌骨下极，Osgood-Schlatter病累及髌腱胫骨结节附着点。但是在了解这些疾病前，我们需要了解这两个附着点的正常演化。

髌韧带近端附着在髌骨上，4岁内髌骨是完全软骨化的，随着人体的生长，髌骨骨化中心出现，部分软骨保留至7 ～ 8岁。这种持续存在的软骨在生长过程中存在生理血供（图15.5和图15.6）。

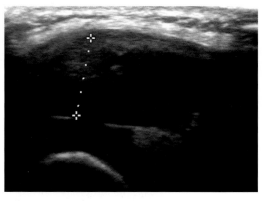

图15.5　尚未骨化的髌骨低回声软骨（3岁）

（2）髌腱胫骨结节附着点：Ehrenborg和Engfeldt描述了胫骨结节发育的4个阶段。

1）软骨期：胫骨结节相关独立生长板的发育（图15.7）。

2）骨突骨骺期：胫骨结节远端次级骨化中心的形

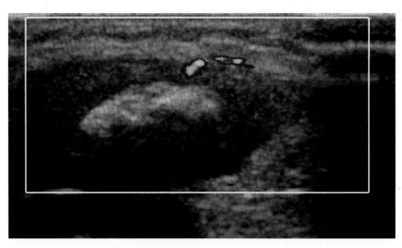

图15.6　髌骨的正常软骨血供（7岁）

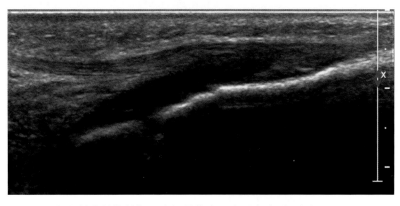

图15.7　胫骨结节的软骨期；次级骨化中心尚不存在（6岁）

成（图15.8）。

3）骨骺期：胫骨结节骨化中心和胫骨近端骨骺的融合（图15.9）。

4）骨化期：胫骨近端和胫骨结节相邻生长板的闭合（图15.10）。

附着点的生理血供非常重要，会一直持续到青春期。文献报道在不同年龄组骨突骨骺远端髌腱附着点血供的检出率如下：2～4岁年龄组占1/9（11%），5～7岁年龄组占11/22（50%），8～12岁年龄组占17/24（71%）和13～16岁年龄组占5/17（29%）。

二、骨骺炎

这是一种在幼儿中常见的病理现象。它类似于骨突骨骺部位的肌腱止点病，可导致骨软骨碎片的撕脱。

最常见的例子如胫骨结节骨骺炎和跟骨结节骨骺炎，在儿童生长过程中很常见，是一种单纯的肌腱病或骨化中心的牵引，与成人一样，可以通过临床检查或超声明确（图15.16）。作为青少年脊柱关节病的一种表现，可通过病史和临床检查与骨突骨骺炎和附着点炎进行鉴别诊断。肌腱病的症状随着体育活动的增加

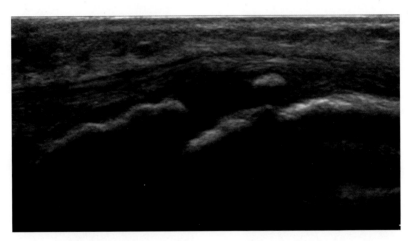

图15.8 胫骨结节次级骨化中心出现（8岁）

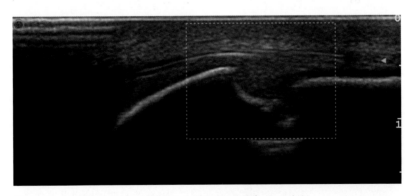

图15.9 胫骨结节和次级骨化中心之间的骨融合（12岁）

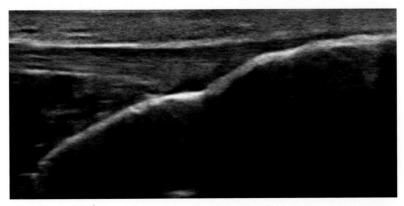

图15.10 胫骨结节与次级骨化中心完全融合；成人胫骨结节的正常情况（15岁）

而加重，而附着点相关性关节炎则伴有晨僵和活动后改善的特征。肌腱病只涉及一个部位，而附着点相关性关节炎会涉及多个关节部位。超声图像上，附着点相关性关节炎显示了末端插入处骨不规则的炎症表现（图15.11～图15.14）。胫骨结节骨软骨病或跟骨骨软骨病显示肌腱增厚和骨软骨牵引（图15.15）。

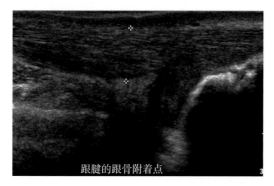

图15.11　跟腱的异常梭形外观及插入处骨表面不规则

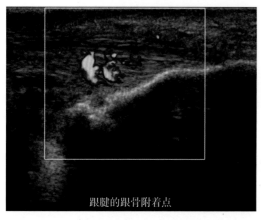

图15.12　跟腱的纵向切面及其在跟骨上的插入，能量多普勒显示炎症

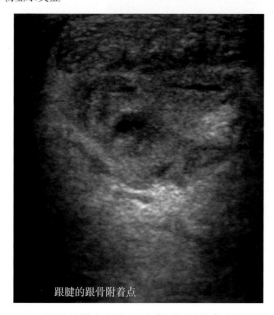

图15.13　跟腱的横向扫查显示其不规则轮廓和圆形外观。异常灰阶超声跟骨图像，怀疑有附着点炎或肌腱炎

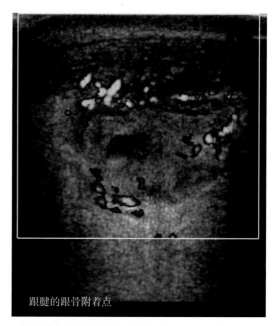

图15.14　使用能量多普勒对跟腱进行横向扫查，显示肌腱内异常炎症

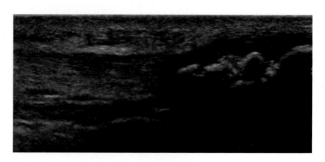

图15.15　7岁男孩的典型胫骨结节骨骺炎：胫骨结节的纵向扫描，次级骨化中心与胫骨结节不融合

三、关节炎

儿童附着点相关性关节炎不仅需要关注附着点炎，同样也需要关注关节炎，尤其是在发病初期，其关节炎超声学改变与其他JIA亚型的关节炎特征相同。

Roth等描述了健康儿童关节的正常超声特征，为儿童滑膜炎的诊断提供了参考。Spannow等和Pradsgaard等给出了关节软骨厚度的正常测量值，以及与年龄和性别相关的标准参考值。

Basra等最近的综述总结了儿童超声检查的内容，并对儿童关节超声的特点提出了建议（图15.16）。成人关节炎的超声定义于2005年由OMERACT小组发表，并于2015年根据EULAR-PRE建议广泛用于儿童。最近，因为EULAR对脊柱关节炎影像学检查的建议，OMERACT关于脊柱关节炎超声影像的最初定义已经确立，但仅适用于成人。

滑膜炎和关节感染的超声表现存在一定重叠。

超声在JIA中的一项重要作用是明确关节受累范围，对儿童JIA分型提供依据。事实上，许多研究已经证实

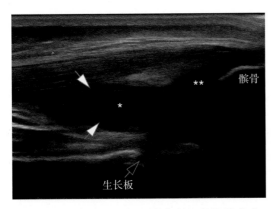

图15.16　5岁女孩，患有附着点相关性关节炎。膝关节纵向切面髌上显示滑膜炎（白色箭头）渗出（单星号）和正常髌骨软骨（双星号）

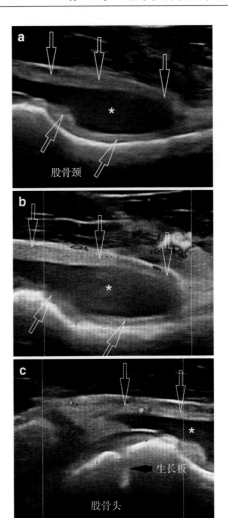

图15.17　8岁男孩，幼年强直性脊柱炎。髋关节滑膜炎（箭头）和积液（星号）。（a）股骨颈灰阶超声纵切面；（b）多普勒模式的股骨颈纵切面；（c）股骨头纵切面及多普勒血流显像

超声检测儿童滑膜炎的优势，以及对经常累及髋关节而临床难以评估青少年脊柱关节炎的优势（图15.17）。超声对于探查足中部和足趾病变也非常有用（图15.18和图15.19），但目前没有相关研究。

此外，超声有助于区分关节滑膜炎和腱鞘炎，尤其是踝关节，这通常见于青少年脊柱关节炎。超声还能够检测JIA的疾病活动度，具有良好的灵敏度和可靠性，Shahin等证明能量多普勒超声与血液中炎症细胞因子水平有很好的相关性。然而，超声对于JIA亚临床超声滑膜炎的意义尚未确定，最近的研究表明，能量多普勒信号应该是临床复发的良好预测因子。

超声在儿童肌肉骨骼系统的另一种应用是在其引导下关节内注射糖皮质激素，有两项关于踝关节和腕关节的研究，最近还有一项关于腱鞘注射的回顾性研究。超声对于系统性药物治疗的随访也非常有用。

但我们缺乏超声针对青少年脊柱关节炎滑膜炎和附着点炎的随访研究，目前许多问题仍然未知。

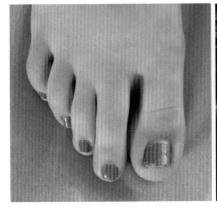
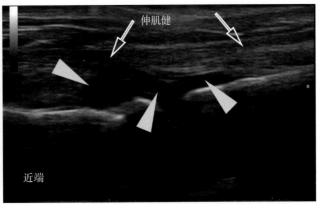

图15.18　患有银屑病关节炎的15岁女孩：第二跖趾关节纵切面，滑膜炎（箭头）

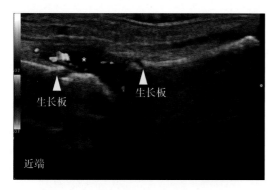

图15.19 患有银屑病性风湿病的9岁男孩：第二跖趾关节纵切面，能量多普勒阳性的活动性滑膜炎和积液（星号）

四、磁共振成像模式

目前，磁共振成像被认为是诊断和监测中轴骨疾病的重要影像学方法。

对于关节痛或积液、指/趾炎或慢性背痛而转诊的儿童，脊柱关节炎的诊断通常具有挑战性，尤其是中轴骨关节。Burgos Vargas等和Goirand等发现起病时儿童症状性中轴骨疾病的比例较低，但随访中和成人相比却显著增加（在三级中心观察的114例患者中，5年后中轴骨受累的比例为60%），而且儿童脊柱关节病预后比成人更差。BouAntoun等与2010年Stoll等的研究结果一样，在诊断附着点相关性关节炎的儿童中，MRI阳性的骶髂关节炎的比例很高，即使没有提示性症状或阳性体征。SpA管理的最新进展即生物制剂尤其是起病初期应用对中轴SpA具有较好疗效，因此确诊变得至关重要。

同时，磁共振成像技术的进步使这些患者能够早期诊断并获得更好的预后。这一优势加上骶髂关节评估中其他放射学手段的局限性，使得磁共振成像成为儿童骶髂关节评估的首选影像技术。

骶髂关节解剖很复杂，正确的磁共振成像解读需要了解该关节解剖结构。该关节由两个腔室组成：下前间室表面覆盖软骨，形成纤维软骨联合；后上间室为韧带联合，内包含坚强的骨间韧带。

由于关节解剖结构的变化和体力活动的影响，对成人骶髂关节进行影像学评估是很困难的，尤其是对跑步者和产后女性。同样，儿童也会受到此类因素影响，由于与年龄相关的软骨生长的存在，儿童评估更加困难。

1997年，Bollow等描述了102例儿童的正常骶髂关节磁共振成像结果。与成人的主要区别在于青春期晚期骶髂关节和骶骨椎间盘水平的骶骨孔之间的软骨连接。对于这种骨化，女孩比男孩更早完成，而对于骶骨翼的外侧隆起也是如此，17岁的女孩均已完成骨化，而该年龄的男孩仅部分骨化。与成人一样，儿童骶髂关节评估存在一些陷阱，如移行椎、副关节和骨盆不对称（女性更常见）。

2017年，Zefden等描述了儿童骶髂关节的正常解剖。

儿童骶髂关节正常骨结构的一个重要变化是骶椎骨间逐渐骨化。S_1 前外侧和（或）关节间隙的骨化核直到18岁才可见，≥13岁个体77%可见，且64%女孩和60%男孩骨化核位于关节内。更重要的是，17%的人群存在＞3mm的关节面缺损，可发生于髂骨和骶骨关节面。

国际脊柱关节炎评估工作组最近修订了成人骶髂关节炎的磁共振成像病变定义标准：如前所述，骶髂关节炎基本病变分为活动性病变（图15.20 a～c、图15.21和图15.22）和结构性病变（图15.20 a～c，图15.21和图15.22）。

活动性病变被定义为软骨下骨水肿、附着点炎和关节间隙强化（这意味着骶髂关节软骨部分的关节间隙在对比增强图像中信号增加，取代了滑膜炎和关节囊炎术语）。骨髓水肿被定义为短时间反转恢复（STIR）或在 T_2 加权饱和脂肪（T_2FS）序列中骨髓信号强度增加。病变必须存在于脊椎关节炎炎症的典型解剖区域，即在关节软骨下区域。但正如以往所见，骨髓水肿可能发生于健康人和其他疾病患者，包括物理性疾病，如退行性改变、强直性脊柱炎、髂骨致密性骨炎、不完全骨折及炎性假瘤。附着点炎是指韧带和肌腱附着部位在STIR或 T_1FS 序列中骨髓和（或）软组织的信号增强。在脊柱关节炎中很常见，在其他疾病或健康人中很少见。可以在关节的3个部分及骨盆的其他部位找到（如骨盆联合、大小转子、髂嵴）。关节囊炎是通过STIR和（或）在 T_1FS 钆增强后图像上的信号增加来定义的，其中滑膜存在于关节的前部和下部。然而，用磁共振成像不能区分包膜和滑膜，因此包膜炎完全按照滑膜炎进行评估。滑膜炎用钆增强后可以很好地观察到滑膜体积增加，但需要对比剂才能与关节积液区分开来，然而对比剂对滑膜炎可视化的额外价值尚未被探索。上述原因使得国际脊柱关节炎评估工作组在最后一次工作会议中提出关节间隙强化的概念。

结构性损伤出现较晚（即骨侵蚀、脂肪化生、回填、强直和硬化）。骨侵蚀包括皮质缺损（软骨下骨板暗信号的丧失）和骨髓基质缺损，对脊柱关节炎的诊断具有明显特异性。骨侵蚀在 T_1 加权序列上可能很难评估，在高分辨率薄层磁共振成像序列上可以更好地显示。脂肪化生是骨髓软骨在 T_1 序列上信号强度增加，在STIR或 T_2FS 序列上信号减少。它提示早期的炎症，可能反映了与强直倾向增加相关的修复过程，但也可在正常老年人和退行性疾病中出现。回填是指在关节表面的高 T_1 信号强度，伴随关节侵蚀或侵蚀性凹陷存在。它可能代表滑膜化生或正在进行的新生组织形成，对脊柱关节炎中的骶髂关节炎非常特异，特异度为96%。此外，回填在骶髂关节炎患者中的发生率很高，敏感度为38%。

最后，强直是连接髂骨和骶骨关节间隙的骨髓在 T_1 序列中呈连续的高信号。它对脊柱关节炎非常特异，但

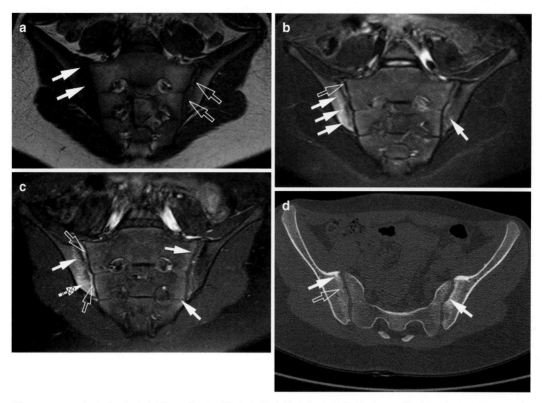

图 15.20 14 岁女孩：(a) 冠状 T₁ 序列，骨髓水肿 (箭头) 和骨侵蚀 (空心箭头)。(b) 冠状 STIR 序列，骨髓水肿 (箭头) 和滑膜炎 (空心箭头)。(c) 冠状 FAT SAT 对比序列，骨髓水肿 (箭头) 和滑膜炎 (空心箭头)。(d) 断层扫描轴向显示骨硬化 (箭头) 和侵蚀 (空心箭头)

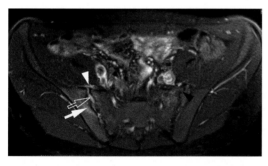

图 15.21 14 岁男孩：轴向 FAT SAT 对比增强序列。骨髓水肿 (箭头)、滑膜炎 (空心箭头)、附着点炎 (无尾箭头)。在另一侧，骶髂关节前部可见包含积液的陈旧性病变 (黑色无尾箭头)

发生在疾病的晚期，不能用于早期诊断。它也可以在脓毒性骶髂关节炎、创伤和弥漫性特发性骨骼骨质增生中见到。硬化是所有序列上信号强度非常低的区域，位于软骨下骨，深度至少 5mm。它有 70% 的中度特异性，在物理性疾病中很常见。此外，对于这些作者来说，与仅存在骨髓水肿相比，骨髓水肿和硬化的同时存在降低了脊柱关节炎诊断的特异性。

必须仔细评估骶髂关节炎的诊断，即使骨髓水肿是最重要和最常见的磁共振成像特征，但其特异性较低。为避免磁共振成像报告的假阳性或假阴性，必须对多个病灶的所有特征进行全面评估。

幼年脊柱关节炎和附着点相关性关节炎的患者发生骶髂关节炎性改变很常见，有时先于临床表现，但成人使用的分类或诊断标准似乎不适用于青少年患者。

Bollow 在 1998 年对 100 例疑似幼年脊柱关节炎的儿童和 30 例对照组进行了前瞻性研究，发现 42.9% 的病例存在活动性骶髂关节炎性改变，而 X 线片表现正常。慢性病变经磁共振成像的检出率 (14.3%) 也高于 X 线检查 (6.7%)。磁共振成像示病变活跃的患者 C 反应蛋白含量较高，病史较长。

Jaremko 在 2014 年对 26 例患者和 35 例对照组进行了回顾性研究，显示出磁共振成像诊断的高度实用性 [似然比 (LR) = 9.4]，没有任何假阳性。该研究表明 20% 的患者和 9% 的对照组存在骨髓水肿。脂肪浸润在患者中的发生率较低，但在对照组中的发生率更高，脂肪浸润的 LR = 4.5，骨髓水肿的 LR = 4.5。在对照组中也发现了硬化，因为硬化的诊断效用很差。骨侵蚀对诊断有很好的作用 (LR = 6.7)，虽然它也可能存在于对照组中。重要的是，大多数患者都有多处骨侵蚀，这有助于在有疑问的情况下对特定图像进行解释。

2017 年 Herregod 等对 109 例疑似幼年脊柱关节炎患者的所有磁共振成像进行了回顾性研究。他们用全面评估或成人 ASAS 标准来评估每个检查结果。那些临床上有幼年脊椎关节炎的患者在专家总体评估中被认为是阳性的，只有约 50% (12/23) 的符合 ASAS 标准。在临床

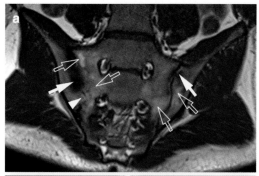

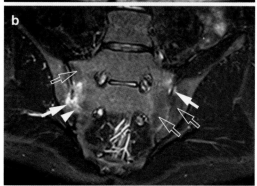

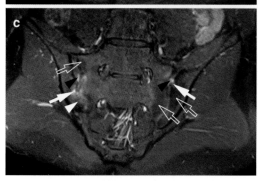

图 15.22 16 岁男孩，炎性背痛 7 年。（a）冠状 T_1 序列，骨髓水肿（箭头）、脂肪化生（空心箭头）、关节融合（无尾箭头）；（b）冠状 T_2 STIR 序列，骨髓水肿（箭头）、脂肪化生（空心箭头）、关节融合（无尾箭头）；（c）冠状 FAT SAT 增强序列，骨髓水肿（箭头）、脂肪化生（空心箭头）、关节融合（无尾箭头）和滑膜炎（黑色无尾箭头）

上没有脊椎关节炎的 62 例患者中，7 例在全面评估中磁共振成像阳性，其中只有 2 例符合 ASAS 磁共振成像阳性标准。重要的是，所有 ASAS 磁共振成像阴性结果在全面评估中均为阴性；相反，所有 ASAS 磁共振成像阳性者在全面评估中也为阳性，具有与成人相同的特异性和稍低的敏感度（49%），但 ASAS 标准的敏感度要低得多（26% vs. 67% ~ 79%）、特异度更高。这两种评估之间最重要的差异是在全面评估中，骨髓水肿仅出现在一个切面或位置，或存在滑膜炎、关节囊炎、附着点炎这类无骨髓水肿的结构性病变。如果定义为一个切面上的骨髓水肿，作者发现诊断的灵敏度从 26% 上升到 36%，特异度仅从 97% 下降到 95%。与成人相比，儿童和青少年骶髂关节的变化有些不同，其中一个原因是生长相关的水肿变化持续存在，有时关节尺寸较小。由于切面

厚度，磁共振成像对小骨结构缺乏清晰的描绘；建议对磁共振成像阳性骶髂关节炎进行儿科特异性定义，包括仅在一个切面上可见的骨髓水肿病变、滑膜炎和关节囊炎。

作者建议在 ASAS 标准中将单个切面的骨髓水肿、滑膜炎和关节囊炎包括在内。

磁共振成像对骶髂部位检查非常有用，但也可以探查骨盆附着点。2015 年 Herregods 等提出，儿童骶髂关节炎和骨盆附着点炎的磁共振成像之间有很高的相关性（74%）（按照 ASAS 指南无须对比剂增强）。此外，在 15% 有明显临床症状的儿童中发现了骨盆附着点炎，但在 17% 没有任何临床症状的儿童中也发现了骨盆附着点炎。考虑到骨盆附着点炎的存在可能有助于儿童脊柱关节病的诊断，儿科风湿病学专家和放射科医师需要牢记这些数据，并注意观察不同的骨盆附着点部位。在 Yilmaz 等的一项研究中也有相同的结果。

磁共振成像也可在监测患者方面发挥作用。2014 年 Lin 等进行了一项研究表明，磁共振成像在儿童脊柱关节病初始评估中的作用及对治疗的监测作用。此外，治疗后滑膜强化明显减少，但与成人不同，滑膜强化可以在不伴有骨髓水肿的情况下检测到，这表明钆对比剂增强扫描可能是评估儿童脊柱关节病的重要组成部分。这项工作的另一个目标是研究临床表现和磁共振成像之间的关系。必须强调髋关节和骶髂关节炎之间的高度相关性。事实上，79% 的髋关节疼痛儿童患有髋关节炎，其中 90% 的与骶髂关节炎相关。Stoll 等也发现了同样的结果。之后，Herregods 等在 31% 的儿童中发现了骨盆附着点炎和骶髂关节炎之间的联系。骨盆附着点炎总是与骶髂关节炎或髋关节炎有关。对于预后，强调骨髓水肿的存在与临床结果之间缺乏相关性，因为可能存在继发性骨关节炎和机械性改变。必须注意，骨髓水肿并不总是反映活跃的炎症。

磁共振成像不仅对骶髂关节检查非常有用，也可用于腰椎检查。2014 年 Vendhan 等对 79 例被诊断为附着点相关性关节炎并伴有腰痛的儿童和 21 例对照组进行了回顾性研究。大多数（67%）骶髂关节炎患者存在腰椎异常，尤其是关节突滑膜炎和棘突间韧带炎性改变。有趣的是，骶髂关节成像正常的患者中 71% 的有腰椎异常。即使只涉及少数儿童（本研究中为 7 例），但在骶髂关节正常而伴有炎性腰痛的病例中，这些有助于诊断。

所有这些研究都使用不同的磁共振成像进行对比，但是强化扫描的必要性还不清楚。

Herregods 等在 2015 年对 80 例疑似骶髂关节炎的儿童进行了一项前瞻性研究发现，STIR 和 T_1/Gado 序列对于骶髂关节炎及骨髓水肿、关节囊炎和附着点炎具有相似的敏感度和特异度。Weiss 等同时在 51 例患者中显示了相同的结果，这些患者同时存在骨髓水肿、滑膜炎和关节囊炎，增强扫描可以帮助仅存在关节高 STIR 信号

的病例确认是否存在滑膜炎。

Vendhan等描述了另一种技术，使用扩散定量技术量化附着点相关性关节炎儿童的骶髂关节炎症。一项包括10例患者和10例对照组的回顾性研究显示，STIR序列具有非常好的相关性和良好的可重复性，该技术有望用于量化炎症程度和治疗效果，目前尚需进一步完善和验证。

最近，对比剂的安全性在成人和儿童中受到质疑，可能会导致肾功能不全患者出现肾源性系统性纤维化，肾功能正常患者也可能会出现大脑的钆沉积。推荐使用大环化合物，其稳定性最好。因此，每次检查都必须仔细考虑儿童使用钆对比剂的必要性。

最后，虽然目前仍缺乏儿童骶髂关节炎的磁共振成像诊断标准，且JIA分类标准对于幼年脊柱关节炎的分型仍然不明确，但磁共振成像异常改变是儿童骶髂关节炎诊断的一个关键特征。在怀疑幼年脊柱关节炎的情况下，骶髂关节炎的高风险因素如HLA-B27阳性、高C反应蛋白含量和髋关节炎的存在，出现在以上任何情况或在未分类的关节炎中，因为在疾病初期，约10%的儿童存在骶髂关节炎而无骶髂炎症相关的背痛，均建议行骨盆磁共振成像检查。

（译者：苟丽娟　王长燕）

第四部分

肌骨超声在儿科临床的应用

第16章

小儿肌骨超声检查：临床医师的工具

超声在儿科风湿病学中的应用已经非常成熟，本书其他章节也已进行深入的介绍。本章的重点是更具体地介绍儿科风湿病医师在门诊诊疗过程中如何应用超声检查来辅助诊疗。超声引导下关节腔注射在其他章节已讨论，因此本章将重点讨论超声检查的诊断用途。

本章要点：

1.在诊疗过程中使用超声。

2.临床医师扫查相对影像科扫查的优势。

3.儿科风湿病专家面临的挑战：儿童与成人关节图像不同。

4.亚临床炎症，疾病活动/缓解的预测因素：新近研究证据更新。

5.未来方向。

在成人风湿病学界，超声应用已经广泛开展，越来越多的医师可以在门诊对患者常规进行超声扫查。如今，英国大部分成人风湿病医师选择接受超声扫查培训。培训课程和材料丰富，超声扫查培训是取得专业认证的课程之一（尽管仍然是可选模块）。关节超声检查是一项重要的工作，可以早期识别关节炎，判断病情缓解，并可评估药物的治疗效果。

儿科风湿病学家开展超声扫查较慢，其原因值得探讨。

儿童关节的超声检查通常由影像科医师进行，因此患者常需要在儿科风湿病门诊就诊之后再去影像科进行预约检查。最近的一项研究调查了欧洲和北美洲儿科风湿病学家对于儿童肌骨超声检查的态度。只有36%的被调查者进行了回答，其中只有34%的被调查者会自己进行超声检查（欧洲为41%，北美洲为28%）。阻碍临床医师亲自操作超声检查的理由包括担心工作量过大，以及对影像科工作的满意度较高。这两个方面将在本章讨论。

一、超声检查如何服务于临床就诊咨询

1.安慰那些"忧心忡忡的人"

在儿科风湿病门诊就诊的相当一部分患者为非炎症或"机械性"关节症状，就诊的主要目的是寻求没有关节炎的心理安慰。

在大多数情况下，临床医师会基于仔细的病史采集及关节检查后给予临床判断及口头解释。然而，有时患者及其父母仍然会担心孩子患有风湿性疾病。在这种情况下可进行超声扫查，向患儿及其父母展示正常的关节结构并指出没有病理表现（如积液和阳性多普勒表现等），从而增强患者对正常和异常关节图像的理解。关节超声检查可以作为关节正常的一种客观证据，进一步支持医师的临床判断。

许多人发现影像学检查的图像似乎比体格检查及口头解释更有说服力，可以让诊治过程满意度更高，并更容易推进物理治疗和练习。超声检查有很高的阴性预测值，与正常体格检查相结合，正常扫描图像可以排除炎症性活动。

2.加强临床随访，提高医疗依从性

幼年型特发性关节炎患者存在活动性滑膜炎时，儿童风湿病专家会开始或加强治疗。

由于各种各样的原因，一部分患者和家庭会抵触免疫抑制剂治疗，且较难说服他们遵守医嘱进行治疗。

有些病例可能是由于不能见到或理解活动性滑膜炎及其潜在的远期关节损伤风险。

进行关节超声扫查可以为诊治过程提供积极的作用。向患儿及其父母展示关节异常、关节积液、滑膜增厚及阳性多普勒表现（关节内火苗样表现）可以让关节的病理状态更容易被理解，尤其是和其他正常关节进行对比时。

很多人都是视觉型学习者，必须见到异常才相信关节可能存在严重问题，此时可能并没有明显疼痛或关节功能障碍（图16.1和图16.2）。

在这种情况下，超声扫查作为临床诊疗的一部分，应该由临床医师完成，而不应该于诊疗结束后再由对病情完全不了解的影像科医师完成。超声扫查是诊治医师诊疗患者时不可分割的一部分，会让诊疗过程更加

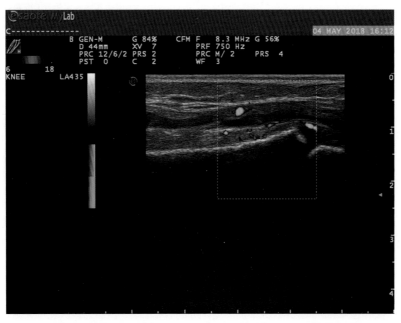

图16.1　1例儿童膝关节图像，可见积液、滑膜增生及阳性多普勒信号。由于无疼痛及活动障碍，患儿家长怀疑幼年型特发性关节炎的诊断，直到见到超声图像及对侧关节正常的超声图像之后，家长才理解并配合治疗

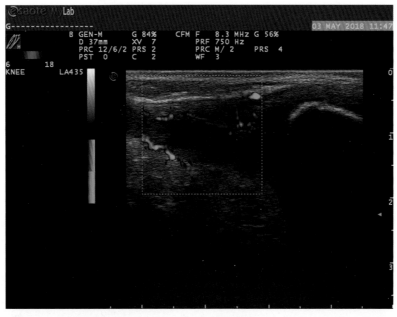

图16.2　1例停止治疗1年的幼年型特发性关节炎患儿膝关节图像，可见积液、滑膜增厚及阳性多普勒信号。由于仅有轻微肿胀且无临床症状，患儿及其家长不能接受关节炎复发及需要继续治疗的判断，超声图像在沟通中发挥了重要作用，最终该患者及其家长同意进行关节内注射治疗

有效。

3.作为干预治疗措施

在诊室，超声扫查可以向患儿展示是否存在关节炎症、治疗后缓解或者停止治疗后持续缓解，可以有效地安慰那些对于病情非常焦虑的患者。

4.当体征不明显时，作为一种临床工具

临床体格检查经常会出现模棱两可的发现，如关节有无轻微肿胀、肥胖患者、治疗后关节持续肿胀但无皮温升高，或患者不能清楚描述疼痛或僵硬症状，或运动过度时（图16.3）。

5.增加解剖学准确性

患儿常会表现为关节周围的广泛肿胀（尤其是腕关节或踝关节），这种情况下难以判断关节的受累结构（图16.4）。超声检查可以鉴别滑膜炎和腱鞘炎，优于体格检查。如果需要局部注射治疗，关节超声可以准确地定位于关节或腱鞘。

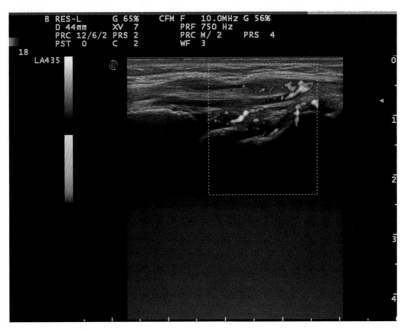

图16.3　1例21-三体综合征患儿的腕关节图像，手指及足趾轻度关节活动受限，腕关节无症状，超声示活动性滑膜炎及腱鞘炎

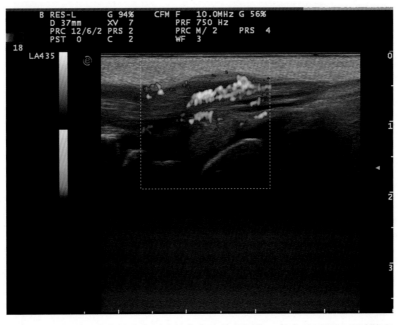

图16.4　1例严重腕关节肿胀僵直的儿童腕关节图像，超声显示明显的腱鞘炎

6.检测亚临床滑膜炎

超声检测滑膜炎不仅优于临床体格检查，并与关节炎诊断金标准的MRI具有较好的一致性。然而，目前尚未明确超声检测亚临床滑膜炎的临床意义。亚临床滑膜炎是否能够预测疾病活动尚未完全确定，原因之一是目前仍然缺乏正常关节超声图像的数据。儿童关节软骨呈低回声，非常容易被过度诊断为关节积液，生长板周围血流信号常被解读为阳性能量多普勒表现。这些局限性本章将会深入讨论。

7.监测治疗效果

开始或加强幼年型特发性关节炎的治疗后，临床需要一种可行且准确的手段监测治疗效果，更有效地实现T2T疗治目标。在门诊诊疗中对比治疗前后的关节超声图像可以非常及时地判断治疗效果，无须再等待影像科的检查结果。

8.引导穿刺

超声在引导关节腔穿刺中的作用明确，尤其是对成人。超声引导下关节腔穿刺这部分内容在本章其他部分讨论。

二、临床医师进行超声检查比影像科医师进行超声检查的优势

儿童风湿学领域反对临床医师进行超声检查的最常见理由是影像科医师提供的超声服务已经非常优秀。如果已经有一个负责的影像团队既能够不延误检查，又不会给患者带来任何不便，那么儿童风湿病医师在花费大量时间、相同的检查费用的情况下进行超声扫查又有什么优势呢？

只有当你自己开始独立进行关节扫查时才能意识到，即使影像科医师提供的服务再优质、及时，也不可能与临床医师在诊疗过程中亲自进行超声扫查更为方便、有效。其中一些原因如下：

1.临床医师可以随时扫查多个关节。

2.扫查可在门诊诊治过程中进行，省去了单独预约影像科的过程。不仅改善了患者及其家属的就医体验，也能直接解答临床疑问，缩短了临床医师诊断和给予治疗的时间间隔。

3.临床医师对患儿症状、体征及病史了如指掌，在这种情况下进行关节扫查，能更好地解读图像。

4.增加患者对其诊治医师的信任度，提高诊治的依从性，尤其是对于年幼儿童。

5.超声扫查在一个熟悉的环境中进行，患者依从性更高。

6.如果临床医师可以完成关节扫查，并有便携式的扫描仪就可以随时随地，如病房、课堂或医院的门诊等为患者进行关节扫查。

7.除可以在任何地方扫查外，扫查时间上也不再依赖影像科医师，可以在下班时间或周末，或在门诊之后进行扫查。

这种灵活和便捷即使在资源最丰富的影像科也不可能实现，正如心脏病专家现在永远不会放弃他们对超声心动图的掌握，儿科风湿病专家一旦熟练掌握了关节超声检查，也必然不再依赖影像科室。

三、临床扫查面临的挑战

1.超声仪价格昂贵，临床医师需要努力说服医院管理者为他们认为不重要的配套设备提供资金。

就本文作者而言，两个扫描仪的费用（一台用于临床的主机和一台便携式扫描仪）由患者家属赞助。患者和患者父母都理解临床扫查对于诊疗的益处，因此筹款积极性很高。此后，在见到了这种医疗服务的价值及影像科过度饱和的预约服务之后，作者所在医院愿意支付设备管理及维修费用。由于费用来自慈善基金，仪器公司通常能够提供更便宜的出厂价并将免除增值税。

2.学习儿童关节超声扫查是很困难的。很少有熟练的超声科医师去教导和训练其他人，根据作者的经验，大多数影像科医师没有时间或意向去培训风湿病学专家如何进行超声扫查。

欧洲和北美洲的一些国家或地区开展肌骨超声课程，但几乎都是面向成人风湿病学专家。其中儿科课程很少，可以培训的国家或地区也少。不过，参加成人肌骨超声课程也是有用的，可以熟悉关节扫查的原理和技术，以及熟悉超声仪器，但这些课程主要关注成人患者的典型病理表现。

3.儿童关节超声的教学资源匮乏。有针对成人风湿病学专家的在线课程和图像图谱，但为儿科医师提供的类似材料却很少。

到目前为止，为儿科风湿病学领域的临床医师开发教材的主要障碍是缺乏儿童的正常值数据。儿童关节的超声表现随着生长发育而变化，这使得区分正常图像和病理图像更具挑战性。从婴儿期到骨骼发育成熟期的正常图像图谱的开发仍处于早期阶段。

4.有关超声临床意义的证据仍然相对缺乏。超声在风湿病学中的应用主要集中在"亚临床"滑膜炎的检测上。

到目前为止，在儿科风湿病中支持亚临床滑膜炎检测意义的证据很混杂，本章后面会解释原因，成人的证据支持超声可以检测出被临床检查遗漏且具有临床意义的滑膜炎。尽管超声在临床上有许多其他重要用途，但这方面的不可靠性及不确定性可能会使一些临床医师放弃超声扫查。

5.超声不能对所有关节进行扫查，不能用于脊柱或颞下颌关节炎的诊断；有些关节扫查存在难度，作者发现盂肱关节和距下关节很难掌握（虽然这不是普遍经验）。对于身材纤瘦的儿童，髋关节扫查较为容易，但对于肥胖的儿童，却很难获得有用的图像。

6.持怀疑态度的临床医师提出的另一个常见的问题是，在繁忙的诊所里，没有足够的时间将超声作为临床诊断的常规辅助检查手段。

到目前为止，作者并没有因为超声扫查而减少门诊预约数量或延长诊疗的时间。在大多数情况下，扫查过程只需数分钟，实际上可以减少解释或"说服"所需的时间。

目前并不是每次孩子来诊所都要进行超声扫查，也没有定期扫查大量临床正常的关节。如果想获得超声有助于儿童"亚临床"滑膜炎检测的证据，就必须检查更多的儿童、扫查更多的关节，这可能会改变我们的诊疗现状，可能需要更长的预约时间。扫查临床正常的关节以确认病情是否缓解的诊断，或得出准确的关节计数，并根据所选关节数量，确定幼年型特发性关节炎患儿ILAR分类的状态，需将每位患者的临床时间从15分钟增加到20分钟或25分钟。

四、儿童关节扫查的特殊挑战

小儿风湿病学专家之所以没有像成人风湿病学专家那样热衷于超声检查，其中一个原因就是超声检查有难度，需要根据年龄和骨骼发育的不同来解释儿童的图像，并且儿童期各年龄组缺乏易于获取的正常数据。这是解释超声图像困难的主要原因，特别是对于习惯扫查成人的医师。

1.骨化中心的生长边缘通常凹凸不平或参差不齐，因此可能会被不熟悉健康儿童关节的超声医师与骨侵蚀混淆（图16.5）。

2.儿童的骨骺有明显的血管生成，干骺端和骨骺血管之间存在穿过生长板的吻合支（滋养血管）。这种正常的生理性血管可以在超声上检测到，并可能被误认为是病理性多普勒信号，附近的大血管回声也可能被误认为病理性信号（图16.6～图16.11）。

3.婴儿出生时，很大一部分骨骼由未钙化的软骨组成。骨骺的骨化中心随着生长逐渐扩大，至青春期后期达到骨骼完全成熟。因此，关节软骨的厚度与年龄有关。对于检查成人关节的超声医师来说，宽而无回声的软骨区域很容易被误认为是关节积液（图16.7，图16.12和图16.13）。

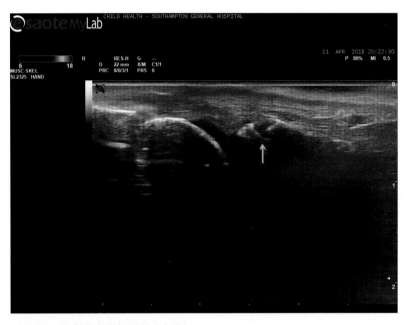

图16.5　健康儿童不规则的生长板

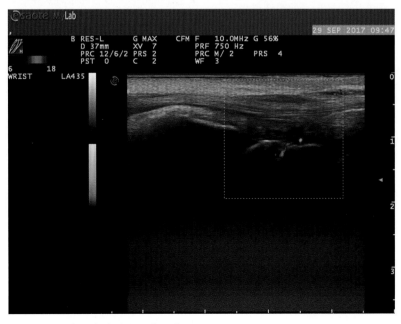

图16.6　健康儿童腕关节滋养血管

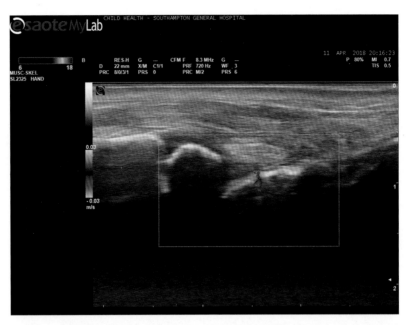

图16.7 健康儿童手腕多普勒信号。注意彩色取样框并没有正确放置在图像顶端，但正确放置后多普勒信号没有改变

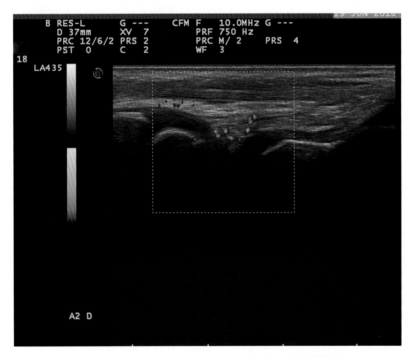

图16.8 同一儿童的灰阶图像，可见腕骨的生长板及多普勒信号

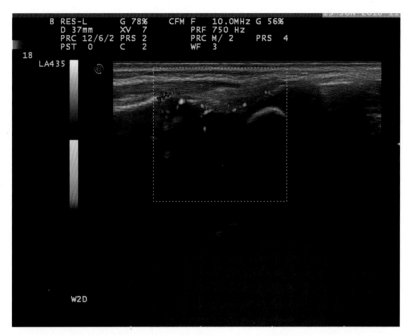

图16.9　健康儿童胫距关节纵向扫查图像，可见厚而无回声的关节软骨

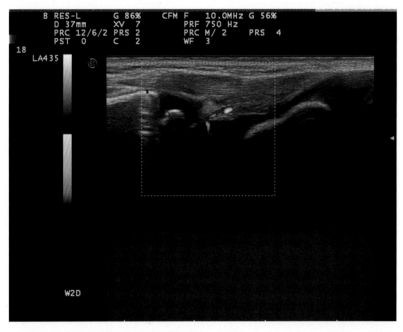

图16.10　健康儿童踝关节多普勒信号

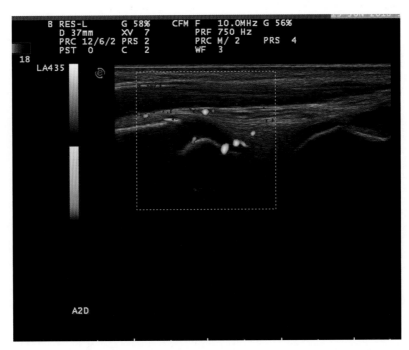

图16.11　健康儿童腕关节多普勒信号。其上方不可见的血管（本图未见）产生明显回声。横切面上可以清楚见到多普勒信号与血管关系，因此不能误认为是滑膜炎

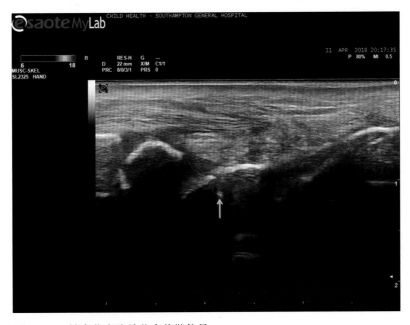

图16.12　健康儿童腕关节多普勒信号

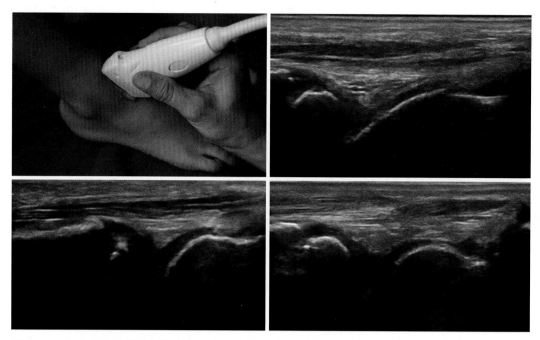

图 16.13　健康儿童踝关节多普勒信号，可见滋养血管及其上方血管产生的回声

五、超声检测亚临床滑膜炎的作用

超声在诊断滑膜炎方面比临床检查有更好的敏感性。超声与磁共振成像有很好的相关性，而磁共振成像又与组织学表现有很好的相关性。一些根据临床表现认为病情缓解的患者在超声上表现出异常提示持续性滑膜炎。

这些异常超声表现在临床病情缓解中的意义尚不明确，是疾病活动的真实反映吗？超声能发现亚临床滑膜炎吗？可以用于指导治疗吗？可以用于关节活动计数以进行 ILAR 分型吗？

在成年人中，已经有越来越多的证据证明亚临床滑膜炎可有效预测临床病情缓解患者的疾病复发。

然而，儿童方面的证据仍然没有定论。Janow 等在 2011 年的研究证明，儿童基线超声异常的临床不活动关节会进展为临床能检测到的活动性滑膜炎。但 Magni-Manzoni 等在 2013 年的研究表明，超声检测到的亚临床滑膜炎并不能预测疾病的复发。研究者认为导致上述结果的部分原因可能是缺乏健康关节的标准化定义，急性炎症得到控制后滑膜增厚也可能会持续存在，在健康的关节中可能会发现少量积液。然而，如前所述，儿童健康生长的关节也可有生理性血流信号，而多普勒信号的存在可能被误认为是炎症，因此能量多普勒的预测价值在儿童关节扫查中异常偏低。有研究使用了半定量的评分系统来描述多普勒信号，但该评分系统尚未在儿童中得到验证，也没有考虑到这些生长关节中的正常变异。除两个存在阳性多普勒信号的关节外，其他关节均被评为最低分；年龄最小的儿童倾向于有更多的多普勒信号，且大多数仍处于缓解期。后续研究发现，尤其是年

幼儿童，少量多普勒信号可能是一种生理现象。

最近的一项研究显示，在接受治疗的临床病情缓解的儿童中，能量多普勒超声阳性与随后的疾病发作之间存在相关性。描述和定义正常关节超声表现的工作正在进行中。但这些工作目前只在少数的健康儿童中进行。

由于缺乏健康关节超声表现的数据，目前尚无法对病理表现做出定义。对健康关节进行更大规模的研究才能确定正常和病理之间的阈值，才能确定超声检测的滑膜炎是否能够成为临床诊断活动性疾病的有效依据。

六、未来方向

在确定检测亚临床滑膜炎的价值之前，超声不太可能在儿科风湿病学专家的临床诊疗中广泛开展。虽然门诊进行扫查有许多好处，但科学证据不足限制了对该技术的投入和发展。病理学定义应该建立在不同生长发育阶段的正常图像的可靠数据基础上。一旦积累了必要的证据将实现：①使用超声作为预测性生物标志物之一；②制订培训课程和材料；③为学员开发相关课程模块；④将超声完全整合到临床实践中。

七、结论

在临床上使用超声检查的好处很难量化，需要定性研究来探索。但经常使用超声检查的临床医师非常熟悉超声的优势，即超声检查在患者和临床医师的沟通交流中所起的作用。风湿病学专家可通过及时扫查来安抚、甚至有时可帮助说服患者。超声检查有时也会发挥治疗和诊断作用。作为一种有效的工具，超声检查最好与临床诊疗同时进行，以便成为医师、患者、家长互动的一

个组成部分。在另一时间，把患者送去另一地点由另一位陌生人员进行扫查，就失去了由自己信任和熟悉并了解病史及需求的医师进行扫查的优势和即时性。

在一个更"科学"的层面上，超声检查可以检测临床正常关节的滑膜炎。对于这些"亚临床"发现的意义，我们仍处于探索和认识的早期阶段，但已有越来越多的证据表明超声检查有望成为可预测或确认病情缓解、治疗有反应和治疗后复发的标志之一。目前的证据显示，虽然不活动关节可能持续存在滑膜增生，健康关节可能存在少量积液，但是中度或重度（尚未确定）多普勒信号及相应的灰阶图像改变仍能提示有意义的病变。

一旦有证据支持这一假设，就可以利用超声检查进行准确的关节计数以进行ILAR分型，并帮助医师做出治疗或停药决策。

然而，确认亚临床滑膜炎具有重要的诊断和预后意义，意味着必须在每次预约时扫查儿童患者的大部分关节（数目尚未确定）。因此，有必要大量增加能够扫查儿童关节的儿科风湿病学专家的数量，这反过来又将对该专业的培训产生非常重要的影响，就像心脏病学专家逐渐从影像科医师手中接管超声心动图一样。

因此，必须持续努力为所有年龄段的所有关节的正常表现提供可靠的数据，根据这些数据定义病理学，利用图像库开发学习资料，并在儿科风湿病课程中建立培训模块。

（译者：王长燕　马明圣）

第 17 章

超声诊断和发现的报告

一、引言

肌骨超声正成为门诊诊疗中普遍使用的辅助检查技术。该技术没有辐射，成为儿科首选的影像学检查方法。由于扫查被认为是临床评估的一部分，临床扫查关节时常遗漏正式超声检查的报告。图像很少被存储到图像存档和通信系统（PACS）中，而且放射科以外的其他科室也常不能应用PACS。超声报告是一份法律文件，是医疗文件的一部分，准确性由执行或验证扫查的人员负责。因此，报告应根据国家放射科医师学院发布的最佳实践标准包含检查的详细信息。本章的目的是让读者熟悉这些标准，以确保报告安全有效。

二、报告书写

正式报告应包括以下内容：

1.患者姓名和身份证。

2.就诊医疗机构的名称。

3.超声设备所处位置及联系方式信息。

4.转诊、扫查和报告的日期。

5.转诊中提供的临床信息包括临床问题和转诊原因的文件。

6.检查部位。

7.操作者姓名及职务。

8.描述包括正常声像解剖（评估的结构）和病理检查结果。

（1）位置。

（2）大小，并附有测量值（每个病理发现应在两个垂直平面上进行评估和记录）。

（3）内部特征，包括回声衰减（回声和回声结构）。

（4）血流特征（可进行分级）。

（5）对压缩的反应（可压缩、可移动、疼痛）。

（6）边缘/轮廓。

（7）与对称部位的比较（必要时）。

（8）动态检查（必要时）。

9.检查的局限性和对其他检查的建议。

10.印象或结论。这部分是对主要临床问题的回答，包括特定的诊断或鉴别诊断列表。如有需要，应建议进一步检查或专家转诊。

11.采取的措施如关节液抽吸、类固醇注射，专家转诊。

报告的风格因各地习惯而异。报告应该简洁明了、容易理解、没有歧义。可以使用常用缩写词，不太常用的术语需给出完整描述。不相关的发现可以省略，只有在诊断不明确并寻求其他意见时才使用技术术语（表17.1）。应解释测量和表现的意义。特定类型或部位的超声报告可以使用模板，完全正常的报告可以简写。报告应按照国家指南及时完成并发送给申请人。如果发现关键和紧急情况，报告人有义务使用当地应急警报机制通

表17.1　用专业术语描述肌骨超声的正常和异常表现及其解释

项目	正常	异常	解释
骨骼	轮廓平滑，高回声轮廓伴声影。儿童生长板处可见骨皮质不连续	轮廓不规则，两个垂直平面可见骨皮质病变	骨侵蚀
		骨骼边缘过度生长	骨质增生
		关节囊、韧带、肌腱插入处骨质过度生长	附着点增生
透明软骨	厚度取决于患者的年龄，无回声点状回声（血管），血流信号偶尔见于小年龄儿童 骨化中心各不相同，取决于患者年龄	软骨变薄，回声增强，软骨下骨不规则	软骨软化
		不规则/碎片的骨化中心	与关节损伤或炎症相关

续表

项目	正常	异常	解释
滑膜组织	不可见	滑膜增厚	滑膜增生
		血流增加	滑膜炎
		1级	轻度
		2级	中度
		3级	重度
滑囊积液	不可见或轻微	关节腔内中度至显著增加的无回声	积液
韧带	纤维结构，各向异性，无血流信号	韧带增厚，回声减低，结构模糊，韧带附着点处血流信号增加	附着点炎
		增厚，回声减低，回声结构模糊，＋/－血流信号 连续性中断 相关关节不稳定	损伤 部分或完全撕裂
		伴有声影的高回声病变	钙化
		等回声或高回声病变伴各种声影	尿酸盐沉积
		增厚，回声减弱，缺乏各向异性，回声模糊血管增多	肌腱病变
肌腱	纤维结构，各向异性，无血流信号	肌腱增厚，回声减低，结构模糊，肌腱血流信号增加	附着点炎
		低回声病变，厚度减少，连续性中断	部分、纵向撕裂，或完全撕裂
		伴有声影的高回声病变	钙化
		等回声或高回声病变伴各种声影	尿酸盐沉积
		肌腱内实性病变	结节（类风湿性结节、痛风结节、其他）
腱鞘	不可见	低回声组织伴或不伴肌腱周围血流信号增加	腱鞘滑膜炎
		肌腱周围无回声液体	积液
		动态检查中肌腱滑动受限	粘连、肌腱结节、狭窄性腱鞘炎
支持带	特定部位周围的肌腱，纤薄的纤维结构	支持带增厚，回声减弱，血流信号增加，附着点部位骨皮质不规则	附着点炎
		支持带增厚 动态检查肌腱活动受限，有/无 血流信号增加	狭窄性腱鞘炎 （与A1滑车相关） De Quervain腱鞘炎 （与第一伸肌腔室相关）
神经	低回声束，周围包绕纤薄的高回声神经外膜	神经增厚，回声减弱，结构模糊，神经外膜增厚；受压部位的神经变平	神经卡压

知申请人。

当超声扫查由临床医师在诊疗过程中执行时，报告中可以只包括检查、解释和诊断，作为临床病历的一部分。超声检查者只能在其执业和能力范围内工作。对实践、学习反馈和多学科会诊的情况进行系统审计，以确保高质量的实践。

三、图像采集

超声图像是重要的医学资料。异常发现（包括测量和血管）应在两个垂直平面上尽可能清晰地获取。常见的骨骼标志、部位标记应标记于图像上以更好地定位。

采集图像上应包含患者姓名、身份证号码、出生日期、性别和邮政编码。输入数据很耗时，因此在扫查时经常被省略。使用DICOM模式工作列表（DMWL）可以轻松访问人口统计信息，图像以DICOM模式获取、存储，还可访问查阅。

当超声仪器未接到PACS时，图像将在本地存档。超声仪内部存储器允许存储大量图像和录像，可用于监测治疗情况。为了患者数据的安全，除非使用加密系统，否则不应在外部内存驱动器上传输图像。然而，从超声仪的本地存储传输图像时可能会出现问题。超声制造商和医院信息部门之间的合作可能需要传输数据用于教学目的。有些超声机配备了相应软件，可以对患者的数据进行盲处理，以便传输图像。

四、结论

1.超声报告是一种法律文件，应按国家最佳临床实践标准进行撰写。

2.由临床诊疗医师进行扫查时，报告可作为临床病历的一部分。

3.超声图像属于医疗文件。

4.标有患者个人信息的图像数据应使用加密系统。

（译者：王长燕　马明圣）

第 18 章

儿童超声引导下介入治疗

一、引言

关节内注射皮质类固醇在抗炎治疗中起重要作用，尤其是在少关节型幼年型特发性关节炎患者中。膝关节是幼年型特发性关节炎中最常受累和进行注射治疗的关节，所有的外周关节都可以安全有效地进行超声引导。超声引导提高了对目标的精确识别及在关节间隙、腱鞘或附着点周围进针的准确性。在没有影像学引导的情况下，对年龄较小的儿童进行非常小的关节区域注射是一个挑战，且错误的皮质类固醇注射可能会损害这些低年龄患者的软骨和软组织结构。在过去的20年中超声技术经历和取得了显著的发展，高分辨率超声设备能清晰地显示所有的关节和肌腱结构。20MHz的高频超声探头有助于安全引导介入操作。研究表明，超声引导增强了风湿病患者关节内注射的安全性和有效性。超声引导下注射对儿科患者没有不良反应，也不会增加注射时间。

二、适应证

在小儿风湿病中，超声最重要和最确定的作用是引导皮质类固醇注射，但在治疗关节或肌腱不适的患者时，还有其他适应证。

第一，超声引导有助于确定儿童关节炎的基本诊断，如关节炎或腱鞘炎，通过精确引导穿刺针进行抽吸（如关节内积液）。在关节炎症的初步鉴别诊断中，区分化脓性关节炎、感染相关关节炎（如莱姆关节炎）、慢性风湿性疾病和创伤性病变非常重要。

第二，超声引导有助于避免血管、肌腱、神经、软骨或骨结构的意外穿孔和损伤。

第三，准确注射到炎症部位会大大提高治疗成功的机会，尤其是对于未成熟骨的软骨较多的幼年儿童。

超声引导下皮质类固醇注射大多用于少关节型幼年型特发性关节炎以治疗滑膜炎，但也可为多关节型幼年型特发性关节炎中耐药关节提供支持治疗或临时治疗，以待其他系统治疗方式生效；也用于引导穿刺难度较大的关节（如髋关节、非常小的关节），尤其对于那些由于持续的疾病活动或不适当的注射损伤后可能造成严重

功能障碍的关节（如髋关节）。

超声引导也有助于注射皮质类固醇进入腱鞘、附着点周围或有炎症的滑囊。

三、安全性和有效性

有几项研究报道，幼年型特发性关节炎患者关节注射的疗效显著，尤其是曲安奈德（TCH），该药已成为幼年型特发性关节炎患者联合注射的金标准。其他药物据报道没有TCH有效。然而，关节注射潜在的不良反应主要与注射位置不正确有关。关节内注射皮质类固醇后常见的不良反应是皮下组织萎缩或注射关节区域色素减退。避免这种不良反应的一个策略是注射儿童的小关节时，如手指关节、中足关节或足趾，使用更易溶解的类固醇制剂，如倍他米松或甲泼尼龙。然而，大多数制剂可溶性越强，作用时间越短。另一个避免这种不良反应的策略是利用超声引导以提高进针的准确性。更常见的不良反应是注射部位关节周围或关节内钙化。其他罕见不良反应包括短暂抑制内源性皮质类固醇生成，股骨头缺血性坏死，局部炎症反应，局部出血或感染。在超声引导下将皮质类固醇正确注入目标结构，不仅增加了关节内注射的安全性，也降低了不良反应。

四、超声引导下注射技术

超声引导注射之前，必须通过超声清楚地识别目标位置。儿童的骨骼生长板和软骨比例较高，且与年龄有关，存在次级骨化中心。彩色或能量多普勒可以显示关节内血流信号及大量生理性的滋养血管。对儿童不成熟骨骼的超声表现进行深入的了解是非常重要的。

在确定目标后，选择适应目标部位深度和尺寸的合适长度与口径的穿刺针。选择注射剂后（如TCH），需要确定平行引导还是不平行引导。直接超声引导注射的优点是针尖的实时可视化，可精确调整深度和目标。当穿刺针在长轴上与探头平行时，针头的视觉效果最佳。混响和金属伪像有助于清楚地识别穿刺针（图18.1）。

如果注射位置靠近探头，必须使用无菌探头盖和耦

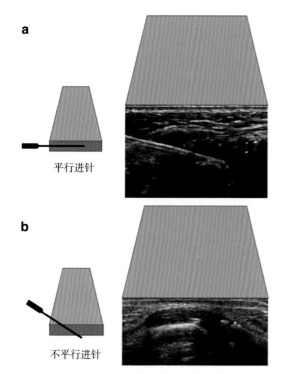

图18.1 （a）平行进针，穿刺针平行于探头（距下关节注射）。（b）不平行进针，穿刺针经过探头（手指小关节注射）

合剂，避免污染。如能够保证非接触技术，一次性非无菌手套就足够。

穿刺之前，要确保患者和进行注射的人员都有一个相对于设备的舒适位置。是否需要镇静必须根据患者的年龄和需要注射的关节数目来决定。手术前必须获得父母和（或）患者的知情同意。

五、超声引导下幼年型特发性关节炎治疗示例

1.髋关节炎

在一些患者中，髋关节是唯一可通过抽吸滑液来诊断感染性关节炎或暂时性髋关节炎的部位，然而，超声引导皮质类固醇注射对于幼年型特发性关节炎伴髋关节炎患者是一种非常成熟的治疗方式，这种情况更常用于类风湿因子阴性或类风湿因子阳性的多关节炎、附着点炎相关关节炎或全身性关节炎。

患者取仰卧位。较年幼的儿童注射前应给予镇静。严格的无菌技术包括使用无菌探头、无菌耦合剂。超声探头沿股骨颈轴线纵向放置，显示前隐窝关节积液。穿刺关节前隐窝时应该使用一根长针，如脊椎穿刺针。纵向引导穿刺针通过关节囊进入关节前隐窝（图18.2）。抽液完成后，注射少许生理盐水以再次确认针头位置后才可以注射皮质类固醇。拔针时应通过针头再次注射少许生理盐水以避免皮下组织萎缩。

2.膝关节

膝关节是幼年型特发性关节炎最常见的受累关节。

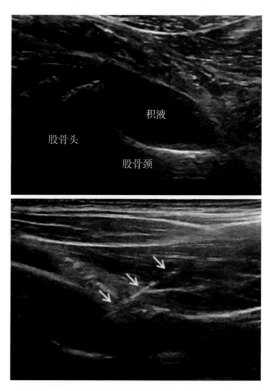

图18.2 1例6岁幼年型特发性关节炎（全身型）（SJIA）男孩髋关节前隐窝平行穿刺

特别是年轻的少关节型幼年型特发性关节炎患者，往往存在膝关节受累。这样的患者通常会接受皮质类固醇注射以快速改善症状和实现短期缓解。有些患者只需要注射皮质类固醇，不需要使用全身抗风湿药物。对于膝关节注射，超声引导并非必须，但在特定情况下可能会有帮助，如对于非常年幼的儿童、渗出液已经部分机化、存在大量滑膜肥厚或少量渗出、提高皮质类固醇注射的有疗效和安全性，以及有持续性髌骨上滑膜皱襞和可能需要同时注射两个腔室。

患者取仰卧位，膝关节可以弯曲30°，超声探头沿膝关节髌上横轴放置，显示髌上隐窝的关节积液。髌骨上隐窝应从外侧进入，从而安全到达隐窝内的积液处（图18.3）。进针前，应确定髌骨的上缘和外侧缘等解剖标志。

进针角度有轻微的前后倾斜。抽液完成后，注射少许生理盐水以再次确认位置才可以注射皮质类固醇。拔针时应通过针头再次注射少许生理盐水以避免皮下组织萎缩。

3.胫距关节和距下关节

踝关节病变在幼年型特发性关节炎中非常常见，尤其是少关节型关节炎患者，在胫距关节或距下关节局部注射皮质类固醇可显著改善关节功能。

患者取仰卧位。对上踝关节（胫距关节）注射，足可以平放于床面。超声探头沿着胫距关节的纵轴显示远端关节之间的关节积液、胫骨骨骺和距骨。渗出物常延距骨至距骨的头部区域。对于胫距关节，穿刺针应于探头前侧进针（图18.4）。纵向引导时，穿刺针与探头呈40°～60°。抽液完成后，注射少许生理盐水以再次确认

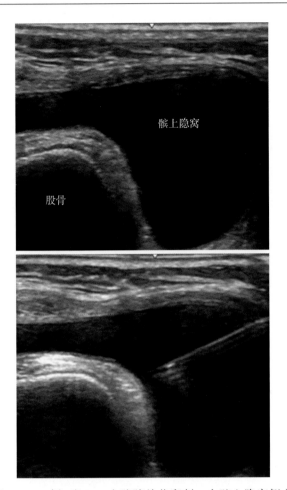

图18.3　1例6岁SJIA女孩膝关节穿刺，在髌上隐窝侧方平行进针穿刺

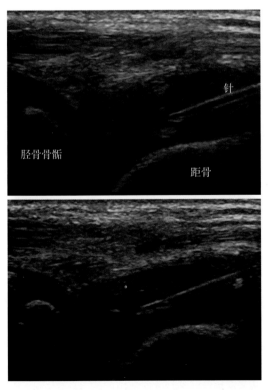

图18.4　1例3岁幼年型特发性关节炎女孩，在胫距关节背侧平行进针穿刺

位置之后才可以注射皮质类固醇。拔针时应通过穿刺针头再次注射少许生理盐水，以避免皮下萎缩。如果可以清楚地识别渗出物，则可选择横切面在胫距关节注射。这样做的好处是穿刺针头更平行于探头、显示得更清晰，并且穿刺针路径更短。

距下关节可以在跟距关节外侧面的横向扫查中被显示。可能位于关节后部，但滑膜隐窝也可能延伸至跗骨窦区域，正常关节中不含滑膜组织。最好在曲棍球探头引导下从侧面进针。超声扫查时，应使足部取旋后位，以鉴别积液和关节间隙。如果内侧滑膜隐窝的扩张明显，则从内侧更好观察，距下关节也可从内侧进入。

4. 中足

对于年龄较小的儿童，因为关节间隙非常狭窄，将皮质类固醇注射到小距骨关节或距骨间关节是一个挑战。超声检查有助于发现少量积液或滑膜增生，因此可在超声引导下注射。大多数中足关节可以在超声引导下注射皮质类固醇（图18.5）。一个显著的优势是，注射液只需要注射到肿胀的滑膜隐窝中，穿刺针头不需要进入中足骨之间。

患者取仰卧位，超声探头通常纵向放置，显露中足

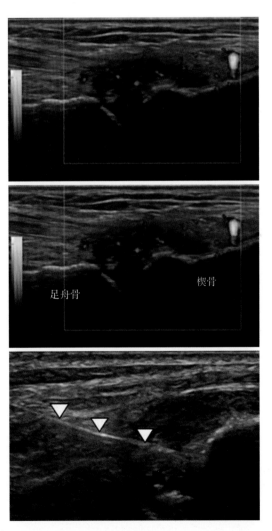

图18.5　1例7岁幼年型特发性关节炎患儿，在足背侧中足距舟关节平行进针穿刺（三角示穿刺针）

关节结构，以前后方向引导穿刺。

5.手腕

腕关节分为4个滑膜腔室，腱鞘炎症也可以沿着腕关节分布，因此精确定位腕关节穿刺部位具有很大难度。根据积液或滑膜增生（如桡腕或腕骨间隐窝）的部位不同，腕关节可以从多个部位进针穿刺。探头通常沿腕关节轴线纵向放置。以前后方向引导穿刺针至关节隐窝。在较年幼的儿童中，区分低回声或无回声的积液和软骨非常重要。注射前的动态检查可以显示软骨与积液之间高回声分界线，有助于更好地区分这两种结构。

6.手指关节

不正确地穿刺儿童手指关节易形成软组织损伤及潜在的肌腱挛缩。因此，精确注射皮质类固醇非常重要。超声曲棍球探头引导提高了儿童手指关节注射皮质类固醇的安全性和有效性。超声探头可以纵向或横向置于手指关节以进行引导。

7.腱鞘炎

肌腱周围炎和腱鞘炎在儿童中很常见。腕关节伸肌肌腱受累或胫骨后肌肌腱受累常见于幼年型特发性关节炎患者。腱鞘炎的特征是腱鞘无回声或见低回声液体，有时合并腱鞘内滑膜增生和肌腱增厚。肌腱呈高回声，并存在血流信号。损伤较小的腱鞘穿刺方式是探头横向置于腱鞘

上方（图18.6）。每次穿刺中可以对多个腱鞘进行药物注射。注射皮质类固醇前，注射数毫升生理盐水有助于确认穿刺针的正确位置，并扩大皮质类固醇注射的可用空间。撤针过程中也可注射生理盐水以避免软组织萎缩。如果是纵向延伸的腱鞘炎，沿腱鞘长轴注射可能更为有利，可以确保皮质类固醇沿病变区域分布，如有必要，可边注射边进针。

8.滑囊炎

滑囊炎在幼年型特发性关节炎中很常见，有时无症状，只有超声才能发现。但是，有些患者的滑囊炎如活动性髌下深囊滑囊炎有症状，如疼痛、肿胀、丧失功能。皮质类固醇注射对受累滑囊是一个非常有效的治疗方法，可短期和长期缓解症状，改善功能。例如，髌下深囊可以从外侧或内侧注入，探头横向置于髌下囊短轴上，从探头下方进针至扩张的滑囊，有轻微的前后成角（图18.7）。

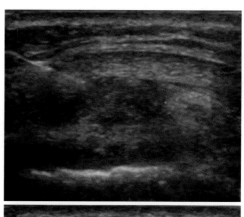

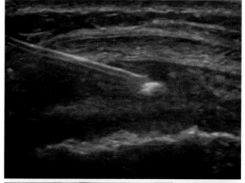

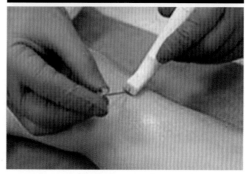

图18.7　1例10岁幼年型特发性关节炎患儿，在髌下深囊注射皮质类固醇，平行进针穿刺

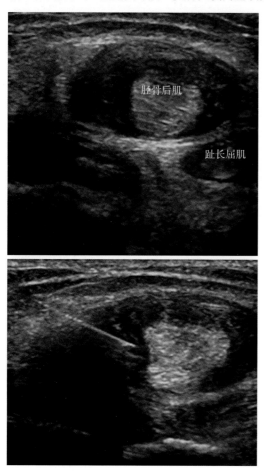

图18.6　1例13岁幼年型特发性关节炎女孩，在胫骨后肌腱鞘内注射皮质类固醇，平行进针穿刺

（译者：王长燕　马明圣）

第五部分

运动医学

第19章

超声在儿童运动损伤中的应用

一、引言

每年儿童在体育活动中肌肉骨骼系统损伤的比例为3%～11%，其中男孩是女孩的2倍，而且男孩的损伤更严重。Schmidt和Hollwarth指出，与下肢（34.5%）相比，上肢（43.8%）运动损伤更常见，16%的损伤会累及头部，运动损伤的高峰年龄为12岁。但是，Auringer和他的同事认为，在儿童运动损伤中，下肢的发生率更高。

儿童生长期的肌肉骨骼系统有特殊性，因为韧带和肌腱较其附着物（即骨骺板）更强壮。因此，在严重的运动创伤中，较弱的骨骺板易发生断裂，进而损伤生长板。这些损伤可导致肢体不等长、成角畸形和长期功能障碍。这些病理变化导致的其他细节本文不赘述。

青少年时期未成熟的骨骼在不同的负荷下表现有所不同，如生理负荷可能对骨骼有益，但是过度的压力可能损伤关节。随着骨骼硬度的增加，其对冲击的抵抗能力减弱，因此突然的超负荷可能会导致骨骼弯曲。

低强度训练可以促进骨骼生长，而高强度训练则相反（图19.1）。

随着儿童运动损伤发生率的升高，有必要使用超声对肌肉骨骼系统的特定区域进行成像。X线片仍被用来评估骨缺损。磁共振成像仍然是关节和软组织损伤的首选成像方式。超声检查在儿童运动损伤中的优势在于便携性、设备普及性、高分辨率和动态扫查能力。该检查的主要缺点是操作者依赖性，以及需要医师具有快速学习能力。

二、下肢

1. 胫骨结节骨骺炎

1903年，Robert Osgood和Carl Schlatter首次描述了胫骨结节骨骺炎，此病指股四头肌引起的胫骨前缘骨骺的反复性牵引性损伤。本病高发于10～14岁的男孩，尤其多见于足球、篮球、排球及跳远运动员（图19.2）。症状包括胫骨结节疼痛、肿胀和压痛。20%～30%的病

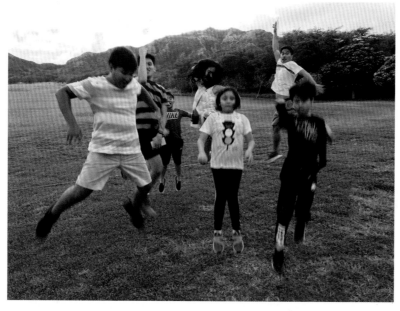

图19.1　儿童在各种活动中的动态运动对其幼小和不成熟的肌肉骨骼系统施加了力和负荷

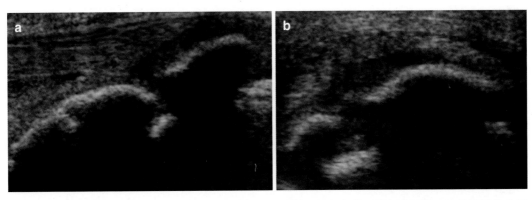

图19.2　儿童膝关节远端髌腱插入处的纵切面（a）和横切面（b）的正常超声图像。这些图像均未见肿胀低回声

例双侧受累。

超声显示软骨肿胀，胫骨结节次级骨化中心碎裂，肌腱炎症伴髌腱增厚，多普勒信号增强（图19.3）。能量多普勒信号与疼痛的强度相关。Czyrny根据超声检查将其分为3种类型：1型，内部骨化中心分层；2型，胫骨结节骨骺分层撕裂或骨折；3型，骨化中心分层撕裂导致结节不规则变形。

2. Sinding-Larsen-Johansson病

此病罕见，为髌骨骨骺炎。患者通常比胫骨结节骨骺炎患者年轻。同样为反复的微创伤和超负荷的压力所致。在极度屈膝时，膝关节前部疼痛明显。超声检查可显示髌骨下极的呈碎片状的低回声，髌腱止点处软骨肿胀（图19.4）。

3. 膝关节剥脱性骨软骨炎

本病是一个反复性、非创伤性、局限性的过程，病理改变为软骨下骨和相邻关节软骨的中心与周围骨分离，最常见于骨骼发育不成熟的男性运动员。根据研究，膝关节剥离性骨软骨炎被定义为一种局灶性、特发性的软骨下骨改变，可影响邻近关节软骨的稳定性，导致相邻关节软骨破裂，进而导致过早的骨关节炎。此病常累及膝关节，常见于股骨内侧髁的外侧，较少发生于股骨外侧髁。由于软骨碎裂较严重且修复能力较差，因此被认为是影响运动员的最严重损伤之一。虽然病因尚未明确，但机械和创伤是部分病因。本病也被称为关

节复合体软骨内骨化过程失败。超声的表现特征取决于病变的不同阶段。早期的特征是局部软骨下骨变平，关节面正常。随着疾病进展，超声表现为非移位性或可轻微移位的碎片，伴有两个高回声区。Gregerson和Rasmussen对剥脱性骨软骨炎的初步研究发现，超声可在大多数缺损中发现低回声物质，这是由于骨吸收后被肉芽组织或纤维软骨取代。带有后方声影的高回声代表分离的软骨下骨和关节软骨内退行性钙化病变或修复中的改变。

4. 跟骨结节骨骺炎（Sever病）

跟骨结节骨骺炎是由踝后方过度使用造成的跟骨结节骨骺损伤，常见于经常运动的儿童，尤其是常参与跑步和跳跃运动的8～10岁女孩和10～12岁男孩。正常跟腱插入跟骨结节骨骺（图19.5），跟骨结节骨骺是沿跟骨后缘发育的骺板。病变时超声检查显示存在跟腱炎和（或）跟骨后滑囊炎，且存在跟骨次级骨化中心的碎裂。

5. 牵拉骨骺撕脱性骨折

牵拉骨骺撕脱性骨折是儿童运动损伤中最常见的急性损伤之一。通常累及骨盆牵拉骨骺，也可累及下肢的其他部位。在骨盆中，最常受累的部位是坐骨结节。这种类型的损伤与常见的骨骺损伤不同，牵拉骨骺可能从骨上完全撕脱（图19.6）。

超声诊断该病的标准包括以下4个方面：存在低回

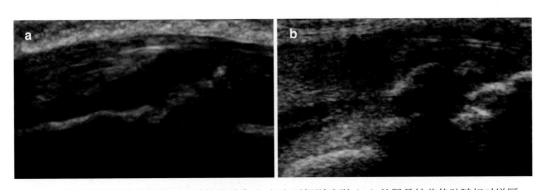

图19.3　儿童胫骨结节纵切图，显示软骨肿胀（a）和不规则碎裂（b）的胫骨结节伴髌腱相对增厚

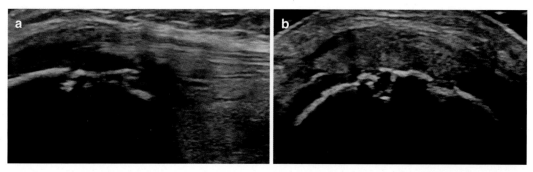

图19.4　（a）膝关节纵切面显示骨轮廓不规则，伴低回声肌腱增厚及等回声的Hoffa脂肪垫。（b）同一患儿短轴切面显示髌骨下极骨皮质不规则，髌腱近端肿胀呈低回声（由Taco Geertsma博士提供）

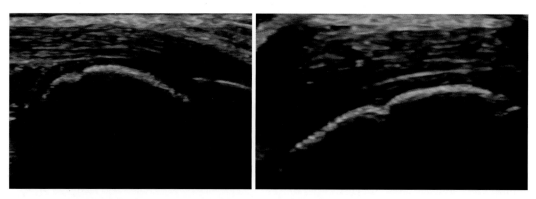

图19.5　9岁男童正常后踝关节的纵切面和横切面，显示跟骨结节骨骺，是跟骨结节骨骺炎患者后踝疼痛的常见部位

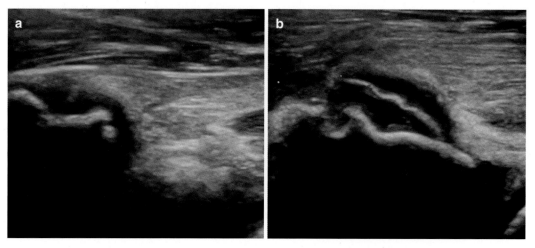

图19.6　（a）股直肌插入髂前上棘的正常超声图像。（b）一名9岁女童股直肌插入骨骺处的创伤后变化（由Taco Geertsma博士提供）

声区，骨骺距离增宽，骨骺完全移位和动态扫查时骨骺可异常活动。这些标准即为牵拉骨骺损伤从轻到重的4种情况：水肿、局部骨吸收、撕脱和不稳定撕脱。能量多普勒对慢性损伤的诊断无帮助（图19.7）。

三、上肢

1.肱骨小头剥脱性骨软骨炎（OCD）

由于反复的过头动作或上肢负重运动，部分关节软骨与软骨下骨分离，多见于11～23岁的青少年，男孩比女孩更常见。在棒球运动员中，肱骨小头剥脱性骨软骨炎的患病率为3%～4%。虽然此病常被认为是儿童运动损伤性疾病，但也可发生在不经常运动的儿童中。由于外翻运动时外侧肘关节负荷较大，因此本病经常累及棒球小投手和体操运动员的优势臂。患者通常会主诉肘部外侧疼痛，且肘部无法完全伸展。肘外侧通常有压痛。肘部剥脱性骨软骨炎需要与4～12岁儿童常见的肱骨小头骨软骨病或Panner病相鉴别。后者的特点是肱骨小头骨骺缺血和坏死，随之再生和再钙化，通常具有自

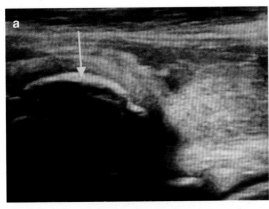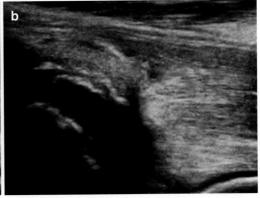

图19.7 （a）正常髂前上棘超声图像。（b）髂前上棘骨骺撕脱的超声图像（由 Taco Geertsma 博士提供）

限性，休息后消退。肘部超声需要扫查肱骨小头的前外侧，这是最常受累部位。超声检查可显示肱骨小头软骨下骨区呈双高回声的非移位性（稳定）或轻微移位（不稳定）的碎片。一旦碎片完全移位，会在肱骨小头观察到骨软骨缺损。这种缺损通常由纤维软骨组织修复，因此超声表现为缺损表面的低回声结构。软骨组织的轮廓在不稳定病变中是不规则的，在稳定病变中是完整规则的。不稳定病变中的游离骨碎片有时很难用超声检测出来。游离骨通常表现为高回声碎片，覆盖在完整的软骨下骨上方。这些超声发现与手术和磁共振成像评估的一致率约达89%。

2. 肩关节不稳

肩关节不稳是青少年常见的损伤之一。继发于创伤的前肩关节不稳就是其中一种累及盂肱关节的病变。盂肱关节不稳定的定义是指无法将肱骨头维持在关节窝的中心位置，病因可为创伤性或非创伤性。创伤性患者占90%，常见于肩关节前方不稳定伴盂唇损伤（Bankart损伤），而非创伤性患者的肩关节不稳定通常是多向性的，患者表现为双侧过度松弛，但没有盂唇的病理改变。创伤性患者的复发通过手术治疗效果更好，但非创伤性患者通过物理康复治疗的疗效更稳定。Owens 的一项研究发现，磁共振成像矢状斜位测量的关节盂高宽比增加的患者发生肩关节前侧不稳定的风险增加。14～16岁的男性运动员在肩关节脱位后1年内复发的可能性较大。由于该病的复发率高，手术治疗的患者运动能力的恢复比其他保守治疗（如物理治疗和外旋固定等）效果更好。不同外科治疗的详细方式在本章不再赘述。

创伤性肩关节后脱位的病例占2%～10%。65%～80%的患者可通过非手术方法成功治疗。关节盂后倾增加与这种肩部不稳定相关。

小儿患者的非创伤性肩关节不稳没有明确的原因，可能与游泳、投掷、撞击或头顶发球有关。这与肩关节多向不稳有关，特征是反复脱位，但无疼痛且自发性减轻。

磁共振成像是最常用和最可靠的诊断方法，而超声

是新兴的影像诊断技术。Hammar 等提出了肩关节不稳定的超声诊断标准，包括在盂唇基部出现大于2mm低回声区的盂唇部撕裂，盂唇部退行性变，盂唇结构的缺失和（或）盂唇退化，在关节盂和盂唇间出现真空现象（气体），动态扫查时盂唇可移动。盂唇退化的标准是前盂唇变小且形态改变，小于同侧后盂唇及正常侧前盂唇。肩关节前侧韧带和关节囊破裂的诊断标准包括前侧囊性复合体的连续性中断或出现不规则纹理，并在动态成像时伴有不规则运动。

四、锁骨骨折和其他骨折

锁骨骨折是儿童和青少年最常见的运动损伤之一，其中隆凸骨折是最常见的类型。青少年锁骨创伤和术后功能系统（FACTS）利用常用的影像学参数（缩短、成角和移位等）建立了标准化的评估和治疗方式。

儿童骨折的超声和X线表现不同。Eksioglu 等对39例1～14岁骨折儿童进行了研究，通过超声检查可发现独特性表现。无论是完全骨折还是非完全骨折，最有价值的发现是骨膜下血肿（图19.8）。

其他表现还包括骨皮质破裂、弯曲征和混响回声。骨膜下血肿的定义是骨膜隆起，同时伴有骨膜增厚、充血、软组织水肿。由于儿童的骨膜比成人更厚、更坚硬，骨膜容易从骨的骨干和干骺端隆起。因此，儿童骨膜容易受伤。超声混响是由骨髓质反射声波形成，而非从骨皮质反射而来，多见于完全青枝骨折，在隆凸骨折中很少见。弯曲征常见于不完全骨折，即使没有裂隙，超声检查也可以观察到皮质的变形。骨皮质断裂也被定义为骨皮质连续性中断，可由微骨折引起，在完全性、隆起性和青枝骨折中均可见到。由于超声的便携性及耐受性好，超声检查在检测和确认儿童骨折方面优于X线检查。但是对于关节附近骨折、手足小骨病变、非移位性骨骺骨折（Salter-Harris Ⅰ型）或骨折线小于1mm的骨折，超声检查的可靠性较低。放射学检查阴性结果的比例可以很好地解释为什么超声可以有效地检测儿童骨折，特别是患者表现出易怒、拒绝询问和体格检查不配

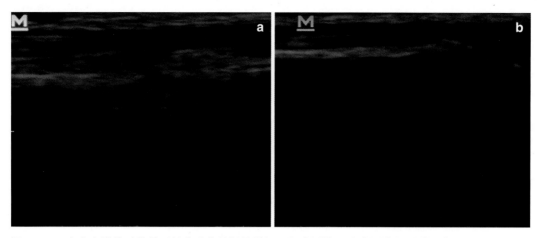

图19.8　9岁女童摔伤后桡骨远端非移位骨折的纵切面超声图像。注意图中的骨膜下水肿（a）

合时。

非移位性骨骺损伤的超声表现包括软骨膜增厚并伴有水肿和充血，骨骺变宽，骨皮质中断，骨骺处的骨碎裂。如有疑虑，可以通过对比健侧以确认是否存在异常。

五、肘关节内侧损伤

儿童肘关节内侧疼痛和损伤构成了一系列其他疾病，包括内上髁骨骺炎、内上髁撕脱、尺侧副韧带撕裂或扭伤，以及常见的腕屈肌劳损和旋前肌劳损（图19.9）。

这些病变都是在运动中反复或过度使用造成的，特别是在投掷的早期加速或后期，如"小棒球肘"，这种情况可能损伤尺侧副韧带（UCL）（图19.10）。幼童可能发生更严重的损伤，从而导致内上髁明显撕脱。在这类损伤中，年幼患儿的骨骺尚未成熟，最易受影响，而非尺侧副韧带。尺侧副韧带损伤患者的屈肌旋前肌群也常同时损伤，因此评估覆盖在韧带上方的屈肌旋前肌群很重要。

病变部位的超声图像表现为局灶性不均匀低回声，尺侧副韧带部分撕裂伴韧带增厚，尺侧副韧带中断伴尺桡关节全层撕裂、增宽。在伴有不稳定外翻应力动作时，动态成像可以辨别完全撕裂和不完全撕裂。Atanda等研究指出，对于无外伤史的单纯尺侧副韧带的低回声增厚，诊断应慎重，因为这些变化可能会随着年龄的增长而出现，尤其是无症状的年轻棒球运动员。

内上髁骨折常见于过头运动和上肢负重的运动员。必须准确测量内上髁骨折的移位，因为移位对于制订外科治疗方案至关重要。然而，除骨折脱位（与单纯骨折相比，骨折脱位明显限制屈伸运动）外，大多数患者的临床表现或功能障碍很少。对此，放射学检查是最好的检查方式，最常见的表现是内上髁骨骺移位和碎裂。当X线检查正常但怀疑有内上髁骨骺炎和其他运动相关损伤时，磁共振成像可以进一步诊断。超声表现为内上髁连续性中断，伴内上髁不规则和碎裂。

由于发育特性，儿童的运动损伤呈现出动态的、独特的肌肉骨骼特征。尽管可以利用现有的成像方式进

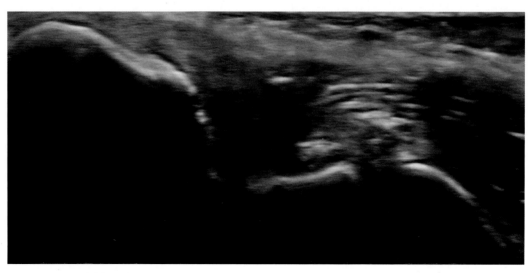

图19.9　正常肘内侧超声纵切面，显示肱骨远端内上髁处屈肌腱的插入

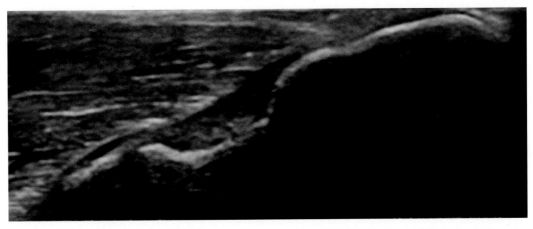

图19.10 正常尺侧副韧带超声纵切面，显示上端起源于内上髁的前下表面，下端插入尺骨冠状突

行诊断，如X线、CT和磁共振成像检查，但是超声的便携性及动态成像已被证实是做出早期诊断的有效补充。早期诊断意味着可以采取安全、快速的干预，特别是在体育活动的现场。超声的使用应被视为一种诊断的辅助手段。尽管超声检查对操作者的技术依赖性较高且需要较长的学习周期，但运动医学中的肌骨超声已被证明在诊断与运动有关的骨骼肌异常方面具有不可估量的价值，并为儿童患者的临床诊治提供了其他的可能。

（译者：莎仁高娃）

第六部分

儿童肌骨超声的进展

第 20 章

儿童肌骨超声进展

一、引言

近年来，超声成像技术进展迅速，提高了部分风湿病的诊断准确性，成为评估部分肌肉、骨骼疾病的一线工具。探头技术的发展进一步提高了 B 型超声和多普勒超声的图像质量。此外，超声新技术，如三维技术（3D）、弹性成像（ES）和融合成像（FI）都能扩展超声的作用。本章的目的就是向儿科风湿病学医师介绍超声新技术及潜在的临床应用。

二、内容

1. 三维超声（3D US）

在临床中，这项技术主要应用于产科、泌尿外科和心脏病学。近年来，研究表明三维超声在一些成人风湿性疾病如类风湿关节炎（RA）、脊柱关节炎（SPA）和肩袖疾病中有潜在作用。目前有多种不同的三维超声技术。在风湿病的实践中，容积探头（一种可以扫查较多解剖结构的大体积探头）（图 20.1）可以在数秒内自动获得三维超声图像。在灰阶和能量多普勒模式下，图像采集由探头内的压电晶体自动扫描完成。由于探头自动扫描，该技术几乎不依赖于操作者。检查时，操作者用手稳定地将容积探头放在目标解剖区域，启动采集按钮，4 秒后可获取纵向、横向和冠状面超声图像并进行三维重建。存储的三维超声图像也可以在患者不在场的情况下随时进行重建。需要强调的是，尽管三维超声似乎并不依赖于操作者，但超声医师对解剖标志的认识会影响超声容积图像的质量，包括正确放置探头、使用适量的耦合剂、避免探头移动等。最近的一项研究中，采用 B 型超声和能量多普勒超声对 31 例类风湿关节炎患者的 7 个关节（491 个解剖部位）的滑膜炎和腱鞘炎进行了二维超声和三维超声检查。由于三维采集技术问题（未达到图像质量最低标准），二维超声显示的 15% 的骨侵蚀病灶在三维超声中未能显示。尽管图像获取时间比二维超声短，但三维图像重建和读图更耗时耗力，且评价的准确性取决于之前的经验。三维能量多普勒是一种可靠的成像技术，与临床症状和金标准的增强磁共振

成像相比，它能够评估类风湿关节炎患者手腕炎症的滑膜血管。三维能量多普勒可以三维立体地显示类风湿关节炎患者炎症关节周围和关节内滑膜血管。此外，一些研究已经证实，在检查类风湿关节炎手和腕关节时，使用三维超声和常规二维超声在关节炎症和骨侵蚀的定性与半定量评估方面具有良好一致性。Acebes 等发现二者对于患者整体评分的一致性高于单个关节的一致性。Naredo 等报道称，三维超声可能提高类风湿关节炎患者手和腕关节炎症变化的可靠性，但二者对骨侵蚀的评估没有明显的一致性。最近的一项研究评估了三维超声检测手和腕关节骨侵蚀的效力，以 CT 为参照，结果显示三维超声的敏感度为 90%，特异度为 55%，表明大部分通过三维超声识别的骨侵蚀患者被正确诊断。然而，超过 50% 的三维超声发现的骨皮质破坏与 CT 结果不符合，这表明在单一侵蚀水平上，三维超声检查可能会出现错误诊断。与 Naredo 等相反，Lai 等对类风湿关节炎患者腕部进行炎症评估，没有发现三维超声优于二维超声。由于三维能量多普勒超声能观察滑膜血管和滑膜炎患者的血管生成，有研究表明该方法在监测类风湿关节炎抗炎和生物治疗方面具有关键作用。三维成像在治疗监测方面的另一个重要优势在于对滑膜炎的随访检查有重要影响，因为三维能量多普勒覆盖整个关节，能提供整个解剖区域的真实三维数据，用于客观量化评估（图 20.2）。传统的二维超声成像只能观察关节发炎区域的探头可直接触及的部位。四维超声（实时三维超声）引导活检是可行的，通过使用多平面视图，可提高活检过程的可视化。尽管准确性与传统的二维超声活检相当，但该技术有助于观察相邻解剖结构的关系，从而更好地进行病变活检。需要强调的是，这种成像技术的潜在用途是指导滑膜和腱鞘活检。对于脊柱关节炎，二维超声和三维超声在显示跟腱受累及跟骨侵蚀方面获得了类似的结果。这一技术在银屑病关节炎的应用尚需要进一步的研究来验证。对于儿童肌肉骨骼系统，有大量研究表明该方法在婴儿髋关节发育不良中有潜在作用。三维超声可显示髋臼完整形态，提高髋发育不良评估的准确性。迄今为止，医学文献中尚没有该技术应用在儿童炎症性

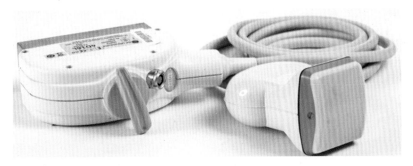

图20.1　容积探头

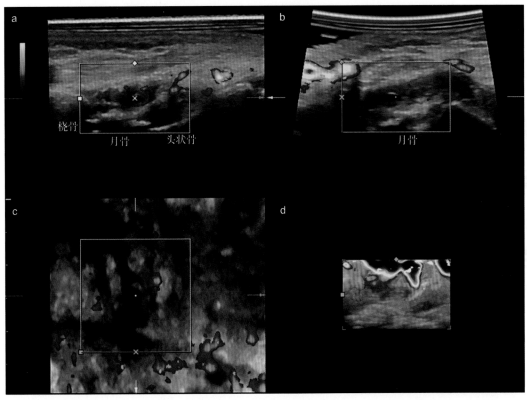

图20.2　类风湿关节炎患者桡腕关节背侧和腕中关节的容积能量多普勒超声图像（21）。B型和能量多普勒超声对手腕的整体评分均为中度。（a）纵向；（b）横向；（c）冠状面；（d）容积重建（由Möller博士提供）

关节炎诊断和（或）随访中的数据。

三维超声的一个重要的局限性是三维探头的尺寸和形状，其可能会降低研究儿童肌肉骨骼系统的能力。另一个缺点是图像采集时无法获得动态图像，而动态图像是儿童和成人肌腱检查的重要组成部分。尽管图像分辨率不如传统的二维超声，但三维超声可以用于培训和教学，因为它是演示复杂解剖和血管系统的理想工具（图20.3），三维容积可以在患者不在场的情况下重新分析。更高分辨率和更小尺寸的探头可使针对儿童肌骨的三维超声拥有更好的应用前景，从而有利于儿童风湿性疾病的辅助诊断和随访（图20.4）。

2.超声弹性成像

超声检查是重要的医学成像方式。作为一种新的超声技术手段，弹性成像（elastography，ES）有助于评估风湿性疾病。ES评估组织的方法与灰阶超声和多普勒超声完全不同，因此在灰阶超声发现病变前，ES可能已经提示病变。有时，病变组织与周围正常组织在常规超声上的回声表现相同，很难区分。

ES评估组织弹性的原理是组织受压后产生形变（位移），较硬而不易压缩的组织位移小，较软而易于压缩的组织位移大。

在临床应用上，目前主要应用两种方法进行弹性成像，即应变弹性成像（最常见）和剪切波弹性成像。应变弹性成像需要操作者通过探头反复轻度加压，收集组织压缩前和压缩后的超声回波信号，最终形成一个定性的、色彩编码的应变图，即弹性图像。弹性度用不同的颜色（软的组织为黄色和红色，硬的组织为蓝色和绿色）标识，将其与灰阶超声图像相叠加，可实现解剖定

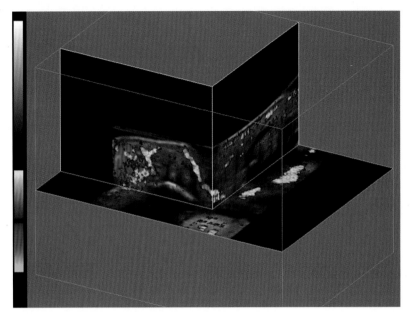

图20.3　手指正常血管分支的三维成像（由M.AmmitzbøllDanielsen博士提供）

位。这种成像方式的缺点是施加在组织上的压力是变化的，影响结果的可重复性。另一影响因素在于组织位移是由单侧压迫引起的，使用凝胶隔离垫可弱化该影响。建议每次弹性评估至少进行3次加压-减压的循环。此外，需要强调的是，反复的加压可能引起组织负荷的增加，从而改变组织的弹性值。为解决上述问题，仪器屏幕设置指示刻度以监测施加的压力与组织应变的关系。

当压力降低或增加到一定水平，弹性图像会发生很大变化。

与应变弹性成像不同，剪切波弹性成像测量组织的实际弹性值。通过线性换能器产生脉冲聚焦超声对组织施加振动，换能器本身提供局部应力产生组织位移，无须手动施压。组织振动产生剪切波（横波），横波与超声脉冲相垂直，在较硬的组织中传播速度更快。超声

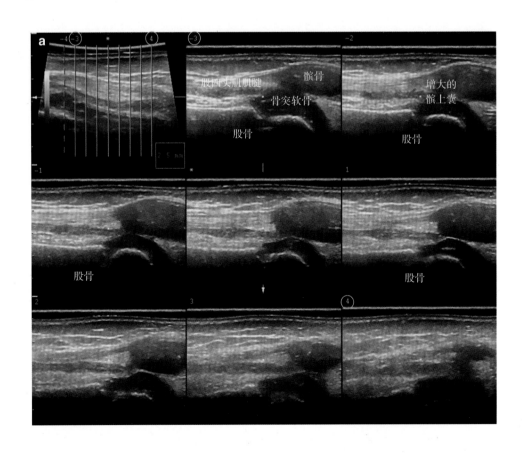

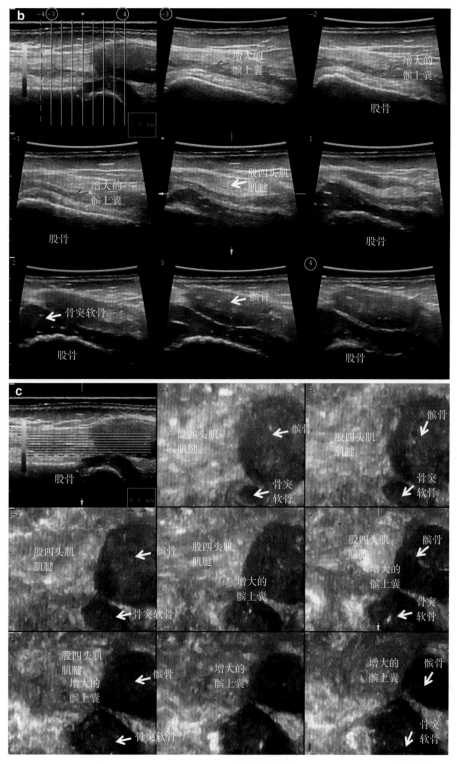

图20.4 3岁幼年型特发性关节炎女孩的右膝滑膜炎的三维图像。每张图由9张超声断层图像排列组成，显示由滑膜炎引起的轻微髌上囊增大。(a)左上角1个横切面，8个平行的、间距2.5mm的纵切面；(b)左上角1个纵切面和8个平行的、间距2.5mm的横切面；(c)左上角1个纵切面和8个平行的、间距2.5mm的冠状切面（由E.Filippucci博士提供）

屏幕上定量编码的弹性图像可显示剪切波速度（单位：米/秒）或组织弹性（单位：千帕）。剪切波弹性成像是对组织弹性的直接评估，可获得定量值，较应变弹性成像更客观、可重复性更高。其主要的局限性在于无法评估过深（皮肤下9cm以上）或体表的结构，但浅层结构可应用凝胶垫补偿深度以进行评估。

此外，与应变弹性相似，剪切波弹性也对换能器的压力和角度敏感。由于各向异性及感兴趣区间的大小和形状的差异，剪切波测量受到评估方式（解剖学上的长轴或短轴）的影响。重复使用剪切波弹性测量产生的热量也会改变测量结果并导致组织损伤，可通过冷却延迟进行补偿。由于液体不产生剪切波，故无法评估囊性结构。肿瘤组织弹性发生的改变已在乳腺癌、甲状腺癌和前列腺癌中进行了评价。尽管弹性成像在肿瘤诊断方面取得了新的进展，但活检仍是肿瘤诊断的金标准。另外，弹性成像作为评估肝纤维化的标准成像方法，可在很多情况下取代活检。

近年来，弹性成像已被证实可用于风湿性疾病的评估，如腱鞘炎［跟腱、冈上肌肌腱、肘部伸肌总腱、脊柱关节炎（跟腱异常）］，风湿性多肌痛（肩峰下三角肌下滑囊炎），腕管综合征，干燥综合征（唾液腺评估），痛风（痛风性关节炎），肩周炎（喙肱韧带）和炎性肌病。最近一篇应用超声评估系统性硬化（systemic sclerosis，SSc）患者皮肤的综述，涵盖了3项应变弹性研究和3项剪切波弹性研究，表明SSc患者的皮肤剪切波速度明显高于对照组。迄今为止，关于类风湿关节炎滑膜弹性的研究很少。近期，一项学术海报（FRI0525—Sammel AM等，2016）刊登的横断面研究，应用剪切波弹性成像评估了9例中低度活动性类风湿关节炎患者和5例对照组人群的掌指关节，发现类风湿关节炎患者的剪切波速度显著低于对照组（6.38m/s vs. 6.99m/s，$P = 0.042$）。在儿童肌骨超声方面，弹性成像主要用于评估健康儿童静息状态和运动后的肌肉弹性，如先天性斜颈、脑瘫、肌炎及先天性肌营养不良（Bethlem肌病）等患儿的肌肉弹性。对于脑性瘫痪患者，痉挛的肌肉纤维弹性成像表现为高硬度（蓝色），可用于引导肉毒素的注射。最近一项研究应用体格检查、磁共振成像、应变弹性成像和组织病理学检查评估炎性疾病（皮肌炎41.2%、多发性肌炎29.4%、系统性红斑狼疮11.8%、青少年皮肌炎5.9%、混合性结缔组织病5.9%、类风湿关节炎5.9%），发现肌肉弹性的改变以病理性肌肉僵硬为主。此外，还发现超声硬度与肌活检的炎性变化存在相关性，证明应变弹性可作为鉴别和评估肌肉炎症程度的重要工具。Berko N等评估青少年特发性肌病的应变弹性，并与磁共振成像相比较，得出相反结论，弹性图上的异常肌肉表现与磁共振成像上的肌肉水肿无相关性（$P > 0.999$）。肌肉弹性的评价是之前发表的相同年龄和性别的正常儿童肌肉弹性的对比。活动性炎性肌病在磁共振成像上的信号异常区与肌肉水肿区相对应。而弹性成像与磁共振成像缺乏相关性的可能原因在于，超声弹性成像可能无法检测到磁共振成像上显示的与肌肉炎症相关的微少积液，也无法评估较小范围的肌肉。JDM患者受累肌肉通常表现为不均质，因此弹性成像评估的肌肉区域可能并不是疾病活跃的区域。

应变弹性评估骨骼肌的局限性在于低重复性，而其他弹性成像工具，如剪切波弹性成像和磁共振弹性成像，有助于评估肌肉病变。理解和阐释彩色弹力图和剪切波速度需要了解剪切波相关的基本超声物理知识。尚需要更多的研究来明确弹性成像在评估肌炎和其他肌肉疾病中的作用。迄今为止，该成像方法尚无法取代肌活检来诊断肌肉病变。

3. 融合成像

另一种值得关注的方法是融合成像（fusion imaging，FI），可将软件集成到高端超声设备中。这种成像方式将先前获得的CT或磁共振成像信息与超声扫查获得的实时图像相叠加，能更好地显示骨骼和某些软组织病变。超声引导下关节内注射具有发展前景，可提高注射准确性，尤其适用于骶髂关节。CT能提供骨性标志物，然后在实时超声引导下进针。在风湿性疾病方面，融合成像已用来评估类风湿关节炎和骨关节炎患者的手与腕关节、肩部的病理改变。

该项技术用于儿童的主要局限性在于，儿童在不使用镇静剂的情况下很难耐受磁共振成像检查；而行CT检查，有发展为辐射相关癌症的风险。对于需要进行多次骶髂关节内注射的年轻慢性骶髂关节炎患者，因先前的CT已经获得了必要的信息，融合成像可减少重复的辐射暴露。

三、结论

三维超声、弹性超声等超声新技术的发展在儿童风湿性疾病的应用中显现出良好的发展前景。儿童风湿病专家和放射科医师之间的跨学科研究对推广其应用至关重要，这种合作方式是患者管理的最优方案。尽管影像学诊断方面取得了一定的进展，但小儿风湿性疾病仍有许多工作待开展。

（译者：孝梦甦　桂　阳）